Analisi di Rasch e questionari di misura

Applicazioni in medicina e scienze sociali

Massimo Penta • Carlyne Arnould • Céline Decruynaere

Analisi di Rasch e questionari di misura

Applicazioni in medicina e scienze sociali

Edizione italiana a cura di
Luigi Tesio

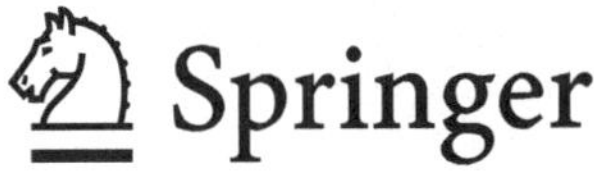
Springer

Autori:
Massimo Penta
Carlyne Arnould
Céline Decruynaere
Unité de Réadaptation et de Médecine Physique
Université Catholique de Louvain, Belgique

Hanno collaborato:
Jean-Louis Thonnard
Léon Plaghki
Unité de Réadaptation et de Médecine Physique
Université Catholique de Louvain, Belgique

Tradotto dall'opera originale:
Développer et interpréter une échelle de mesure
Applications du modèle de Rasch
© Pierre Mardaga éditeur, Hayen-Belgique 2005

Edizione italiana tradotta, annotata e curata da
Luigi Tesio
Professore di Medicina Fisica e Riabilitativa
Università degli Studi di Milano
Direttore Unità Clinica e Laboratorio di Ricerche di Riabilitazione Neuromotoria
Istituto Auxologico Italiano – IRCCS, Milano

ISBN 978-88-470-0770-3   e-ISBN 978-88-470-0771-0

Springer-Verlag fa parte di Springer Science+Business Media
springer.com
© Springer-Verlag Italia 2008

Layout copertina: Simona Colombo, Milano
Impaginazione: C & G di Cerri e Galassi, Cremona
Stampa: Arti Grafiche Nidasio, Assago (Milano)

Stampato in Italia
Springer-Verlag Italia S.r.l., Via Decembrio 28, I-20137 Milano

Presentazione dell'edizione italiana

Sono ancora poco numerosi i libri capaci di introdurre il lettore novizio a un tema apparentemente astratto come la costruzione e l'utilizzo di questionari secondo la psicometria basata sul modello di Georg Rasch. Quei pochi libri non sono tutti facilmente accessibili ai non-statistici. Da molti anni conosco l'autore Massimo Penta e i suoi co-autori perché collaboro con l'Istituto di Riabilitazione dell'Università Cattolica di Lovanio, con sedi presso l'Ospedale Saint-Luc di Bruxelles e a Louvain-la-Neuve, in Belgio. Penta ha eletto la riabilitazione a suo terreno di lavoro privilegiato e associa un rigore tutto ingegneristico a una grande conoscenza diretta del mondo medico riabilitativo e delle variabili cui si applica il modello Rasch. La sua lunga dimestichezza con la didattica universitaria e con le presentazioni scientifiche ne fa un comunicatore molto nitido e piacevole.

Penta utilizza al meglio il fatto che non è necessario avere conoscenze specifiche di psicometria per trarre vantaggio dalla lettura del suo libro: la prospettiva Rasch semplifica per molti versi la psicometria convenzionale poiché rappresenta un metodo molto più generale rispetto ai singoli metodi applicati abitualmente per risolvere situazioni particolari. Sarebbero utili, piuttosto, conoscenze di base di statistica generale: concetti come varianza e significatività vengono dati per conosciuti.

Per favorire al massimo il lettore inesperto il testo fa largo impiego di inserti la cui omissione non pregiudica una comprensione d'insieme. Se poi il testo agirà più da stimolo per la curiosità che non da contenitore di informazioni, l'investimento del lettore sarà comunque remunerato. Una volta alzate le antenne i segnali arriveranno. Ormai esistono molte altre offerte formative, inclusi corsi pratici, che in breve tempo rendono il tecnico interessato (di area sanitaria, psicopedagogica, sociologica: poco importa) capace di costruire e analizzare un questionario *ad modum* Rasch e cioè nel modo migliore possibile. Il modello di Rasch è la migliore risposta al problema della misura della persona attraverso questionari.

Il concetto di persona è fondamentale nelle più diverse concezioni filosofiche, religiose e oggi anche scientifiche. Esso ne evidenzia sempre almeno tre proprietà: indivisibilità, imprevedibilità, unicità.

Indivisibilità significa che la persona è qualche cosa di diverso dalla somma delle sue parti, anche quando per somma si intendano le più complesse interazioni immaginabili. Per capire l'intero non ci si può rifare soltanto allo studio di sue parti:

occorre assumere che sia necessario osservarlo dall'esterno. Quanto un oggetto sia una parte o un intero indivisibile è un assioma e la scelta dipende spesso dalla distanza del punto di osservazione: una galassia è fatta di atomi ma la fisica subatomica non consente di per sé sola di comprendere la vita di una galassia (e si potrebbe continuare: un cervello è fatto di cellule, ma...; un'automobile è fatta di pezzi meccanici, ma...).

Intero e indivisibile non significa riproducibile. La *imprevedibilità* è una proprietà fondamentale della persona. Se il rapporto fra parti non determina interamente (o almeno: non rende interamente comprensibile) il comportamento dell'insieme, bisogna accettare che quest'ultimo non sia "interamente osservabile", come dicono gli statistici: bisogna stimare "variabili latenti". Il comportamento che si osserva *qui e adesso* è soltanto uno degli infiniti comportamenti possibili, rappresentativi di una stessa "variabile latente" (i *latent traits* della lingua inglese). Se si inietta insulina in una persona la concentrazione di glucosio nel sangue si abbasserà. Ma se una persona piange, il fatto che essa soffra si può soltanto ipotizzare (si può anche piangere per la felicità, talvolta). Se di sofferenza si tratta, il pianto non ci dice di per sé solo se la sofferenza sia fisica o psicologica. A parità di dolore, la prossima volta quella stessa persona potrebbe lamentarsi invece che piangere.

Indivisibilità e imprevedibilità sono la base per la *unicità*. A seconda della distanza di osservazione potranno rendersi evidenti più gli aspetti comuni fra i soggetti che non quelli che li differenziano: ma si deve sempre tener presente che la somiglianza e la confrontabilità sono, per così dire, un giudizio tecnico il cui scopo è capire fenomeni comuni a soggetti per loro natura diversi.

Tutto quanto sopra sembra la premessa a una dichiarazione di non misurabilità dei soggetti-persona: eppure le più varie necessità pratiche impongono di ricorrere a misure per confrontare persone, pur diverse, rispetto a una stessa variabile. Ogni esame scolastico, ogni sondaggio di opinione, ogni punteggio di gravità clinica non fanno altro che allineare le persone lungo un gradiente "da meno a più": più o meno bravo in matematica, più o meno favorevole a un certo candidato, più o meno disabile (o depresso, o sofferente, o intelligente...).

Il tentativo scientifico di misurare "che cosa fa e che cosa sente" la persona risale ai primi decenni del XIX secolo, quando Weber e Fechner diedero i natali alla psicofisica. Questa ebbe l'ardire di determinare "leggi" che legano l'intensità di uno stimolo fisico (per esempio, la pressione sulla cute o l'altezza tonale di un suono udibile) alla "quantità" di stimolo così come viene percepita dalla persona. Iniziò una fase, pur audace, di navigazione costiera: la risposta della persona restava ancorabile a un punto di riferimento fisico, misurabile in rapporto a unità di variabili consolidate quali pressioni, frequenze, tensioni. La navigazione in mare aperto cominciò soltanto all'inizio del XX secolo: la pietra miliare (forse non la prima, ma certo la più famosa) fu posta dal Q.I. del test di intelligenza Stanford-Binet. Qualcuno finalmente tentò di ottenere misure di oggetti non soltanto immateriali, ma anche non "ancorati" a fenomeni fisici. Il paradigma stimolo-risposta fu esteso al paradigma domanda-risposta. La psicofisica fu estesa alla psicometria: nasceva il questionario di misura. Con il questionario si potevano contare risposte a diversi comportamenti o percezioni. Se si assumeva che le domande fossero tutte rappresentative di una stessa variabile latente la somma dei punteggi avrebbe potuto fornire un indice di "quantità" della variabile stessa.

Come sfuggire, tuttavia, alla critica di soggettività? Acquisire "più" o "meno" punti può tutt'al più rappresentare "più" o "meno" di una certa variabile per la particolare, singola persona. Come si possono confrontare validamente i punteggi ottenuti da due persone diverse, vista appunto la loro unicità? Sembrava impossibile ottenere misure oggettive, ovvero confrontabili fra soggetti diversi. Lo psicometrista sembrava il barone di Münchhausen che tentava di sollevarsi tirandosi da sé per i capelli.

La storia della "ricerca di oggettività" è lunga e affascinante e va ben oltre le ambizioni di questa semplice presentazione. Ci si avvicinò alla soluzione negli anni Venti del secolo scorso grazie a un ingegnere di nome Thurstone che non si arrese di fronte alla barriera teorica ma cercò una soluzione pratica e osò intitolare un suo articolo apparso sulla prestigiosa rivista *Science*: "Le attitudini possono essere misurate". La soluzione da lui proposta è tuttora alla base di molta della psicometria convenzionale e si basava sulla distribuzione di frequenza delle risposte osservate: super-semplificando si può dire che quanto più numerosi erano i soggetti che in certo campione superavano una domanda, tanto più facile quella domanda doveva essere ritenuta anche in futuri campioni. Questa soluzione pratica non soddisfaceva pienamente i requisiti formali di una vera misura oggettiva: un campione è pur sempre un campione. Se e quanto una domanda sia più facile di un'altra può cambiare notevolmente a seconda del campione esaminato.

Nella metà del secolo scorso cambiò la prospettiva: invece che definire le proprietà di un questionario sulla base di frequenze di risposta osservate in un campione si cominciò a imporre a priori – sulla base di proprietà teorico-logiche della misura – la struttura delle risposte da osservare. Se un soggetto è più abile di un altro la gerarchia dovrà essere confermata per qualsiasi domanda del questionario e anche per qualsiasi altro questionario che esplori la stessa variabile. Se una domanda è più difficile di un'altra, soltanto soggetti abili dovranno superarla e soggetti meno abili dovranno fallire, non importa di quale campione di soggetti si tratti. Si parla di approccio "prescrittivo" invece che "descrittivo" e si riconosce Guttman fra i fondatori di questo approccio. Purtroppo il modello Guttman trascura l'imprevedibilità della persona: tanto è vero che risposte "ideali" secondo Guttman non si riscontrano pressoché mai in pratica. Nacquero allora diversi "indicatori" di scostamento delle risposte osservate dalle risposte attese: ma appunto anche questi indicatori risentivano della peculiarità del campione osservato. Se cambia il campione cambiano gli scostamenti.

La soluzione pratica e teorico-formale apparve soltanto nel 1960 quando il matematico danese Georg Rasch pubblicò nella sua lingua poco diffusa "Modelli probabilistici per alcuni test di intelligenza e attitudinali". Dovettero trascorrere venti anni perché i suoi lavori venissero tradotti in Inglese destando così crescente interesse nell'area psicopedagogica e sociologica e passarono poi altri quindici anni perché le potenzialità pratiche del modello balzassero all'attenzione del mondo medico e di quello riabilitativo in particolare. Non si toglierà al lettore il gusto di scoprire come fece Rasch a far decollare il barone di Münchhausen: e ci riuscì davvero, visto che egli non espresse un'opinione ma dimostrò un teorema. Il libro di Massimo Penta è stato scritto anche per spiegare il mistero.

Si può al massimo anticipare che Rasch fece del modello Guttman un caso particolare di un modello temperato da una visione statistica che riconosce formalmente l'imprevedibilità della risposta di una singola persona, all'interno di un modello logico-assiomatico (come il teorema di Pitagora) che predice *come dovrebbero essere* le risposte osservate.

Per invogliare il lettore dovrebbe essere sufficiente richiamare che cosa fa il modello Rasch e che cosa ha fatto Massimo Penta per renderlo accessibile.

Il modello Rasch chiarisce le idee su che cosa sia una misura della persona: ovvero su come si possa trasformare un conteggio di osservazioni, per loro natura arbitrarie, campionarie e soggettive, in una scala di misura lineare in cui la differenza fra 3 e 2 sia uguale alla differenza fra 1003 e 1002, esattamente come vale per le lunghezze, i pesi, i tempi. In più il modello Rasch misura la coerenza interna nelle risposte (un soggetto abile fallisce in una domanda facile? Una domanda difficile viene superata da soggetti poco abili?). Infine, esso fornisce una stima dell'incertezza che può circondare una certa misura: troppa incertezza o troppo poca incertezza devono generare riflessioni diagnostiche quale che sia il punteggio totale accumulato dalla persona. Ciò premesso diviene ovvio che il modello può essere utilizzato sia per costruire questionari che siano *ab initio* "a prova di Rasch" sia per mettere alla prova ed eventualmente raffinare questionari nati in epoca o con metodo non-Rasch e, una volta che il questionario si dimostri accettabilmente Rasch-compatibile, misurare finalmente le persone (ovvero, confrontarle lungo una metrica comune) consentendo sonni tranquilli a Weber, Fechner, Thurstone, Guttman e naturalmente Rasch. Le opportunità che si aprono sono straordinarie se si pensa quanto siano utilizzati i questionari nei più vari campi dell'agire umano.

Il modello Rasch (ormai si dovrebbe parlare di una serie di modelli derivati da quello originario) non ha ancora avuto il successo che merita: i motivi di una certa resistenza nell'ambito statistico-psicometrico sono tuttora oggetto di vivace dibattito, cui si accenna in alcune note aggiunte al testo italiano. Certamente il lettore si chiederà che cosa c'entrino con un testo di psicometria un bioingegnere che lavora in un istituto di riabilitazione e, parlando del curatore italiano, un medico professore di medicina riabilitativa. Il fatto è che il modello Rasch esercita una straordinaria attrattiva per il mondo della riabilitazione, il quale sta prendendo coscienza soltanto ora di quanto sia stato trascurato il versante della "misura della persona".

La medicina fisica e riabilitativa ha le sue radici diagnostiche nella biomedicina classica, la medicina "delle parti": nervi, muscoli, ossa, cellule, molecole. Tuttavia i suoi metodi e i suoi obiettivi sono sostanzialmente comportamentali: per esempio esercizio terapeutico motorio e cognitivo fra i metodi, autosufficienza, dolore, equilibrio, qualità di vita fra gli obiettivi. I risultati a livello di persona (i cosiddetti *outcomes*) non sono deducibili direttamente da risultati sulle parti. Gli straordinari progressi della biomedicina hanno fatto credere ai riabilitatori di poter vivere di rendita senza sviluppare tecniche di misura specifiche per gli *outcomes*. Quando questa coscienza si è risvegliata i modelli Rasch erano già visibili e i relativi software disponibili. Altre aree che si basano su misure della persona (pedagogia, sociologia, neuropsicologia, psichiatria, psicologia e parte della statistica stessa) utilizzavano già da decenni altri approcci, di certo non senza risultati, e questo forse giustifica inerzia e reazioni che la medicina fisica e riabilitativa non ha manifestato. Tuttavia questa è un'altra storia. Al lettore interessa la soluzione che Georg Rasch ha reso finalmente possibile: questo libro la presenta in modo sintetico e rigoroso.

Febbraio 2008

Luigi Tesio
Professore Straordinario di
Medicina Fisica e Riabilitativa
Università degli Studi
Direttore
Unità Clinica e Laboratorio di
Ricerche di Riabilitazione Neuromotoria
Istituto Auxologico Italiano,
IRCCS – Ospedale San Luca
Milano

Prefazione all'edizione originale

Nelle scienze del comportamento, e più particolarmente nelle scienze mediche, ricercatori e clinici studiano variabili che non si prestano a una quantificazione diretta, non importa che si tratti di emozioni o di dolore, depressione o qualità di vita, per non citare che alcuni esempi. La misura di queste variabili, ancora denominate "variabili latenti", è ottenuta partendo da risposte a domande (item) caratterizzanti la variabile d'interesse. Certi modelli probabilistici appartenenti alla categoria generale dei modelli di risposta all'item (MRI) permettono di convertire le risposte agli item (risultati grezzi) in misure lineari. Gli sviluppi teorici, così come l'applicazione dei MRI, sono stati particolarmente stimolati dal lavoro del matematico danese Georg Rasch. Egli fu il primo a utilizzare una funzione logistica al fine di costruire un test psicometrico (Rasch, 1960).

Gli autori di questo testo hanno acquisito attraverso gli anni una conoscenza approfondita del modello di Rasch attraverso la sua applicazione pratica e la sua divulgazione, come testimoniano le numerose pubblicazioni e le presentazioni tenute in convegni internazionali.

Spero che il lettore apprezzerà questo testo il cui obiettivo primario è quello di guidarlo passo dopo passo nella costruzione e nell'interpretazione di una scala di misura.

Marzo 2005

David Andrich
Professore e Preside, Facoltà di Scienze della Formazione
Murdoch University
Murdoch, Western Australia

Indice

Introduzione

La misura di una grandezza come la lunghezza di un oggetto appare un atto del tutto banale. Con l'aiuto di un listello graduato, di un metro a nastro o di un decametro è sufficiente allineare la tacca corrispondente al valore "zero" dello strumento all'estremità dell'oggetto da misurare e leggere la tacca in corrispondenza dell'altra estremità dell'oggetto. Questo procedimento si applica ugualmente bene alla misura della statura di un bambino o del diametro di una cellula di tessuto vivente o della superficie di un terreno da edificare. Oggi queste differenti grandezze vengono rilevate con l'aiuto di una sola e unica unità di misura: il metro. Soltanto gli strumenti utilizzati cambiano a seconda dell'oggetto della misura. Non sempre è stato così (Ministero dell'Industria e dell'Amministrazione del Territorio, 1989; Marquet e coll., 1997). Nel XVIII secolo la Francia contava più di settecento unità di misura differenti. Queste unità variavano da una città all'altra, da una corporazione all'altra e talvolta anche a seconda della natura dell'oggetto misurato. Così, per esempio, la superficie dei pavimenti si esprimeva in "piedi quadrati" e quella dei tappeti in ulne quadrate, cosa che rendeva ogni comparazione estremamente laboriosa. Oltre che generare errori di calcolo e frodi nelle transazioni commerciali tale diversità fu di pregiudizio allo sviluppo delle scienze. Fu necessario attendere il 1793 perché il metro fosse definito come uguale alla decimilionesima parte di un quarto di meridiano terrestre. Il metro concretizzò l'idea di un'unità universale che non fosse specifica di alcuna popolazione della terra né di alcuna specifica condizione di misura. Nacque così il sistema metrico e nel 1799 un metro realizzato in platino fu depositato presso gli Archivi della Repubblica francese. Nel corso del XIX secolo un numero crescente di Paesi aderì al sistema metrico moltiplicando così il numero di copie "esatte" del campione di riferimento necessarie per la realizzazione di strumenti di misura. Nel corso del XX secolo la mancanza di uniformità nell'accertamento dell'esattezza delle copie e la precisione richiesta da certe misurazioni scientifiche ha suggerito una revisione della definizione di metro a due riprese. Dal 1983 il metro è definito come "la lunghezza del tragitto percorso nel vuoto dalla luce in 1/299792458 di secondo". Questa nuova definizione offre una maggior precisione e una migliore garanzia d'invarianza e di conservazione a lunghissimo termine.

Il procedimento è quello di misura di una grandezza tale che la lunghezza di un oggetto si basi su un'unità di misura costante e riproducibile: nell'esempio qui descritto, il metro. Questo campione di riferimento costituisce la base degli strumenti che permettono la misurazione in qualsiasi circostanza. I risultati così ottenuti rappresentano una lunghezza costante in tutte le regioni del mondo che abbiano adottato lo stesso sistema di unità. Vicissitudini analoghe appartengono alla storia dello sviluppo della bilancia, del cronometro o del termometro (Choppin, 1985). Nel campo delle scienze esatte, i sistemi di misura evolvono e con loro i campioni, con l'obiettivo di accrescere l'invarianza e la precisione delle misure.

Nel campo delle scienze umane le problematiche relative alla misurazione sono analoghe ma la tipologia delle variabili considerate spesso cambia. La psicologia, la formazione, la sociologia e la medicina, per esempio, hanno principalmente a che fare con variabili che non possono essere oggetto di un'osservazione diretta, come l'ansia, l'intelligenza, l'altruismo, il dolore. Queste variabili sono dette variabili latenti, tratti latenti, attributi o ancora fattori, giacché caratterizzano un aspetto del soggetto della misura (generalmente una persona) senza tuttavia essere esteriormente visibili. Le variabili latenti sono costruzioni intellettuali, astratte, la cui grandezza, tuttavia, può essere rilevata qualora si manifestino fenomeni concreti (per esempio l'ansia può manifestarsi con crisi di pianto). Nel caso delle variabili latenti la misura, vale a dire "l'atto di stabilire il valore di determinate grandezze per comparazione con un valore costante del medesimo genere, preso come termine di riferimento (campione, unità)" (dizionario Le Petit Robert, 1993), è un'operazione molto più complessa poiché non si dispone di campioni di riferimento per il confronto di queste grandezze. In tal caso come si può misurare la variabile?

La misura di una variabile latente si basa su principi analoghi a quelli della metrologia ma gli strumenti di misura sono differenti. Si tratta generalmente di questionari. Per esempio una risposta affermativa all'enunciato "Mi capita di essere timoroso di fronte a una situazione imprevista" indica un certo grado d'ansia. Una risposta affermativa all'enunciato "sono terrorizzato dinanzi a qualsiasi situazione imprevista" indica un livello d'ansia più importante, ma quantitativamente sconosciuto. Risulta tuttavia che una risposta affermativa a entrambi gli enunciati rivela un livello d'ansietà superiore rispetto a una sola risposta affemativa. La misura di una variabile latente comincia con l'enumerazione di eventi discreti (così come per stabilire la lunghezza di un oggetto si conta il numero di tacche fra i suoi estremi). La semplice enumerazione non è sufficiente poiché la misura di una grandezza richiede un'unità di misura costante che, nel caso particolare della valutazione dello stato d'ansia, rappresenta una quantità d'ansia costante per l'intera scala di misura della variabile latente. Una siffatta unità di misura può essere stabilita con l'aiuto di un modello probabilistico noto come modello di Rasch, dal nome del matematico danese Georg Rasch (1901-1980) che lo mise a punto tra il 1950 e il 1960. Questo modello statistico permette di costruire una scala di misura continua e lineare, a supporto delle comparazioni quantitative, conformemente ai criteri di misura propri delle scienze esatte.

Le variabili latenti sono valutate di solito con il supporto di test e questionari che possono assumere forme diverse. Per esempio il test può essere composto di domande alle quali il soggetto risponde "sì" o "no", di affermazioni in rapporto alle quali esprime il proprio assenso su una scala a più livelli ("non del tutto d'accordo"/ "d'accordo"/ "assolutamente d'accordo"), di prove che può superare o in cui può fallire, di attività di cui deve esprimere la difficoltà percepita ("impossibile/ "difficile"/ "facile"/ "molto facile"), ecc. Le domande di un test sono generalmente chiamate "item" e le possibili risposte "categoria di risposta". Un test può dunque essere considerato come una serie di prove (gli item) che presentano una serie di livelli di risposta prestabiliti (le categorie di risposta). Da questo punto in poi, per analogia con le scienze fisiche, è possibile determinare la grandezza di una variabile latente comparando la risposta di un soggetto con le categorie di risposta di ciascuna prova di un test, a condizione che tutte le prove e tutti i livelli di risposta siano della stessa specie della grandezza da misurare (Rasch, 1960). Il principio della misura si applica a qualsiasi variabile che consenta una comparazione quantitativa (per esempio, un certo soggetto è più ansioso di un altro, oppure è meno autosufficiente di un altro).

All'origine il modello di Rasch è stato utilizzato in psicologia e ha trovato altri campi d'applicazione nelle scienze dell'educazione e della formazione, in medicina e più estesamente in differenti discipline delle scienze umane. Oggi il modello conosce un successo crescente. L'Institute for Objective Measurement (IOM, www.rasch.org), che ha sede a Chicago, è incaricato di promuovere la teoria e le applicazioni del modello. Fondato nel 1996, lo IOM conta oggi più di duecento membri ai quattro angoli del globo e svariate sedi negli Stati Uniti, in Australia, Europa, Asia.

L'obiettivo di questo volume è quello di fornire a tutti, ricercatori e utilizzatori, i mezzi per costruire uno strumento di misura di una variabile latente. Il testo permetterà altresì a tutti coloro che utilizzano scale di misura già esistenti di comprendere i fondamenti di una misura obiettiva in vista di un'interpretazione quantitativa. I primi tre capitoli presentano il contesto teorico descrivendo l'elaborazione di un test, il modello di Rasch e i criteri cui deve rispondere una misurazione oggettiva. I tre capitoli successivi descrivono l'applicazione aritmetica, la verifica dei criteri di misura e la valutazione della qualità di un test. L'analisi propriamente detta è realizzata con l'aiuto di software specifici di cui vengono presentati i principali indicatori. Il Capitolo 7 presenta un esempio concreto dello sviluppo di una scala di misura. In tutto il suo svolgimento il testo presenta concetti generali. Alcune questioni specifiche piuttosto che alcuni sviluppi aritmetici sono trattati in inserti che offrono spiegazioni più dettagliate. Infine il testo è integrato da esempi concreti e ciascun capitolo è concluso da una serie di esercizi risolti.

Capitolo 1
Le prime tappe verso una scala di misura: l'identificazione, l'osservazione e la valutazione della variabile

Nel corso della discussione di un caso clinico piuttosto che nella deliberazione del voto da attribuire agli studenti, non è certo raro sostenere che un certo paziente o un certo studente abbia un rendimento maggiore o minore rispetto a un altro. Si supponga che, nel caso della discussione di un caso clinico, si debba comparare l'autonomia funzionale dei pazienti. Nel caso dell'attribuzione del voto, si supponga che il problema sia confrontare le capacità letterarie degli studenti. In entrambi i casi si fanno dei paragoni quantificando un attributo delle persone (per esempio la loro autonomia funzionale) anche se queste persone hanno tra loro poche altre caratteristiche in comune. Poiché la natura di una persona è complessa e certamente multidimensionale ogni comparazione quantitativa deve essere circoscritta a un unico aspetto della sua natura, ovvero a un solo attributo della persona (Thurstone, 1928a). Condizione primaria per lo sviluppo di una scala di misura è dunque specificare la variabile da misurare e limitarsi a questa. Nei capitoli che seguono, per illustrare le prime tappe dell'elaborazione di una scala di misura, si utilizzerà l'esempio della capacità locomotoria.

Se si considera la capacità locomotoria di un soggetto, ovvero la sua capacità di muoversi e di spostarsi da un luogo a un altro, si possono immaginare livelli che vadano da una capacità infinitamente piccola ad una infinitamente grande. Per esempio si può situare a un estremo una persona paralizzata e incapace di muoversi e spostarsi e, all'estremo opposto, un campione olimpico che abbia polverizzato il record della corsa sui 400 metri a ostacoli. Tra i due estremi della scala[1] è compresa una gamma infinita comprendente, per esempio, la capacità locomotoria di un bambino che si muove a gattoni, di un adolescente che cammina con una stampella o di un adulto che corre per non perdere un treno. La gamma delle capacità locomotorie può dunque essere rappresentata su una linea di cui un'estremità rappresenta il valore più basso e l'altra il valore più elevato delle misure possibili. La localizzazione di ciascun soggetto lungo l'asse appena definito rappresenta il valore della sua capacità locomotoria (Fig. 1.1). La scala di misura propriamente

---

[1] La variabile "capacità locomotoria" concettualmente è illimitata (si estende da "infinitamente incapace" a "infinitamente capace"), così come concettualmente illimitata è la "gradazione" di capacità (la minima variazione di quanto si può essere "più" o "meno" capaci). Si apre qui l'esposizione di un concetto molto importante e non immediatamente intuitivo, ovvero il concetto che ogni scala di misura concreta definisce un estremo minimo e massimo, i quali però sono appunto gli estremi arbitrari della scala di misura stessa e non gli estremi della variabile la quale, di per sé, non ha estremi.

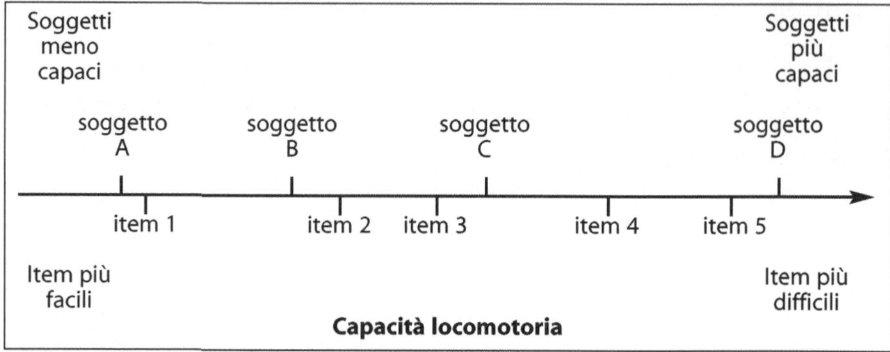

Fig. 1.1   Rappresentazione della variabile "capacità locomotoria". Più la capacità locomotoria di un soggetto è elevata, più il soggetto si localizza a destra sulla scala. Gli item che costituiscono un test di capacità locomotoria si localizzano sullo stesso asse. Quanto più un item è difficile, tanto più esso è localizzato a destra sulla scala e tanto più la capacità locomotoria richiesta per superarlo è elevata. Ci si aspetta dunque che C sia in grado di superare i tre item più facili e che invece esso sia incapace di superare i due item più difficili. Analogamente, l'item 2 dovrà essere superato dai due soggetti più capaci (C e D) e non dai due soggetti meno capaci (A e B).

detta è concretamente determinata da una serie di situazioni o domande, gli item, che valutano la capacità locomotoria del soggetto: per esempio "camminare per 100 metri su terreno pianeggiante". Gli item di un test implicano differenti livelli[2] di capacità locomotoria in modo da ricoprire la gamma di valori che si desidera esplorare. Più l'item è difficile, più il superarlo necessita di una capacità locomotoria elevata. Gli item più facili possono essere superati dai soggetti meno capaci, mentre quelli più difficili saranno superati soltanto da quelli più dotati.

I paragrafi seguenti descrivono le prime tappe dell'elaborazione di una simile scala di misura e cioè: l'identificazione della variabile, la selezione degli item, l'osservazione della variabile e infine la sua valutazione. L'ultima tappa, il processo di misura propriamente detto, sarà oggetto del Capitolo 2.

1.1 L'identificazione della variabile e la selezione degli item

Il principio stesso di misura necessita di un *continuum* lineare come quello di una scala di lunghezza, di peso, di temperatura o di età. Nel caso della capacità loco-

---

[2] Si apre qui l'esposizione di un altro concetto molto importante. Gli item non sono in sé delle variabili, ma soltanto degli indicatori di livello quantitativo della variabile in esame. "Correre" e "camminare", quando vengano intesi come item della variabile "capacità locomotoria", sono stati scelti non perché rappresentino fenomeni qualitativamente diversi, ma proprio per il fatto di rappresentare entrambi la "capacità locomotoria", sia pure a diversi livelli quantitativi.

motoria si può ugualmente immaginare una scala astratta sulla quale i differenti soggetti siano localizzati in funzione alla capacità locomotoria. Se si vuole applicare il principio della misura a questa capacità è necessario ridurre qualsiasi variazione qualitativa della capacità locomotoria dei soggetti a una variazione quantitativa della loro localizzazione lungo un asse graduato (Thurstone, 1928a). Questo processo permette di esprimere la capacità locomotoria di una persona per mezzo di un numero reale che rappresenta la sua posizione lungo la scala. Tutte le misure sono quindi un processo di riduzione che mira a quantificare in maniera specifica un attributo del soggetto, in modo tale che il risultato non sia influenzato, o lo sia il meno possibile, da altri attributi del soggetto. Se è possibile confrontare diverse persone e affermare che una possiede una capacità locomotoria maggiore o minore rispetto ad un'altra, è possibile rappresentare questo attributo lungo un asse graduato.

La scala di misura può essere definita materialmente attraverso una serie di attività o situazioni che costituiscono un test per la misura di una certa variabile. La selezione delle attività deve essere realizzata tenendo conto dell'obiettivo di quantificazione poiché l'insieme degli item costituirà la definizione operativa della variabile, ovvero le graduazioni della scala. Anche l'area di misura desiderata dovrà essere determinata a priori: infatti la scala sottostante è infinita, ma uno strumento di misura possiede sempre un'area di misura finita (esattamente come un righello, un metro a nastro e un microscopio coprono lunghezze d'ordini di grandezza differenti). Nel caso della capacità locomotoria è possibile elencare un vasto inventario d'attività comprensive, per esempio, di livelli molto bassi quali "andare a gattoni" e molto alti come "correre su per le scale". Tuttavia è importante che ciascun item implichi una certa quantità di capacità locomotoria pur restando indipendente da altri attributi del soggetto o dell'ambiente che lo circonda.

Esempio. Nel caso della variabile "capacità locomotoria" si può immaginare un test per valutare una persona dalla mobilità ridotta comprendente i cinque item seguenti. Appare ragionevole pensare, a priori, che i cinque item definiscano livelli crescenti di capacità locomotoria, dal più facile (item 1) al più difficile (item 5). Tuttavia, questo postulato sarà confermato solo al momento della calibrazione del test.
1. Camminare su terreno pianeggiante
2. Salire le scale riportando entrambi i piedi su ciascun gradino
3. Salire le scale posando un solo piede per gradino
4. Saltare su una sola gamba sul piede del lato dominante
5. Saltare su una sola gamba sul piede del lato non dominante

La selezione degli item può rivelarsi particolarmente delicata nel caso di variabili la cui natura non sia chiaramente definita. Il metodo correntemente utilizzato consiste nel raggruppare il maggior numero di item (generalmente più di un centinaio) in modo tale da coprire l'intero arco della misura considerata e comprendere gli item più significativi e rappresentativi in rapporto alla variabile d'interesse.

Una preselezione degli item può essere stabilita sulla base di colloqui con i soggetti considerati o con esperti della materia (per esempio personale medico, famigliari, professori, educatori) o anche a seguito d'una osservazione diretta dei soggetti. Nell'elaborazione della lista degli item dovranno essere rispettati alcuni criteri in merito a contenuto, lunghezza e formulazione. Si rinvia il lettore a opere che presentano questi criteri in maniera dettagliata (Streiner & Norman, 1995; Laveault & Grégorie, 2002). La lista di item così ottenuta costituisce il primo abbozzo del test cui sarà sottoposto il soggetto.

A questo punto è possibile anticipare l'ordine degli item lungo la variabile che ragionevolmente essi sembrano definire. Per esempio, Wright & Masters (1982) presentano un metodo di classificazione degli item sviluppato a partire dai lavori di Allport & Hartman (1925) e Thurstone (1928b). Questo metodo consiste nel domandare a un campione di "giudici" di classificare ciascun item in una fra 11 "pile" equidistanti in funzione della quantità della variabile che essi rappresentano. Gli item più facili sono classificati nella prima pila e i più difficili nell'undicesima. La classificazione media di un item permette di anticipare la sua localizzazione lungo l'asse di misura; la dispersione delle risposte permette di determinare la coerenza dei giudici. Gli item più incoerenti possono allora essere modificati o eliminati prima di sottoporre il test ai soggetti propriamente detti. Una volta stabilita, questa classificazione preliminare operata dai giudici potrà essere sottoposta alla calibrazione di un vero e proprio test. Un item non sarà definitivamente preso in considerazione se non dopo che sia stato calibrato il test e che si sia verificato che l'item è appropriato come elemento scala di misura, come si vedrà nel Capitolo 5.

1.2 L'osservazione delle persone

Una volta radunati gli item, la capacità delle persone può essere osservata secondo diverse procedure. I metodi d'osservazione più comunemente utilizzati sono l'osservazione qualitativa delle prestazioni della persona, la misura del tempo necessario per realizzare l'item o ancora la percezione della difficoltà di ciascun item da parte della persona. Ciascuno di questi metodi di osservazione si focalizza su un aspetto particolare della variabile, ma tende a non considerare gli altri.

L'osservazione qualitativa della prestazione di una persona è generalmente realizzata in un ambiente controllato (per esempio un laboratorio clinico) e sulla base di criteri rigidi. La persona compie un'attività che viene osservata dallo sperimentatore in base a criteri predefiniti. Spesso si tratta di giudicare la qualità di una prestazione o di contare il numero di errori nell'esecuzione di un'attività. In una scuola media, per esempio, l'insegnante conterà il numero di errori di lettura di un testo standardizzato per la valutazione della capacità di lettura. Se la persona si impegna particolarmente per realizzare al meglio l'item questo metodo di osservazione tende a valutare la sua prestazione massima piuttosto che il suo comportamento abituale nella vita quotidiana. Per contro se la persona è inibita dalla presenza dell'osservatore il metodo rischia di sottostimarne la capacità.

Esempio. Se si considera il primo item del test per la valutazione della capacità locomotoria, "camminare su terreno pianeggiante", i criteri qualitativi sui quali si basa l'osservazione possono essere l'assenza o la presenza di disequilibri, la regolarità della lunghezza dei passi, il sollevamento corretto della punta del piede al cambio di passo, ecc.

Il secondo metodo di osservazione consiste nel cronometrare il tempo necessario per lo svolgimento di un'attività. La misura del tempo è un metodo di osservazione che presenta il vantaggio di una certa obiettività e facilità di esecuzione: nel caso della lettura, il tempo impiegato per leggere un testo; nel caso della capacità locomotoria, il tempo impiegato per percorrere una distanza di 10 metri. Tuttavia bisogna essere prudenti nell'interpretazione dei cronometraggi perché una persona che realizza un'attività due volte più velocemente di un'altra non è necessariamente dotata di una capacità doppia. Inoltre nella vita quotidiana il tempo non è sempre la componente principale della realizzazione di un'attività.

Un terzo metodo è l'autovalutazione dei soggetti. In questo caso i soggetti non eseguono l'attività ma esprimono la percezione che essi hanno delle proprie capacità di realizzarla. Sebbene esso sia più esposto alla sotto- o sovrastima della capacità reale delle persone, questo metodo presenta il vantaggio di avere una buona validità[3] dovuta al fatto che riflette la percezione del soggetto circa lo svolgimento di un'attività nell'ambiente quotidiano e non in un laboratorio. In più questo metodo permette alle persone di fornire una stima delle proprie capacità nel corso del tempo senza assoggettarla alle condizioni particolari della valutazione (Lusardi & Smith, 1997). Tuttavia questo metodo presenta lo svantaggio di non essere applicabile a persone con difficoltà cognitive.

Lo sperimentatore che si trovi di fronte alla scelta di un metodo di osservazione saprà che la lista dei metodi qui presentata non è esaustiva (Ziebland & coll., 1993). Nella maggior parte dei casi la scelta dipenderà dalla variabile di interesse e dalla finalità del test che si sta progettando. Si tratterà di selezionare il metodo che permetta di esprimere al meglio questa variabile.

---

[3] Il concetto di "validity" in psicometria è molto complesso e in parte controverso. Per validità "di contenuto" si intende la proprietà che rende una certa scala idonea a misurare la variabile che essa pretende di misurare. Per quanto possa apparire ovvia, non sempre la cosa è facile a realizzarsi. Nel caso in questione, misurare prestazioni motorie durante un esame da parte di osservatori si presta alla critica di misurare prestazioni ottimali e non medie, di misurare l'interazione individuale fra capacità locomotoria e reazione psicologica allo stress da esame, di trascurare prestazioni locomotorie in altri contesti (per esempio, locomozione su terreno scivoloso, locomozione al buio, ecc.). La percezione soggettiva risente evidentemente di molti fattori psicologici individuali e tuttavia può essere molto valida nella misura in cui "legge" fatica, sensazione di instabilità, la previsione che in altri contesti la stessa prestazione potrebbe essere più difficoltosa, ecc.: tutte informazioni difficilmente "leggibili" dalla osservazione della prestazione stessa fatte dall'esterno.

1.3 La valutazione della variabile

Per la valutazione[4] della variabile è necessario attribuire un punteggio a ciascuna osservazione. Il punteggio è un valore numerico associato alla prestazione del soggetto nell'esecuzione di un item. Per realizzare questa operazione bisogna preparare un modello, un cosiddetto formato di risposta. Esistono diversi formati di risposta in funzione del metodo di osservazione utilizzato. Se consideriamo l'item "saltare su una sola gamba sul piede del lato dominante" l'osservazione qualitativa può condurre a un modello di risposta corrispondente al numero di errori osservati lungo un arco di tempo definito. Gli errori potrebbero essere, per esempio, la posa dell'altro piede o il ricorso a un appoggio. In questo caso, più è elevato il numero di errori, più il punteggio è elevato e meno la persona è capace. Per lo stesso item lo sperimentatore può ugualmente scegliere di cronometrare il tempo necessario per percorrere una distanza data saltando su una gamba sola e attribuire un punteggio in funzione del tempo impiegato. Nella maggioranza delle situazioni sperimentali i modelli di risposta possono essere ricondotti a modelli dicotomici o politomici qui di seguito descritti.

Il modello dicotomico

Il modello dicotomico è il modello più semplice. Si effettua la scelta tra "sono d'accordo" o "non sono d'accordo", "vero" o "falso", "riuscito" o "mancato". Questo modello non permette che due livelli di risposta ai quali è classicamente attribuito un punteggio di 0 o 1. Il valore del punteggio attribuito non è importante[5]. Gene-

---

[4] Anche il termine "valutazione" ha un significato ampio e in parte controverso. Esso non coincide con il concetto di misura ma esprime il concetto di decisione basata sulla interazione fra misure e decisioni pregresse (Tesio L. *Functional assessment in rehabilitative medicine: principles and methods. Eura Medicophys* 2007; 43, 4:515-523). Attribuire a un item i punteggi lieve = 0; medio = 1; grave = 2; gravissimo = 3, o simili rappresenta decidere che "lieve" rappresenta "meno" di una certa variabile, rispetto a "medio", ecc. Non si postula "quanto di meno" ma soltanto, con una decisione (dal latino *de-ciduo*: taglio via) in quale graduatoria si collochino i punteggi. In questo senso è corretto definire "valutazione" e non "misura" la costruzione di una graduatoria ordinale. Come si vedrà oltre, l'ordine "di difficoltà" postulato dal costruttore della scala potrebbe non corrispondere all'ordine di difficoltà misurato in base alle frequenze di risposta dei soggetti (per esempio, "lieve" e "medio" potrebbero essere percepiti come equivalenti e non indicare, contrariamente a quanto sperava il costruttore, livelli diversi di una certa variabile).

[5] Anche questo aspetto può non essere intuitivo. Assegnare alle osservazioni "mancato/riuscito" i punteggi 0/1 invece che 25/93, piuttosto che livelli alfabetici A/B è del tutto arbitrario. Non bisogna farsi illudere dall'apparenza quantitativa che i numeri possono avere. In questa fase, infatti, non si ha modo di stimare "quanto di più" indichi 1 rispetto a 0, oppure 93 rispetto a 25, oppure B rispetto ad A. In questa fase è importante avere chiaro quale simbolo si intende assegnare alla osservazione che indica "di più" di una certa variabile e quale simbolo assegnare alla osservazione che indica "di meno". Se si riscontra "1", "93" o "B" questo vuol dire che *una volta* è successo che l'item sia stato superato. Per pura semplicità di calcolo (e non per necessità teorica) si consiglia di assegnare 0/1 alla coppia "mancato/riuscito". Infatti il conteggio delle "volte in cui l'item è stato superato" sarà la base per la stima di vere misure: dunque è comodo avere già pronta una serie di "1" (laddove "1" significa "una volta") così che la "somma dei punteggi" e la "somma delle volte che un item è stato superato" coincidano senza che siano richieste trasformazioni ulteriori (per esempio, trasformare tutte le "B" in "1" e tutte le "A" in 0, ecc.).

ralmente una risposta che esprime una quantità più grande della variabile è associata a un punteggio più elevato.

Esempio. Gli item 1, 2 e 3 della Tabella 1.1 presentano un modello di risposta dicotomico.

La Fig. 1.2 illustra il modello di risposta dicotomico per l'item "salire le scale posando un solo piede per gradino" per il test di capacità locomotoria. Le persone la cui capacità locomotoria è inferiore alla difficoltà dell'item (localizzate a sinistra dell'item) hanno più probabilità di fallire che di riuscire. Le persone che hanno una capacità locomotoria superiore alla difficoltà dell'item (localizzate a destra dell'item) hanno più probabilità di superare la prova che di fallirla.

Si noti che il modello dicotomico si applica anche agli item a scelta multipla. Nel caso più frequente la risposta corretta è una sola. La persona deve scegliere la risposta giusta tra più proposizioni alternative. Si attribuisce un punteggio pari a 1 se viene selezionata la risposta corretta e pari a 0 se viene selezionata la risposta sbagliata. Questo modello è spesso utilizzato in ambiente scolastico.

Tabella 1.1 Esempio di test di capacità locomotoria

Siete in grado di eseguire le seguenti attività?	NO	SÌ
1. Camminare su terreno pianeggiante	❑	❑
2. Salire le scale riportando entrambi i piedi a ogni gradino	❑	❑
3. Salire le scale posando un solo piede per gradino	❑	❑

Qual è il grado di difficoltà delle seguenti attività?

4. Saltare su un piede solo, con la gamba del lato dominante

Impossibile	Molto difficile	Difficile	Facile
❑	❑	❑	❑

5. Saltare su un piede solo, con la gamba del lato non dominante

Impossibile	Molto difficile	Difficile	Facile
❑	❑	❑	❑

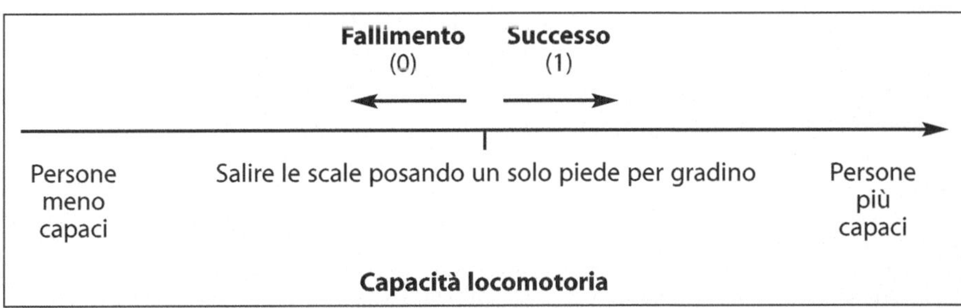

Fig. 1.2 Modello di risposta dicotomica. Si presume che le persone con una capacità locomotoria più elevata di quella necessaria per "salire le scale posando un solo piede per gradino" (localizzate a destra dell'item) abbiano la possibilità di superare la prova al contrario di quelle localizzate a sinistra dell'item.

Esempio. Quanto vale $\sqrt{169}$?
1. 12 (punteggio 0)
2. 11 (punteggio 0)
3. 13 (punteggio 1)
4. 14 (punteggio 0)

La 3 è la risposta corretta e le si attribuisce il punteggio 1, le risposte 2, 3 e 4 sono errate e si attribuisce loro il punteggio 0.

Il formato politomico

Il formato detto policotomico permette di dare risposte più sfumate. In questo caso la scelta si effettua fra più di due categorie ordinali.

Esempio. Gli item 4 e 5 della Tabella 1.1 presentano un modello di risposta politomico.

In funzione della natura della variabile la scelta può essere effettuata, per esempio, tra "per niente d'accordo", "non sono d'accordo", "senza opinione", "d'accordo", "totalmente d'accordo" o ancora tra "mai", "raramente", "talvolta", "spesso", "molto spesso", ecc. Un punteggio numerico può essere attribuito a ciascuna categoria, tipicamente 0, 1, 2... m-1 (dove m rappresenta il numero di categorie di risposta per un item). La Fig. 1.3 illustra il modello di risposta politomico all'item "saltare su un piede solo, con la gamba del lato dominante". La risposta attesa a questo item dipende dalle capacità del soggetto e dalla difficoltà dell'item: quest'ultima è uguale alla media delle soglie[6] che separano due categorie di risposta adiacenti. Più il soggetto è dotato di capacità elevate più è probabile che egli ottenga un punteggio elevato.

La risposta è osservata su quattro livelli di risposta ordinali. A priori si suppone che una capacità locomotoria elevata sia necessaria per rispondere "facile" piuttosto che "difficile" a un dato item. Analogamente una capacità locomotoria più elevata è necessaria per rispondere "difficile" piuttosto che "molto difficile" e così via. Il modello politomico possiede il vantaggio di aumentare il potere risolutivo della valutazione rispetto a quello permesso da un formato dicotomico nella misura in cui si riesce a discriminare fra le categorie di risposta intermedie. Questa nozione è ripresa in dettaglio nell'inserto 1.1.

---

[6] Si introduce qui il concetto molto importante di "soglia" (si veda anche la leggenda della Fig. 1.3). Nel caso della risposta di un soggetto a un item, la "soglia" è il grado di capacità che il soggetto deve possedere perché vi siano uguali probabilità di fallire o riuscire oppure, nel caso di item politomici, di rispondere "1" invece che "0", oppure "talvolta" invece che "mai" ecc. Quanto più un soggetto ha capacità "sopra la soglia" tanto più probabile diviene riuscire invece che fallire. Si noti (anche in Fig. 1.3) che non necessariamente le "vere" soglie sono equidistanti fra loro, al contrario dei numeri che contrassegnano le diverse categorie. Passare da 1 a 2 può richiedere un aumento di capacità molto superiore a quello richiesto per passare da 2 a 3 (il concetto sarà ripreso ampiamente più avanti).

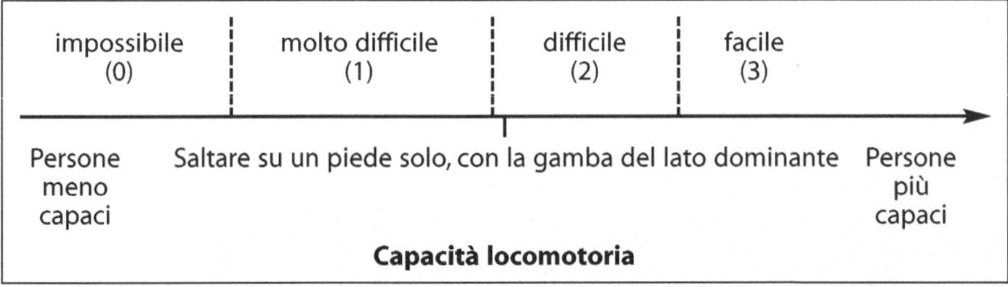

Fig. 1.3 Modello di risposta politomico. Più la capacità locomotoria di una persona è elevata, più l'attività "Saltare su un piede solo, con la gamba del lato dominante" si presume facile, e più il punteggio (riportato fra parentesi) attribuito alla persona è elevato. Si inserisce una "soglia" (segmènti tratteggiati verticali) al livello di capacità che corrisponde a una uguale probabilità di essere selezionata per ciascuna di due categorie adiacenti. La difficoltà media dell'item (segmento verticale a tratto continuo) è pari alla difficoltà media delle diverse soglie.

Inserto 1.1   Il potere risolutivo della valutazione

Più si aumenta il numero di categorie di risposta, più si estende il potere risolutivo della valutazione: ovvero, si possono introdurre più sfumature nelle risposte delle persone. Si consideri l'esempio della valutazione del dolore. Se si chiede a una persona di valutare il proprio dolore su una scala a due categorie ("non doloroso", "doloroso") o su una scala a tre categorie ("non doloroso"/"leggermente doloroso"/"molto doloroso") è facile capire come si possa ottenere un'informazione più dettagliata nel secondo caso.

Tuttavia questo è vero soltanto entro certi limiti. Oltre un certo numero di categorie comincia a crescere la confusione perché non si riesce a discriminare correttamente fra le diverse alternative. A questo punto l'aggiunta di categorie supplementari non aumenta necessariamente la precisione delle valutazioni. Al contrario, se il numero di categorie proposte supera il numero di categorie discriminabili diviene imprevedibile quale categoria ci si debba aspettare da una certa persona: e questo tende a diminuire la precisione della valutazione. Per esempio, la scala su analogo visivo (VAS) è comunemente utilizzata nella misura del dolore. Il VAS consiste in un segmento rettilineo "ancorato" agli estremi da due definizioni: "nessun dolore" e "il peggior dolore immaginabile".

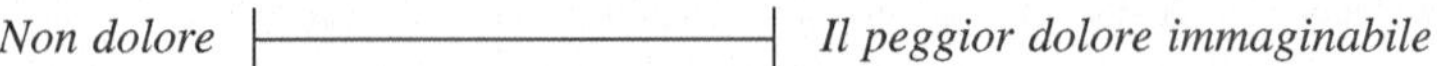

Le persone devono contrassegnare la loro percezione dell'intensità del dolore con un trattino verticale lungo il segmento: la distanza dall'estremo sinistro è misurata, di solito, su una gradazione 0-100 con intervalli di una unità. Si tratta dunque di una scala con 101 categorie. Tuttavia, già nel 1956 Miller stimò che, in generale, l'essere umano riesce a discriminare ragionevolmente non oltre 7 livelli quantitativi differenti lungo una scala unidimensionale. Inoltre l'interpretazione e l'utilizzazione di questa scala possono variare con il singolo individuo. Infine la scala rischia di essere utilizzata in modo differente dallo stesso individuo in occasioni diverse, cosa che genera punteggi incoerenti[7]. Il numero di categorie di una scala di misura deve dunque essere adattato alla capacità discriminativa delle persone cui si rivolge, data una certa variabile. Nella maggior parte dei casi la trasformazione del VAS in una scala a 3 o 4 categorie permetterà di migliorare la risoluzione dell'osservazione senza comprometterne la riproducibilità (Linacre, 1998a).

---

[7] Il VAS è molto utilizzato perché dà l'illusione di una misura lineare e continua. Nell'inserto si fa un accenno molto sintetico e indiretto a tre concetti distinti anche se correlati: a) l'illusione di un'alta

La valutazione attraverso il punteggio

Una volta che un soggetto abbia completato il test, è possibile calcolarne il punteggio totale (r). Esso è ottenuto sommando i punteggi di ogni item. Questo punteggio totale fornisce un'indicazione sulla capacità della persona: più esso è elevato, più è elevata la capacità della persona. Come indica la Fig. 1.1, il soggetto A non ha una capacità sufficiente per superare il più semplice item del test (item 1); il soggetto B ha una capacità sufficiente per superare l'item più facile; il soggetto C ha capacità sufficienti per superare i tre item più semplici (item 1, 2 e 3) e il soggetto D, il più capace, ha forti probabilità di superare tutti gli item e di ottenere un punteggio massimo per questo test, pari a 5 (nel caso di item dicotomici).

Analogamente è possibile calcolare il punteggio totale di un item (s). Esso si ottiene sommando il punteggio di ciascun soggetto per un dato item. La Fig. 1.1 indica che l'item 1 è il più facile. Esso sarà probabilmente superato da tutti i soggetti escluso il soggetto A e raggiungerà un punteggio totale di 3 (nel caso di item dicotomici). L'item 2 è quello successivo in ordine di difficoltà; esso sarà probabilmente superato dai due soggetti più capaci e raggiungerà un punteggio totale di 2. L'item 5, il più difficile, sarà probabilmente superato solo dal soggetto più abile, D, e raggiungerà un punteggio totale di 1. Il punteggio totale di un item fornisce anche un'indicazione della sua difficoltà: più il punteggio è elevato, più l'item è facile[8].

---

risoluzione; b) la scarsa riproducibilità dei punteggi e c) la scarsa interpretabilità di una scala "mono-item" come in effetti è il VAS. I punti a) e b) sono i più esplicitati: se il soggetto in realtà discrimina non oltre 7 diversi livelli quantitativi ritenere che il punteggio "57" significhi davvero "più dolore" rispetto al punteggio "56" è per lo meno ottimistico. Ancor peggio funziona la misura di differenze fra punteggi: in primo luogo perché, se ci si avvicina agli estremi, i classici effetti pavimento/soffitto tenderanno a far variare i punteggi ("costretti" nel letto di Procuste 0-100) meno di quanto si modifichi la variabile; in secondo luogo perché il soggetto potrà dare un punteggio diverso in diverse occasioni, ma nell'ambito della variabilità casuale fra punteggi troppo vicini perché egli possa realmente discriminarli. La scala apparirà dunque più precisa e meno riproducibile di quanto potrebbe essere se avesse meno livelli ("57" e "56" indicano verosimilmente la stessa quantità, e quindi la "non riproducibilità" è in parte artificiosa). Il punto c) è il meno intuitivo ma forse è il più importante. Che cosa si intende per "il peggior dolore immaginabile"? Soggetti diversi, oppure lo stesso soggetto in diverse occasioni, potrebbero dare un punteggio che riflette l'intensità del dolore, oppure la sua durata, oppure la sua capacità di ostacolare attività della vita quotidiana, oppure dare un punteggio che riflette non il dolore attuale ma la necessità di assumere più o meno farmaci per controllarlo, ecc. Paradossalmente lo stesso numero potrebbe misurare oggetti diversi: forse si sa "quanto" ma di sicuro non si sa "di che cosa". Il soggetto potrebbe riproporre il punteggio "50" ma in un'occasione questo punteggio si riferisce a un dolore intenso e occasionale, in una seconda occasione a un dolore lieve e costante. Per questo motivo i questionari con diversi item sono preferibili ai questionari "mono-item" (molto diffusi soprattutto in Medicina), poiché questi ultimi – oltre che presentare una falsa precisione – non consentono di stimare la "unidimensionalità" della misura, ovvero il fatto che essa misuri una sola cosa e soprattutto la stessa cosa, intra- e inter-soggetti. Questo tema sarà ampiamente trattato più oltre in questo volume.

[8] Si sta affermando la convenzione di attribuire punteggi superiori a item (o categorie) che indicano una condizione migliore per il soggetto (maggiore salute, maggiore conoscenza, migliore prestazione motoria, maggiore autosufficienza ecc.). Se si accetta questa convenzione un item che "sia superato" da molti soggetti, e che quindi accumuli un punteggio elevato, sarà un item più facile, rispetto ad item che ricevano punteggi inferiori.

La scala dei punteggi osservati soddisfa le proprietà di una scala ordinale indipendentemente dal modello scelto, dicotomico o politomico. Per questo tipo di scala i valori numerici sono ordinati ma non si ha nessuna informazione sulla distanza che separa due valori numerici. Nell'esempio del test sulla capacità locomotoria la persona C (punteggio totale 3) ha una capacità motoria superiore rispetto alla persona B (punteggio totale 1) ma non necessariamente tre volte maggiore. Si può solamente affermare che C ha una capacità locomotoria superiore a B. In altri termini una scala ordinale non offre alcuna garanzia per quanto riguarda la linearità dei valori. Questo tipo di scala possiede proprietà più limitate rispetto alle scale utilizzate per la misura di variabili fisiche come la temperatura (scala d'intervalli) o la lunghezza (scala proporzionale). L'inserto 1.2 presenta quattro tipi di scala definiti da Stevens (1946): dalla più limitata alla più perfezionata, si situano la scala nominale, ordinale, a intervalli e proporzionale. Le loro proprietà sono descritte e illustrate con l'aiuto di esempi. Si nota a prima vista che le proprietà di una scala più limitata sono ugualmente soddisfatte da una scala più perfezionata.

In sintesi una misura lineare potrà essere ottenuta soltanto dopo aver trasformato la scala ordinale in una scala d'intervalli. Il capitolo seguente presenta la metodologia utilizzata per ottenere una misura lineare con l'aiuto del modello probabilistico di Rasch.

Inserto 1.2   I quattro tipi di scala di misura (Stevens, 1946)

Stevens (1946) definì il processo di misura, nella sua accezione più ampia, come l'attribuzione di numeri a oggetti o eventi. Questa attribuzione può avvenire secondo regole diverse. Si riportano di seguito le regole di attribuzione e i diversi tipi di scala che ne derivano.

Scala nominale
Nel caso di una scala nominale si attribuisce un simbolo, che può anche essere un numero, a ciascun oggetto o persona allo scopo di raggrupparli in funzione di una caratteristica comune. Questi simboli costituiscono la scala nominale (altrimenti detta scala classificativa o categorica).

Nel caso di un campione di persone un esempio può essere costituito dall'attribuzione del numero 0 alle persone di sesso maschile e del numero 1 alle persone di sesso femminile. Un altro esempio consiste nell'attribuire un numero a ciascuno dei partecipanti a una competizione sportiva allo scopo di identificare, per esempio, "il corridore numero 215". In questo caso particolare ciascun "gruppo" è costituito da un solo elemento.

L'unica proprietà di queste scale è l'equivalenza. Tutti gli elementi di un gruppo sono equivalenti per quanto attiene la caratteristica che è oggetto di classificazione. Numeri o altri simboli possono essere cambiati senza che questo alteri l'informazione contenuta nella scala. Per esempio, si può attribuire il numero 1 alle persone di sesso maschile e il numero 2 alle persone di sesso femminile.

Scala ordinale
Nel caso della scala ordinale, molto diffusa nel campo delle scienze umane, le osservazioni sono "ordinate" o "gerarchiche", ovvero distribuite per "rango". Si può riprendere

l'esempio della capacità locomotoria. Il punteggio 0, 1, 2 o 3 viene attribuito se l'attività è rispettivamente impossibile, molto difficile, difficile e facile.

Queste scale consentono confronti del tipo "più grande di", "più piccolo di", "uguale a". Si possono applicare tutte le trasformazioni che preservano l'ordine. Sempre con riferimento all'esempio precedente, al posto di una scala 0/1/2/3 si può utilizzare una scala 2/3/4/5, o ancora 1/3/4/7, fintanto che l'ordine è conservato. Su questo tipo di scale gli intervalli possono essere non omogenei: l'intervallo che separa 2 da 3 non è necessariamente uguale all'intervallo che separa 3 da 4. Di conseguenza non è ammissibile esprimere la tendenza centrale della distribuzione di osservazioni con la media e la varianza.

Scala a intervalli (o intervallare)

Una scala a intervalli ha tutte le caratteristiche di una scala ordinale e in più possiede un'unità di misura costante. In questo caso si può affermare che la "quantità" di variabile contenuta nell'intervallo fra 2 e 3 è la stessa contenuta nell'intervallo fra 3 e 4. Un'altra caratteristica della scala a intervalli è che essa non possiede uno zero assoluto. Lo zero ha una posizione convenzionale come avviene per esempio nelle scale di temperatura su gradi Celsius o Fahrenheit. Zero gradi Celsius o Fahrenheit non significa assenza di temperatura: tuttavia la scala assicura che la differenza fra 15 °C e 20 °C sia la stessa che esiste fra 25 °C e 30 °C. La stessa proprietà si mantiene per tutta l'estensione della scala. Un altro esempio è fornito dai calendari: gli intervalli fra le date sono omogenei; l'"anno zero" è definito per convenzione; le date su un calendario possono essere trasformate nelle date su un altro calendario.

Le proprietà di questa scala autorizzano qualsiasi operazione aritmetica (addizione, sottrazione, moltiplicazione, divisione) sulle *differenze* fra i valori della scala. Per esempio è lecito affermare che la differenza fra 30 °C e 15 °C è tre volte più grande della differenza fra 40 °C e 35 °C. Al contrario l'assenza di uno zero assoluto impedisce le stesse operazioni sui *valori* della scala: non è lecito affermare che una temperatura di 30 °C (ovvero di 86 °F) rappresenti un livello termico doppio rispetto a una temperatura di 15 °C (ovvero 59 °F). Queste operazioni sulle differenze fra valori della scala consentono di ottenere la tendenza centrale della popolazione di osservazioni e di esprimerla attraverso media e varianza. Questo tipo di scala permette qualsiasi trasformazione che mantenga sia l'ordine, sia le differenze relative fra intervalli, purché si consideri la natura del tutto convenzionale del punto di origine. Ecco perché l'unica trasformazione possibile è una trasformazione lineare del tipo x'=ax+b.

Esempio. $1 \ °F = \frac{9}{5} °C + 32$

Scala proporzionale

Oltre che le proprietà della scala a intervalli la scala proporzionale possiede un'origine assoluta che indica l'assenza totale della variabile. Ritroviamo questo tipo di scala soprattutto nel dominio delle scienze fisiche.

Un esempio di questo tipo di scala è la scala di massa: una massa 0 rappresenta in effetti l'assenza di massa. La presenza di uno zero assoluto permette di dire che 40 chilogrammi sono il doppio di 20 chilogrammi.

La scala proporzionale permette di stabilire rapporti di proporzione fra diversi valori della scala. Con questo tipo di scala i valori numerici possono essere trasformati semplicemente moltiplicando ciascun valore per una costante, secondo l'equazione x'=ax.

Esempio. $1 \ kg = 2{,}2046 \ lb$

1.4 Riassunto

Tabella 1.2 Le prime tappe dello sviluppo di un test

Tappe	Dettagli	Esempio
Identificazione	Definizione della variabile da misurare.	Capacità locomotoria
Selezione degli item	Definizione degli item che permetteranno di misurare la variabile	1. Camminare su terreno pianeggiante 2. Salire le scale posando entrambi i piedi su ciascun gradino 3. Salire le scale posando un solo piede su ciascun gradino 4. Saltare su un piede solo, con la gamba del lato dominante 5. Saltare su un piede solo, con la gamba del lato non dominante
Osservazione	Scelta dei criteri di osservazione della variabile: qualità della prestazione, tempo necessario per svolgere l'attività, difficoltà percepita dal soggetto	In questo caso si deciderà di prendere in considerazione la difficoltà percepita dal soggetto
Valutazione	Definizione di un modello di risposta dicotomico o politomico. Attribuzione di un punteggio a ciascuna categoria	Item 1-3: modello dicotomico: impossibile (0) – possibile (1) Item 4-5: modello politomico: impossibile (0) – molto difficile (1) – difficile (2) – facile (3)

1.5 Esercizi

1. Facendo riferimento all'esempio del test di valutazione della capacità locomotoria presentato nella Tabella 1.1 si immagini un questionario in un certo settore d'interesse composto da 4 item. A questo fine si definisca la variabile d'interesse e si selezionino 4 item rappresentanti quantità differenti della variabile, un processo di valutazione dei soggetti e un modello di risposta dicotomico o politomico per i diversi item.
2. A quale tipo di scala (nominale, ordinale, a intervalli o proporzionale) corrispondono le seguenti scale?
   (a) La scala di lunghezza in metri.
   (b) Il sistema di gruppi diagnostici delle broncopneumopatie croniche ostruttive (BPCO): bronchite cronica, enfisema, asma.
   (c) I numeri delle tavole mineralogiche.
   (d) Il sistema dei gradi militari: sergente, colonnello, generale.
   (e) Il sistema monetario in Euro.
   (f) Il sistema dei codici postali.

3. Per un test di pronuncia un professore seleziona 50 parole dal dizionario e domanda agli studenti di pronunciarle.
   (a) Che modello di risposta utilizza il professore se valuta il test come segue?
       – 1: tutte le parole sono pronunciate correttamente;
       – 0: almeno una parola non è pronunciata correttamente.
   (b) Se il professore conta il numero delle parole correttamente pronunciate e definisce questo numero "punteggio di pronuncia", che tipo di scala sta utilizzando (nominale, ordinale, a intervalli o proporzionale)?
4. La Tabella 1.3 presenta le risposte di 10 soggetti a un test di 6 item.
   (a) Calcolare il punteggio totale di ciascun item e di ciascun soggetto.
   (b) Più il punteggio di un soggetto è elevato, più è elevata la sua capacità. Qual è il soggetto più capace? Qual è l'item più difficile?
   (c) A quale tipo di scala corrispondono questi punteggi?

Tabella 1.3 Matrice delle risposte di 10 persone a 6 item

| | Item | | | | | |
Soggetti	**1**	**2**	**3**	**4**	**5**	**6**
a	1	1	0	1	1	1
b	0	1	0	0	1	1
c	0	1	0	0	0	0
d	0	1	0	1	1	1
e	1	1	0	0	1	0
f	0	1	0	0	1	0
g	1	1	0	0	1	1
h	1	1	0	1	1	0
i	0	0	0	0	1	0
j	1	1	1	0	1	1

1.6 Soluzioni

2. (a) proporzionale, (b) nominale, (c) nominale, (d) ordinale, (e) proporzionale, (f) nominale.
3. (a) dicotomico, (b) ordinale.
4. (a) $r_1 = 5$, $r_2 = 9$, $r_3 = 1$, $r_4 = 3$, $r_5 = 9$, $r_6 = 5$;
   $s_a = 5$, $s_b = 3$, $s_c = 1$, $s_d = 4$, $s_e = 3$, $s_f = 2$, $s_g = 4$, $s_h = 4$, $s_i = 1$, $s_j = 5$;
   (b) soggetti a e j, item 3;
   (c) una scala ordinale.

Capitolo 2
Il modello di misura Rasch

2.1 Tutte le misure sono numeri ma non tutti i numeri sono misure

Una volta definiti gli item del test e determinata la procedura di valutazione è possibile misurare la variabile in esame purché il test soddisfi alcuni criteri. Come si è visto nel Capitolo 1 i numeri non posseggono tutti le stesse proprietà. Alcuni sono utilizzati per classificare degli oggetti, altri permettono di elencarli, altri ancora permettono di calcolare differenze o proporzioni. La domanda è: come si ottiene la misura di un attributo di una persona partendo dalla sua risposta a un test?

Il semplice conteggio numerico degli item superati o il punteggio totale di un soggetto può servire come base per la valutazione della misura del soggetto. Tuttavia questo conteggio non può essere considerato come una misura in se stessa. Una misura nel senso attribuito a questa parola in questo libro presenta una serie di proprietà di cui non godono i punteggi "grezzi".

Secondo una definizione dell'Institute for Objective Measurement (IOM, www.rasch.org), "misurare in maniera oggettiva consiste nel ripetere una quantità unitaria di grandezza costante, entro limiti accettabili di errore, qualunque sia lo strumento utilizzato per misurare la variabile in questione e qualunque sia la persona o la cosa misurata"*.

Questa definizione mette in evidenza una serie di criteri necessari a una misura oggettiva. I paragrafi che seguono illustrano questi criteri servendosi dell'esempio del test di capacità locomotoria presentato nel Capitolo 1.

Una misura lineare

Sulla base della definizione proposta dallo IOM una misura oggettiva necessita di una "quantità unitaria di grandezza costante". I punteggi totali, qualunque sia l'item o la persona considerata, sono descritti su una scala ordinale: maggiore è la capacità del soggetto, maggiore è il punteggio. I punteggi totali possono essere messi in sequenza gerarchica e permettono di confrontare delle osservazioni in termini di "più grande di",

---

* "Objective measurement is the repetition of a unit amount that maintains its size, within an allowable range of error, no matter which instrument, intended to measure the variable of interest, is used and no matter who or what relevant person or thing is measured."

M. Penta et al., *Analisi di Rasch e questionari di misura.*
Applicazioni in medicina e scienze sociali. © Springer 2008

"più piccolo di" o "uguale a" ma non permettono i confronti quantitativi in termini di intervalli: per esempio, "un aumento di due unità" o "tre volte più piccolo di". Nell'interpretazione dei punteggi totali ottenuti in un test è necessaria una grande prudenza. Considerando la gamma delle risposte e dei punteggi possibili ai differenti item di un test si può avere l'illusione che gli item abbiano lo stesso peso nel punteggio totale. La riuscita in ciascun item necessita di una capacità più o meno elevata a seconda della difficoltà dell'item. Si considerino nell'esempio del test di capacità locomotoria (Tabella 1.1) gli item "Camminare su terreno pianeggiante" e "Salire le scale posando un solo piede su ciascun gradino". Queste due attività rappresentano prove di difficoltà molto diversa. La gamma di punteggi loro attribuita è uguale. Tuttavia un punteggio di 1 per la riuscita in ciascuno dei due item non corrisponde a una capacità locomotoria identica. Allo stesso modo per gli item 4 e 5 le categorie di risposta sono separate da distanze sconosciute. È impossibile affermare a priori che un soggetto che in due misure successive risponda "facile" (punteggio 3) piuttosto che "difficile" (punteggio 2) all'item "saltare su un piede solo, con la gamba del lato dominante" abbia compiuto lo stesso progresso di un soggetto che risponda "molto difficile" (punteggio 1) invece che "impossibile" (punteggio 0): e questo, nonostante il punteggio sia aumentato di un punto in entrambi i casi. Dunque i punteggi totali "grezzi" non costituiscono una misura nel senso che viene attribuito a tale parola in questo libro. Per realizzare una misura oggettiva i punteggi totali devono essere trasformati in modo da poter essere localizzati su una scala lineare la cui unità di misura sia costante.

Una misura continua

La costanza della unità di misura poggia sulla continuità della scala. I punteggi totali rappresentano la somma delle risposte e costituiscono pertanto una scala discontinua. In effetti la progressione si realizza dal punteggio minore a quello maggiore per aumenti discreti. Nell'esempio del test di capacità locomotoria è impossibile allineare una capacità intermedia fra quella necessaria per rispondere "sì" piuttosto che "no" alla domanda "siete capaci di salire le scale posando un solo piede per gradino?". Tuttavia si possono immaginare numerosi stadi intermedi: in teoria su una scala continua ne esistono una infinità. Il punteggio totale espresso su una scala discreta deve dunque essere trasformato in misura oggettiva su una scala continua. La continuità della misura è assicurata dal carattere probabilistico[1] della formulazione del modello. Come illustra l'inserto 2.1, la formulazione probabilistica del modello di Rasch prevede un'evoluzione progressiva e continua della probabilità di riuscita in funzione della capacità della persona. Proprio questa formulazione probabilistica permette di distinguere due persone qualunque sia la loro capacità nel mentre assicura la continuità della scala di misura.

---

[1] Mentre non esistono alternative fra "sì" e "no" nella risposta a un item esistono infiniti valori di probabilità, compresi fra 0 e 1, che la risposta sia "sì" invece che "no". Se si assegnano il simbolo "1" alla risposta "sì" e il simbolo "0" alla risposta "no" diviene particolarmente intuitivo vedere nella risposta non tanto l'esito discreto "1" invece che "0", ma la probabilità che si verificasse "1". Il concetto verrà ripreso più avanti.

Inserto 2.1 – Un modello di misura deterministico o probabilistico?

La risposta di una persona a un item dipende dalla sua capacità e dalla difficoltà dell'item, purché esso sia pertinente alla variabile misurata. Questa definizione è comune a numerosi modelli di risposta all'item. Tuttavia essa può essere formulata in maniera deterministica o probabilistica. L'esempio che segue illustra i principi dei due tipi di modello.

Il modello di Guttman (1944, 1950) è deterministico. Esso prevede che una persona con una capacità superiore alla difficoltà dell'item debba per forza riuscire e che una persona con una capacità inferiore alla difficoltà dell'item debba per forza fallire. Qualunque altra risposta è considerata come un'incoerenza. Di conseguenza se due persone hanno una capacità diversa, ma comunque superiore alla difficoltà dell'item, è impossibile distinguerle sulla base di questo modello perché la risposta attesa è la stessa per entrambe.

Il modello di Rasch (1960) è probabilistico. Esso prevede che la probabilità di riuscita a un item aumenti in maniera continua in funzione della capacità della persona. Di conseguenza se due persone hanno una capacità diversa ma comunque superiore alla difficoltà dell'item è possibile distinguerle sulla base di questo modello perché le loro probabilità di riuscita all'item sono diverse.

Si consideri a titolo di esempio la risposta di un campione di 40 persone a un test formato da 5 item. La difficoltà degli item è crescente dall'item 1 all'item 5. La capacità delle persone è distribuita uniformemente, così che ¼ del campione ottiene ogni punteggio totale possibile da 1 a 4. Nel caso del modello di Guttman ci si aspetta che tutte le persone con il medesimo punteggio totale ottengano la stessa risposta a ogni item, visto che il modello è deterministico (si veda la Tabella di sinistra). Di conseguenza, ogni item è stato superato da tutte le persone che ne hanno la capacità sufficiente, mentre è stato mancato da tutte le altre che non raggiungono questa capacità, come illustrato dalla retta tratteggiata sul grafico. Nel caso del modello di Rasch diverse combinazioni di item possono essere superate da persone che abbiano lo stesso punteggio totale visto che il modello è probabilistico (si veda la Tabella di destra). Su 10 persone che ottengono un punteggio di 3 il modello prevede che 6 persone riescano negli item più facili e ottengano un profilo di risposte identico a quello previsto dal modello di Guttman. Le altre 4 persone ottengono anch'esse un punteggio di 3 ma hanno successo in un'altra combinazione di item. Nel caso del modello di Rasch è la probabilità di riuscita a un item (ovvero la proporzione di persone che riescono a superarlo) che aumenta in funzione della

Modello deterministico di Guttman

numero di persone	item 1	2	3	4	5	punteggio
n = 10	1	1	1	1	0	4
n = 10	1	1	1	0	0	3
n = 10	1	1	0	0	0	2
n = 10	1	0	0	0	0	1

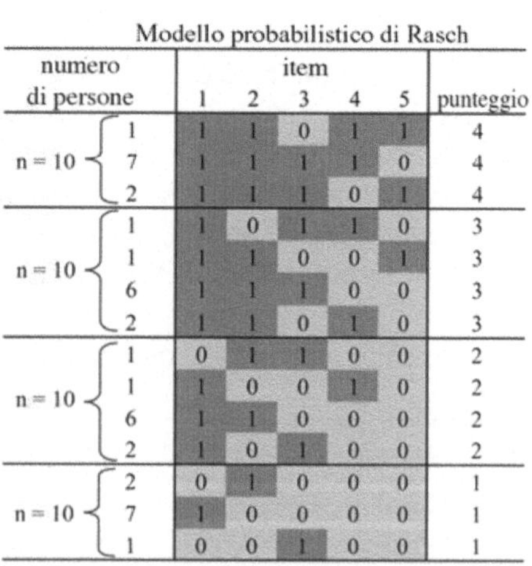

Modello probabilistico di Rasch

numero di persone		item 1	2	3	4	5	punteggio
n = 10	1	1	1	0	1	1	4
	7	1	1	1	1	0	4
	2	1	1	1	0	1	4
n = 10	1	1	0	1	1	0	3
	1	1	1	0	0	1	3
	6	1	1	1	0	0	3
	2	1	1	0	1	0	3
n = 10	1	0	1	1	0	0	2
	1	1	0	0	1	0	2
	6	1	1	0	0	0	2
	2	1	0	1	0	0	2
n = 10	2	0	1	0	0	0	1
	7	1	0	0	0	0	1
	1	0	0	1	0	0	1

capacità delle persone. Per esempio l'item 3 presenta una proporzione di riuscita di 1/10 per le persone che ottengono un punteggio di 1, 3/10 per un punteggio di 2, 7/10 per un punteggio di 3 e 9/10 per un punteggio di 4. Come indica la curva sigmoide, la probabilità di riuscita in un item varia in maniera continua e permette di distinguere ogni livello di capacità sulla scala di misura sottostante. La formulazione probabilistica del modello di Rasch assicura pertanto la continuità della scala di misura.

Una misura oggettiva

Secondo lo IOM, una misura deve essere valida "qualunque sia lo strumento utilizzato per misurare la variabile in questione e qualunque sia la persona o la cosa misurata". Questo significa che la localizzazione (o capacità) delle persone deve essere indipendente dalla localizzazione (o difficoltà) degli item del test e viceversa[2].

Esempio. Si riprenda il test di capacità locomotoria e si consideri l'item dicotomico "salire le scale posando un solo piede per gradino". Se la persona è capace di salire degli scalini alti 20 centimetri e mette alla prova la sua capacità su una scala i cui gradini sono alti 15 centimetri, riuscirà probabilmente a salire le scale e otterrà il punteggio di 1. Al contrario, se la stessa persona venisse messa alla prova su una scala con gradini alti 25 centimetri essa potrebbe non superare la prova e riceverebbe in tal caso un punteggio di 0. I punteggi totali dipendono dalla difficoltà dell'item, laddove la capacità della persona è rimasta la stessa. Analogamente la localizzazione degli item deve essere indipendente dalla localizzazione del campione di persone valutate. Si riprenda lo stesso esempio e si considerino due persone, una molto capace e l'altra molto poco capace, che mettano alla prova la propria capacità di salire una scala con gradini alti 20 centimetri. La prima persona riuscirà probabilmente a salire la scala e otterrà un punteggio di 1; la seconda probabilmente non riuscirà a salire la scala e otterrà un punteggio di 0. Il punteggio sembra indicare che nel primo caso l'item è facile e che nel secondo caso è difficile, laddove la difficoltà dell'item è rimasta la stessa. La definizione della misura impone che la difficoltà dell'item sia indipendente dalla capacità delle persone esaminate e che la capacità delle persone sia indipendente dalla difficoltà degli item che formano il questionario[3].

---

[2] Si noti bene: è la capacità intrinseca della persona, non la sua risposta, a essere indipendente dalla difficoltà dell'item. Ovviamente la stessa persona avrà maggiori probabilità di superare un item facile, piuttosto che un item difficile: ma la sua abilità ("quanto vale" quella persona) è un attributo che non cambia quali che siano gli item che vengono proposti.

[3] Il concetto di "indipendenza" fra capacità e abilità non è immediatamente intuitivo: uno stesso item sembra più difficile se viene proposto a persone poco capaci, e in realtà è davvero più difficile per quelle persone che non per altre più capaci. Ciò che non è relativo ma "oggettivo" è il fatto che quell'item resta sempre più difficile di altri item, e più facile di altri item, quali che siano le persone che sono messe alla prova. In altre parole, ciò che non è relativo è la differenza di difficoltà fra gli item: detto questo, definire come facile o difficile un item in assoluto è una pura convenzione. La temperatura di 15 °C indica caldo o freddo? Un pinguino sceglierebbe "caldo", una lucertola "freddo". Per entrambi questi "soggetti", tuttavia, deve restare vero che 15 °C è "più freddo" di 20 °C. Ciò che è relativo al contesto di misura sono la definizione e l'interpretazione; ciò che è "oggettivo" è la "distanza" reciproca fra persone, oppure fra item.

Questa necessità, generalmente definita come principio di oggettività specifica (Rasch, 1977), traduce l'invarianza della misura di una persona in rapporto alla difficoltà degli item utilizzati e viceversa. Il termine *oggettivo* della definizione è impiegato in riferimento a questo principio. La trasformazione dei punteggi totali che permette di determinare la localizzazione delle persone e degli item sulla scala di misura della variabile deve dunque garantire questa invarianza. Questo concetto è sviluppato in dettaglio nel Paragrafo 3.5.

I paragrafi seguenti descrivono una serie di modelli che soddisfano i criteri di una misura oggettiva quale viene definita dallo IOM. Tutti questi modelli sono generalmente raggruppati sotto il nome di "modelli di Rasch", dal nome del matematico danese[4] che li ha introdotti. Il modello dicotomico è il modello iniziale introdotto da Rasch nel 1960 e sviluppato in seguito principalmente da Wright (Wright & Stone, 1979). In seguito il modello è stato esteso all'analisi della risposta a item con formato politomico. I modelli politomici sono di due tipi: il modello *rating scale* sviluppato da Andrich (1978a) e il modello *partial credit* sviluppato da Wright & Masters (1982).

Si segnala inoltre l'esistenza di altri tipi di modelli di Rasch, quale il modello del conteggio degli eventi secondo Poisson (Rasch, 1960) o il modello binomiale di Bernoulli (Rasch, 1972; Andrich, 1978b) e che permette di ottenere una misura oggettiva partendo dal numero dei risultati positivi a una prova ripetitiva. Infine si noti che il modello probabilistico è stato esteso anche a situazioni in cui altri fattori, detti "faccette" (dall'inglese *facets*), ulteriori rispetto alla capacità della persona e alla difficoltà dell'item, determinano la probabilità di risposta di una persona a un item: si tratta del modello *multiple facets* o *many-facets* (Linacre, 1989)[5]. In questo libro questi modelli non sono trattati. Per una presentazione e una rassegna più estese si rimanda il lettore interessato a opere di riferimento (Rasch, 1960; Wright & Stone, 1979; Wright & Masters, 1982; Andrich, 1988; Linacre, 1989; Bond & Fox, 2001).

2.2 Il modello dicotomico

La formulazione del modello dicotomico

Il modello dicotomico è utilizzato nel caso di item a due livelli di risposta, per esempio "sì/no", "vero/falso", "d'accordo/in disaccordo". Di solito le risposte sono classificate con 0 quando denotano una quantità minore della variabile e con 1 quan-

---

[4] Georg Rasch, deceduto nel 1980.

[5] Questi modelli sono particolarmente utili quando vi siano valutatori multipli di una stessa persona, come è tipico di molte situazioni di esame (test scolastici, prestazioni sportive, commissioni di valutazione clinica ecc.). In questi casi la "severità" di un certo esaminatore, sia essa sistematica o specifica per certe classi di soggetti o di domande, può alterare la stima di capacità dei soggetti. I modelli *facets* dominano molto efficacemente questo tipo di interferenza e restituiscono sia misure dei soggetti non contaminate dalla severità di un particolare esaminatore, sia misure di severità e coerenza dei diversi esaminatori. In alcune applicazioni avanzate dei modelli *facets*, gli esaminatori sono "certificati" con misure Rasch di severità e di coerenza di cui si tiene conto quando sono chiamati a esprimere punteggi.

do denotano una quantità maggiore della variabile[6]. Questo modello formula la probabilità della risposta x_{ni} (0 o 1) della persona n all'item i in funzione della capacità[7] della persona n (β_n) e della difficoltà dell'item i (δ_i). La capacità della persona è anche denominata parametro della persona e la difficoltà dell'item è anche denominata parametro dell'item. I parametri delle persone e degli item rappresentano la loro localizzazione sulla scala di misura. Se la capacità della persona è superiore alla difficoltà dell'item, la probabilità che essa risponda correttamente all'item è superiore a 0.5[8].

$$\text{Se } (\beta_n - \delta_i) > 0 \qquad \text{allora} \qquad P_{ni1} > 0.5 \qquad\qquad (2.1)$$

dove P_{ni1} è la probabilità che la persona n ottenga un punteggio pari a 1 nell'item i.

Se, per contro, la capacità della persona è inferiore alla difficoltà dell'item, la probabilità che la persona risponda correttamente all'item è inferiore a 0.5.

$$\text{Se } (\beta_n - \delta_i) < 0 \qquad \text{allora} \qquad P_{ni1} < 0.5 \qquad\qquad (2.2)$$

Infine nel caso intermedio in cui la capacità della persona è uguale alla difficoltà dell'item la probabilità che la persona risponda correttamente all'item è uguale a 0.5. La probabilità di successo (P_{ni1}) è uguale alla probabilità di insuccesso ($P_{ni0} = 1 - P_{ni1}$).

$$\text{Se } (\beta_n - \delta_i) = 0 \qquad \text{allora} \qquad P_{ni1} = P_{ni0} = 0.5 \qquad\qquad (2.3)$$

In altre parole il modello di Rasch formula la probabilità di riuscita di una persona in un item (P_{ni1}) in funzione della differenza tra la capacità della persona e la difficoltà dell'item ($\beta_n - \delta_i$). La probabilità di riuscita varia da 0 a 1, mentre la differenza tra la capacità della persona e la difficoltà dell'item può assumere qualunque valore tra − e + infinito. Rasch (1960) utilizza una funzione

---

[6] Come già richiamato, è invalsa la convenzione di assegnare punteggi superiori a condizioni "migliori" visti dalla parte della persona: maggiore autosufficienza, minore dolore ecc.

[7] Il termine "capacità", nella letteratura Rasch, è spesso sostituito dal termine "abilità". Questo termine non si applica soltanto a prestazioni fisicamente osservabili, ma anche a percezioni, capacità intellettive, ecc. si parla di "capacità" o "abilità" della persona, quindi, anche nel caso di variabili come dolore, depressione, preferenze ecc.

[8] Questo concetto è familiare agli statistici ma può apparire poco intuitivo ad altri tecnici. Il "valore" di una persona (per esempio: il valore di un atleta) spesso si misura con la prestazione massima di cui è stato capace (per esempio un record sportivo). In realtà per definizione la prestazione massima non è facilmente riproducibile. Nel "record" hanno giocato un ruolo decisivo fattori causali od occasionali: per esempio una condizione fisica particolarmente favorevole, il pubblico di casa, il vento a favore... Il livello di prestazione che meglio caratterizza la persona, il suo vero "valore limite", è il livello medio della prestazione: questo si esprime molto bene con il concetto di "prestazione che riesce la metà delle volte". Se la prestazione riesce più spesso essa sottostima il valore della persona; il contrario avviene se la prestazione si produce più raramente. L'item la cui difficoltà rivela l'abilità della persona (quindi, l'item la cui misura equivale alla misura della persona) è quello che essa riesce a superare soltanto la metà delle volte.

esponenziale della differenza tra la capacità della persona e la difficoltà dell'item. L'espressione varia allora tra 0 e + infinito, senza mai assumere valori negativi:

$$0 \le \exp(\beta_n - \delta_i) \qquad (2.4)^9$$

L'espressione è poi divisa per un fattore di normalizzazione $(1 + \exp(\beta_n - \delta_i))$. Questo procedimento di normalizzazione consente di delimitare l'espressione tra 0 e 1:

$$0 \le \left\{ \frac{\exp(\beta_n - \delta_i)}{1 + \exp(\beta_n - \delta_i)} \right\} \le 1 \qquad (2.5)$$

Questo modello, conosciuto come modello logistico a un parametro, esprime la probabilità (compresa fra 0 e 1) che la persona n riesca nell'item i:

$$P_{ni1} = \frac{\exp(\beta_n - \delta_i)}{1 + \exp(\beta_n - \delta_i)} \qquad (2.6)$$

L'equazione (2.6) esprime P_{ni1} come una funzione logistica di β_n e presenta la formulazione del modello di Rasch (si veda l'inserto 2.2). Probabilmente questo matematico è stato il primo a utilizzare una funzione logistica[10] per modellizzare la risposta di una persona a un item (Wright & Stone, 1979). Questo modello può essere enunciato nella maniera seguente: la persona n ha una certa probabilità di riuscire nell'item i e questa probabilità è data dall'equazione (2.6) (Rasch, 1960).

Bisogna osservare che le probabilità di successo e d'insuccesso sono complementari: la loro somma è pari a 1. La probabilità che la persona n fallisca nell'item i (P_{ni0}) è data dall'equazione:

$$P_{ni0} = 1 - P_{ni1} = \frac{1}{1 + \exp(\beta_n - \delta_i)} \qquad (2.7)$$

Inserto 2.2 – La formulazione del modello dicotomico e la funzione logistica (Rasch, 1980)

Il modello dicotomico di Rasch, detto anche modello logistico semplice, prevede che la risposta di una persona a un item sia determinata da un parametro caratteristico della persona e da un parametro caratteristico dell'item. Si definiscano i parametri seguenti:

B_n rappresenta il parametro che caratterizza la persona n, per esempio la sua capacità locomotoria;

---

[9] La notazione *exp* $(\beta_n - \delta_i)$ equivale a quella di $e^{\beta_n - \delta_i}$.

[10] Il termine *logistico* attiene la formulazione logaritmica del modello: si veda oltre, ove si parla del "logit".

D_i rappresenta il parametro che caratterizza l'item i, per esempio la sua difficoltà, cioè la capacità locomotoria "soglia". Una abilità superiore dà più probabilità di riuscire che di fallire nell'item.

Si immaginino ora due soggetti, fra i quali il soggetto *a* è due volte più capace del soggetto *b*; così come si immaginino due item, fra i quali l'item *i* è due volte più difficile dell'item *j*, di modo che:

$$B_a = 2\, B_b \tag{1}$$
$$D_i = 2\, D_j \tag{2}$$

Se si afferma che la persona a è due volte più capace della persona b, questa affermazione deve poter essere verificata per qualunque item che caratterizzi la variabile in questione. Di conseguenza, quali che siano gli item i e j, fino che l'item i sia due volte più difficile dell'item j, la probabilità che la persona a riesca nell'item i deve essere uguale alla probabilità che la persona b riesca nell'item j, dato che:

$$\frac{B_a}{D_i} = \frac{B_b}{D_j} \tag{3}$$

Ci si soffermi brevemente su questo rapporto. L'equazione 3 dice che la probabilità di riuscita di una persona a un item è governata dal rapporto tra la capacità della persona e la difficoltà dell'item e non dai valori di ogni parametro isolatamente considerato. In altre parole, quanto maggiore è la capacità del soggetto in rapporto alla difficoltà dell'item, tanto maggiore è la probabilità che l'evento osservato sia la riuscita della persona in quell'item e viceversa.

Esempio. Se $B_a = 2$ e $D_i = 1$, il rapporto $B_a/D_i = 2$ e la persona a avrà il doppio di probabilità di riuscire nell'item i che di fallire. Allo stesso modo, se $B_b = 6$ e $D_j = 3$, il rapporto $B_b/D_j = 2$ e la persona b avrà il doppio di probabilità di riuscire nell'item j che di fallire. Per contro, nel caso di una persona c e di un item k per cui valga che $B_c/D_k = 0.5$, la persona c avrà il doppio di probabilità di fallire nell'item k che di riuscirvi.

Il rapporto di verosimiglianza di riuscita di una persona a un item (si veda l'inserto 2.3) è dunque determinato dal rapporto tra la capacità della persona e la difficoltà dell'item, come indica l'equazione:

$$\text{Rapporto di verosimiglianza} \left\{ x_{ni} = 1 \right\} \frac{B_n}{D_i} \tag{4}$$

Ove x_{ni} rappresenta il punteggio ottenuto dalla persona n all'item i. La probabilità di riuscita della persona n all'item i (P_{ni1}) può dunque essere determinata a partire dalla relazione tra il rapporto di verosimiglianza di un evento e la sua probabilità, ovvero:

$$\text{Rapporto di verosimiglianza} \left\{ x_{ni} = 1 \right\} \frac{P_{ni1}}{1 - P_{ni1}} \tag{5}$$

Pertanto si può determinare la probabilità di riuscita della persona n all'item i nel modo seguente:

$$P_{ni1} \frac{\text{Rapporto di verosimiglianza} \left\{ x_{ni} = 1 \right\}}{1 + \text{Rapporto di verosimiglianza} \left\{ x_{ni} = 1 \right\}} = \frac{\dfrac{B_n}{D_i}}{1 + \dfrac{B_n}{D_i}} \tag{6}$$

Infine, se si pone $\beta_n = \ln(B_n)$ e $\delta_i = \ln(D_i)$, la relazione moltiplicativa tra B_n e D_i può essere trasformata in relazione additiva e la probabilità di riuscita diventa:

$$P_{ni1} = \frac{\exp(\beta_n - \delta_i)}{1 + \exp(\beta_n - \delta_i)} \tag{7}$$

ove β_n e δ_i rappresentano la localizzazione dei parametri su una scala lineare espressa in logit (si veda l'inserto 2.4). Si ritorna alla formulazione del modello dicotomico presentato nell'equazione 2.6.

Le evoluzioni della probabilità di riuscita (P_{ni1}) e del rapporto di verosimiglianza della riuscita sono illustrate qui sotto in funzione della localizzazione della persona rispetto all'item espressa su una scala proporzionale (B_n/D_j) e su una scala lineare ($\beta_n - \delta_i$). Vi si osserva, per esempio, che una persona con una capacità 5 volte maggiore della difficoltà dell'item ha una probabilità di riuscire di 0.83 (e quindi una probabilità di fallire di 0.17), cosa che corrisponde a un rapporto di verosimiglianza di riuscita di 5:1 (si legge "cinque contro uno"). Questo significa avere 5 volte più possibilità di riuscire che non di fallire ($0.83/0.17 = 5$) e la differenza tra β_n e δ_i espressa su una scala lineare è di 1.6 logit. Analogamente una persona la cui capacità è uguale alla difficoltà dell'item avrà un rapporto di verosimiglianza di riuscita di 1:1, ovvero le stesse possibilità di riuscire come di fallire, cosa che corrisponde a una probabilità di riuscita di 0.5 uguale alla probabilità di fallire; la differenza tra β_n e δ_i è nulla, così che i parametri β_n e δ_i hanno la stessa localizzazione sulla scala di misura lineare.

La trasformazione logaritmica dei parametri delle persone e degli item è utile per presentare i parametri su una scala lineare piuttosto che su una scala proporzionale. In effetti, su una scala proporzionale il miglioramento (o il peggioramento) di prestazione delle persone è rappresentato da un rapporto tra i rapporti di verosimiglianza di riuscita. Per contro su una scala lineare il miglioramento è rappresentato dalla differenza tra la localizzazione delle persone. Per esempio, una persona che passi da un rapporto di verosimiglianza della riuscita di 5:1 a un rapporto di verosimiglianza della riuscita di 10:1 riporta lo stesso miglioramento di un'altra che passi da 10:1 a 20:1. Su una scala lineare, la prima persona passa da una misura di 1.6 logit (vale a dire un rapporto di verosimiglianza di 5:1) a una misura di 2.3 logit; la seconda passa da 2.3 logit a 3.0 logit, e i due miglioramenti sono dati come identici, poiché sono espressi dallo stesso valore di 0.70 logit (cioè 2.3-1.6 oppure 3.0-2.3)[11].

I due grafici di sinistra mostrano che quando il rapporto di verosimiglianza della riuscita di una persona a un item varia da 0 all'infinito la probabilità di riuscita varia da 0 a 1. Inoltre la probabilità di riuscita di una persona a un item è espressa come una funzione logistica della capacità della persona (grafico superiore destro) che rappresenta la curva caratteristica dell'item i. La formulazione generica di una funzione logistica (y) di una variabile indipendente (x) è data da:

$$y = \frac{\exp(ax + b)}{1 + \exp(ax + b)} \tag{8}$$

---

[11] Per esprimere il concetto in modo più elementare si può ricordare che una stessa differenza fra probabilità "non vale" sempre la stessa quantità di variabile, ma dipende da quale era la probabilità di partenza. Raddoppiare qualcosa richiede un incremento notevole, se il qualcosa è già grande all'inizio. Si raddoppia la propria capacità, quale che essa sia all'inizio, se le probabilità di riuscita raddoppiano, non se esse aumentano sempre della stessa entità. Se si ignorano questi principi, mostrare un aumento in capacità costerebbe alla persona relativamente molto di meno se si parte da valori alti e molto di più se si parte da valori bassi.

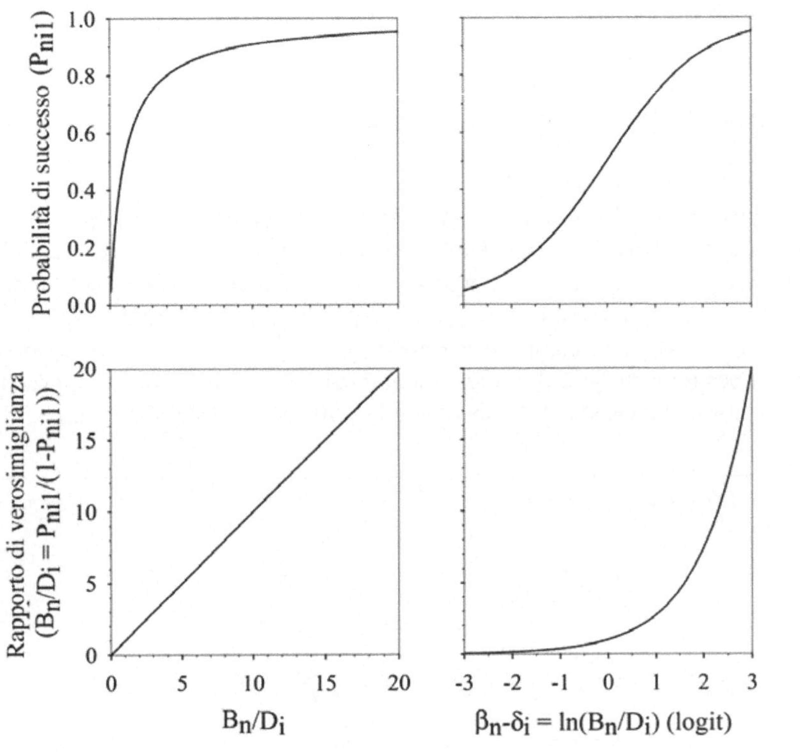

ove a rappresenta la pendenza della curva lungo l'asse x e b rappresenta la localizzazione della curva lungo l'asse x. Quanto maggiore è il valore di a, tanto maggiore è la pendenza della curva; quanto maggiore è il valore di b, tanto più la curva è spostata verso destra. Il modello di Rasch formula dunque la probabilità di riuscita di una persona in un item come una funzione logistica della capacità della persona per cui la localizzazione è uguale alla difficoltà dell'item e la pendenza è uniforme.

Le curve caratteristiche dell'item (CCI) o la probabilità di riuscita

Partendo dall'equazione 2.6 è possibile calcolare la probabilità di riuscita per differenti valori di $(\beta_n - \delta_i)$. Si pensi alla relazione che esiste fra la differenza (capacità della persona - difficoltà dell'item), espressa come $(\beta_n - \delta_i)$, e la probabilità di riuscita nell'item. Questa relazione può essere rappresentata graficamente come in Fig. 2.1 (curva a tratto continuo). La probabilità di insuccesso (curva a tratto discontinuo) è complementare alla probabilità di successo. La proiezione sull'asse delle ascisse del punto d'intersezione delle due curve corrisponde alla difficoltà dell'item e rappresenta il livello di capacità per il quale le probabilità di successo e di insuccesso sono uguali a 0.5. Si può notare che per una persona la cui capacità (β_n) sia superiore alla difficoltà dell'item (δ_i) la probabilità di riuscita è superiore a 0.5

e viceversa. Per una persona di capacità infinitamente superiore alla difficoltà dell'item, la probabilità di riuscita tende a 1; all'altra estremità del *continuum* la probabilità di riuscita tende a 0.

Partendo dalle probabilità di riuscita e di insuccesso in un item è possibile calcolare il punteggio atteso su quell'item in funzione della capacità della persona. Per intanto si tenga presente che il punteggio atteso su un item dicotomico è uguale alla probabilità di riuscita[12]. La relazione tra il punteggio atteso a un item e la misura della persona è denominata Curva Caratteristica dell'Item (CCI). Nel caso di un item dicotomico la CCI è uguale alla probabilità di riuscita nell'item (Fig. 2.1, curva a tratto continuo).

Si noti che la curva caratteristica presentata nella Fig. 2.1 è generica perché è identica per tutti gli item di un test dicotomico. In effetti l'ascissa rappresenta la differenza tra la capacità della persona e la difficoltà dell'item ($\beta_n - \delta_i$) e, di con-

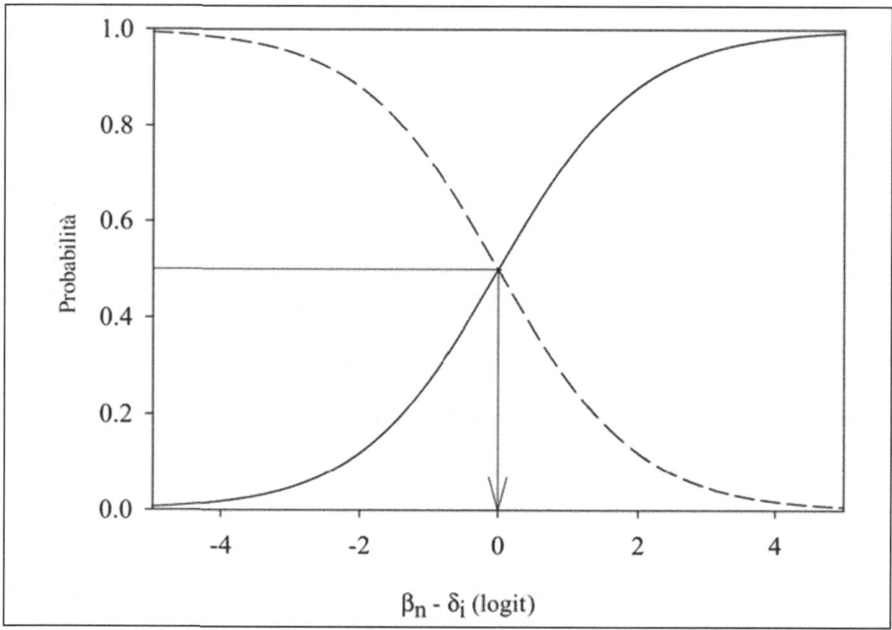

Fig. 2.1 Evoluzione delle probabilità di riuscita (curva in linea continua) e di insuccesso (curva in linea tratteggiata) in funzione della differenza tra la capacità della persona (β_n) e la difficoltà dell'item (δ_i). La difficoltà dell'item (freccia) è definita come il livello di capacità per il quale le probabilità di successo e di insuccesso sono entrambe uguali a 0.5. La curva caratteristica di un item (CCI) dicotomico corrisponde alla probabilità di successo di questo item (curva a tratto continuo).

---

[12] Si tornerà su questo calcolo in dettaglio quando si tratterà dei modelli politomici, di cui il modello dicotomico rappresenta un caso particolare. Il punteggio grezzo può essere superiore a 1 (per esempio: no/lieve/grave/molto grave = 0/1/2/3, ecc.) e ognuna delle alternative ha una sua probabilità di essere selezionata. In questo caso il punteggio "atteso" è uguale alla somma dei prodotti di ciascun punteggio possibile all'item per la probabilità corrispondente.

seguenza, le curve caratteristiche di tutti gli item di un test sono sovrapponibili. La probabilità di riuscita varrà sempre 0.5 quando $\beta_n - \delta_i = 0$. Se si rappresenta la curva caratteristica di un item in funzione della capacità della persona (β_n), e non più in funzione della differenza ($\beta_n - \delta_i$), allora per ogni item si ottiene una diversa curva parallela alle altre. La localizzazione della curva lungo l'asse delle ascisse dipende dalla difficoltà dell'item che essa caratterizza (Fig. 2.4, A). Più l'item è difficile e più la sua curva caratteristica è spostata verso destra. In altre parole, per item più difficili occorre una capacità maggiore per ottenere la stessa probabilità di riuscita. Nel caso di item dicotomici un test dà luogo a una serie di curve caratteristiche parallele. Per ogni item, la probabilità di riuscita cresce in maniera monotona – e la probabilità di insuccesso diminuisce in maniera concomitante – al crescere della capacità della persona.

L'unità di misura: il logit

Il calcolo del rapporto di verosimiglianza di riuscita (in inglese *odds*) rappresenta un'altra espressione della probabilità di osservare un evento. Il rapporto di verosimiglianza di un evento si definisce come il rapporto tra la probabilità che un evento si verifichi e la probabilità complementare della sua assenza (si veda l'inserto 2.3).

Inserto 2.3 – Il rapporto di verosimiglianza (in Inglese *odds*[13])

Si immagini l'evento A: ottenere un "6" quando si lancia un dado. Per ottenere la probabilità che questo avvenga è sufficiente che il dado venga lanciato un gran numero di volte. In questo caso, la probabilità dell'evento è data dal rapporto tra il numero di volte in cui si ottiene un "6" e il numero dei lanci.

$$P\left\{A\right\} = \frac{1}{6}$$

Il rapporto di verosimiglianza dell'evento A è definito dal rapporto tra la probabilità dell'evento A e la probabilità dell'evento complementare ad A, vale a dire ottenere un valore diverso da 6. Siccome la somma delle probabilità dei due eventi complementari è uguale a 1, questo implica che la probabilità dell'evento complementare ad A valga $1 - P\left\{A\right\}$. Ne consegue, in termini generali, che il rapporto di verosimiglianza è determinato dal rapporto di probabilità seguente:

$$\text{Rapporto di verosimiglianza } \left\{A\right\} = \frac{\left\{A\right\}}{1 - \left\{A\right\}}$$

Se si applica questa formula all'esempio "ottenere "6":

$$\text{Rapporto di verosimiglianza } \left\{A\right\} = \frac{1/6}{1-1/6} = \frac{1}{5}$$

---

[13] Il concetto di *odds* è meno familiare di quello di probabilità, ma in realtà fa parte del linguaggio quotidiano. Si pensi al mondo delle scommesse: puntare su "un cavallo dato vincente 2 a 1" significa che l'evento "vittoria" frutterà allo scommettitore il doppio della puntata, perché si riteneva che l'evento "non vincente" avesse il doppio delle probabilità. Ovvero, si attribuiva all'evento "non vincente" il 66,6% di probabilità, contro il 33,3% attribuito all'evento complementare.

Se si applica questo al modello di Rasch, l'evento considerato è la riuscita del soggetto nell'item i e il rapporto di verosimiglianza di questo evento è definito dal rapporto tra la probabilità di riuscita P_{ni1} e la probabilità di insuccesso P_{ni0}:

Rapporto di verosimiglianza

$$\{x_{ni}=1\} = \frac{P_{ni1}}{P_{ni0}} = \frac{P_{ni1}}{1-P_{ni1}} \quad \text{poiché} \quad P_{ni0}=1-P_{ni1}$$

Nel caso del modello dicotomico il rapporto di verosimiglianza di riuscita di un item è espresso dal rapporto tra la probabilità di successo e la probabilità di insuccesso all'item:

$$\text{Rapporto di verosimiglianza}\ \ \{x_{ni}=1\} = \frac{P_{ni}}{P_{n0}} \tag{2.8}$$

Il logaritmo naturale o neperiano (ln) di questo rapporto:

$$\left(\frac{P_{ni1}}{P_{ni0}}\right) = \ln\left(\frac{\dfrac{\exp(\beta_n-\delta_i)}{1+\exp(\beta_n-\delta_i)}}{\dfrac{1}{1+\exp(\beta_n-\delta_i)}}\right) = \beta_n - \delta_i \qquad \left[\text{logit}\right] \tag{2.9}$$

è espresso in logit. Il logit, acronimo di *log-odd unit,* è l'unità di misura sull'asse della variabile. Come indicato dall'equazione 2.9 il logit è l'unità probabilistica utilizzata per esprimere la capacità delle persone e la difficoltà degli item (si veda l'inserto 2.4). Una unità logit è definita come la differenza tra la capacità di una persona e la difficoltà di un item per la quale la persona ha un rapporto di verosimiglianza di riuscita uguale a 2.71:1 (cioè exp(1):1). La scala di misura espressa in logit è una vera scala a intervalli poiché un aumento di un'unità sulla scala di capacità accresce il rapporto di verosimiglianza di riuscita di uno stesso fattore, ovvero di 2.71 per tutta l'estensione della scala. Si tornerà su questo concetto importante nel Capitolo 3 quando si affronterà il concetto di linearità.

Inserto 2.4 – Che cosa rappresenta una unità logit?

Il logit è un'unità probabilistica definita dal logaritmo naturale o neperiano (ovvero, il logaritmo in base $e = 2.718\ldots$) del rapporto di verosimiglianza di un evento. Nel caso del modello di Rasch questa unità è utilizzata per esprimere la capacità delle persone e la difficoltà degli item, ovvero la loro localizzazione sulla scala di misura della variabile sottostante. Ma a che cosa corrisponde un logit? Che cosa rappresenta questa unità?

Se si considera la risposta di due persone, m e n, allo stesso item i, il logaritmo neperiano del rapporto di verosimiglianza del loro superamento può essere così formulato:

$$\ln\left(\frac{P_{ni1}}{P_{ni0}}\right) = \beta_n - \delta_i$$

$$\ln\left(\frac{P_{mi1}}{P_{mi0}}\right) = \beta_m - \delta_i$$

La differenza fra questi due logaritmi si ottiene come

$$\ln\left(\frac{P_{mi1}}{P_{mi0}}\right) - \ln\left(\frac{P_{ni1}}{P_{ni0}}\right) = (\beta_m - \delta_i) - (\beta_n - \delta_i) = \beta_m - \beta_n \quad [\text{logit}]$$

L'ultima espressione è applicabile quali che siano i valori di β_m e di β_n. Nel caso particolare in cui la persona m sia più capace della persona n per l'importo esatto di un'unità logit 1 logit può essere espresso come l'aumento di capacità necessario per accrescere il rapporto di verosimiglianza di successo in un item per un fattore (exp)1, ovvero di 2.71. Per analogia se si considera il rapporto di verosimiglianza di successo di una certa persona in due item la cui difficoltà differisca esattamente per 1 logit si può esprimere il logit come la diminuzione di difficoltà necessaria per far crescere il rapporto di verosimiglianza di riuscita di un fattore 2.71. La Tabella seguente illustra il rapporto di verosimiglianza e le probabilità di successo e insuccesso per diversi valori di β e δ. Questo consente di farsi un'idea della dimensione di un logit in termini di probabilità di successo e di insuccesso.

β-δ (logit)	Rapporto di verosimiglianza P_{ni1}/P_{ni0}	Probabilità di successo P_{ni1}	Probabilità di insuccesso P_{ni0}
1	exp(1) = 2.71	exp(1)/(1+exp(1))=0.73	1/1+exp(1) = 0.27
2	exp(2) = 7.39	exp(2)/(1+exp(2))=0.88	1/1+exp(2) = 0.12
3	20.1	0.95	0.05
4	54.6	0.98	0.2
5	148	0.993	0.7
6	403	0.998	0.002
7	> 1000	> 0.999	< 0.001

2.3 I modelli politomici

I modelli politomici si applicano agli item il cui formato di risposta sia appunto politomico, per esempio del tipo "niente affatto/un poco/molto", oppure "impossibile/difficile/facile/molto facile". Si tratta di un'estensione del modello dicotomico. Classicamente il punteggio attribuito alla risposta aumenta in funzione della prestazione: da 0 per una risposta che denota la minima quantità della variabile, fino a $m_i - 1$ per una risposta che denota la massima quantità della variabile (m_i essendo il numero di categorie di risposta dell'item i).

Un modello politomico può essere applicato all'analisi degli item 4 e 5 del test di capacità locomotoria (Tabella 1.1).

Le Curve di Probabilità delle Categorie (CPC)

Se si considera un item di difficoltà data (δ_i), la probabilità di ogni categoria di risposta in funzione della differenza tra la capacità della persona e la difficoltà dell'item ($\beta_n - \delta_i$) è illustrata nella Fig. 2.2 (riquadro B). Queste sono le Curve di

Probabilità delle Categorie (CPC). La risposta più probabile da parte di una persona di capacità molto scarsa in rapporto alla difficoltà dell'item è 0. Per una persona di capacità leggermente superiore, la categoria più probabile è 1. Infine, per persone di capacità più elevata le categorie più probabili sono 2 o 3. Quanto più la capacità della persona è elevata in rapporto alla difficoltà dell'item, tanto più la risposta attesa è elevata. Le soglie (τ_1, τ_2 e τ_3) che separano due categorie di risposta adiacenti sono anch'esse localizzate sull'asse della variabile. Le soglie corrispondono alla capacità per la quale due categorie di risposta adiacenti hanno la stessa probabilità di verificarsi[14]. Le localizzazioni delle soglie corrispondono alle proiezioni dei punti d'intersezione delle curve di probabilità di due categorie successive sull'asse di misura della variabile (Fig. 2.2, riquadro A). Il loro valore si esprime dunque in logit.

Le soglie sono localizzate sullo stesso asse della capacità delle persone e della difficoltà degli item. Nei modelli politomici le localizzazioni delle soglie definiscono le graduazioni della scala (segmenti verticali a tratteggio lungo la scala di misura della variabile) e costituiscono i parametri che caratterizzano l'item. La difficoltà dell'item è definita come la media delle soglie dell'item (segmento verticale a tratto spesso lungo la scala di misura della variabile).

La Curva Caratteristica dell'Item (CCI)

Data la probabilità di ogni categoria di risposta è possibile determinare il punteggio atteso su un certo item per una persona di capacità data (Fig. 2.2, C). Il segmento verticale a tratto continuo della Fig. 2.2 indica la localizzazione relativa della persona n in rapporto alla difficoltà dell'item *i*: la capacità della persona rappresentata supera la difficoltà dell'item di 0.2 logit. Le CPC (Fig. 2.2, B) indicano che il punteggio più probabile di questa persona è 2 con una probabilità di 0.72. Tuttavia la possibilità di osservare le altre categorie di risposta non è nulla: la persona ha una probabilità di 0.01 di ottenere un punteggio di 0, di 0.25 di ottenere un punteggio di 1 e di 0.02 di ottenere un punteggio di 3. Come nel caso del modello dicotomico le diverse categorie di risposte possibili sono complementari e la somma delle loro probabilità è pari a 1. Il punteggio atteso è uguale alla somma dei prodotti di ogni punteggio possibile e della probabilità corrispondente. Il punteggio atteso in base al modello per la persona rappresentata nella Fig. 2.2 è pari a

$$(0 \times 0.01) + (1 \times 0.25) + (2 \times 0.72) + (3 \times 0.02) = 1.75.$$

---

[14] Questa "uguale probabilità" è necessariamente 0.5 (50%) nel caso di modelli dicotomici nei quali vi sono solo due possibilità alternative di risposta. Tuttavia non è detto che le "uguali probabilità" siano sempre 0.5, nel caso in cui anche altre risposte sono possibili. Ciò che accomuna i diversi modelli è il fatto che per ogni persona la somma delle probabilità di tutte le risposte possibili esaurisce il campo delle probabilità, ovvero dà come somma 1 (100%).

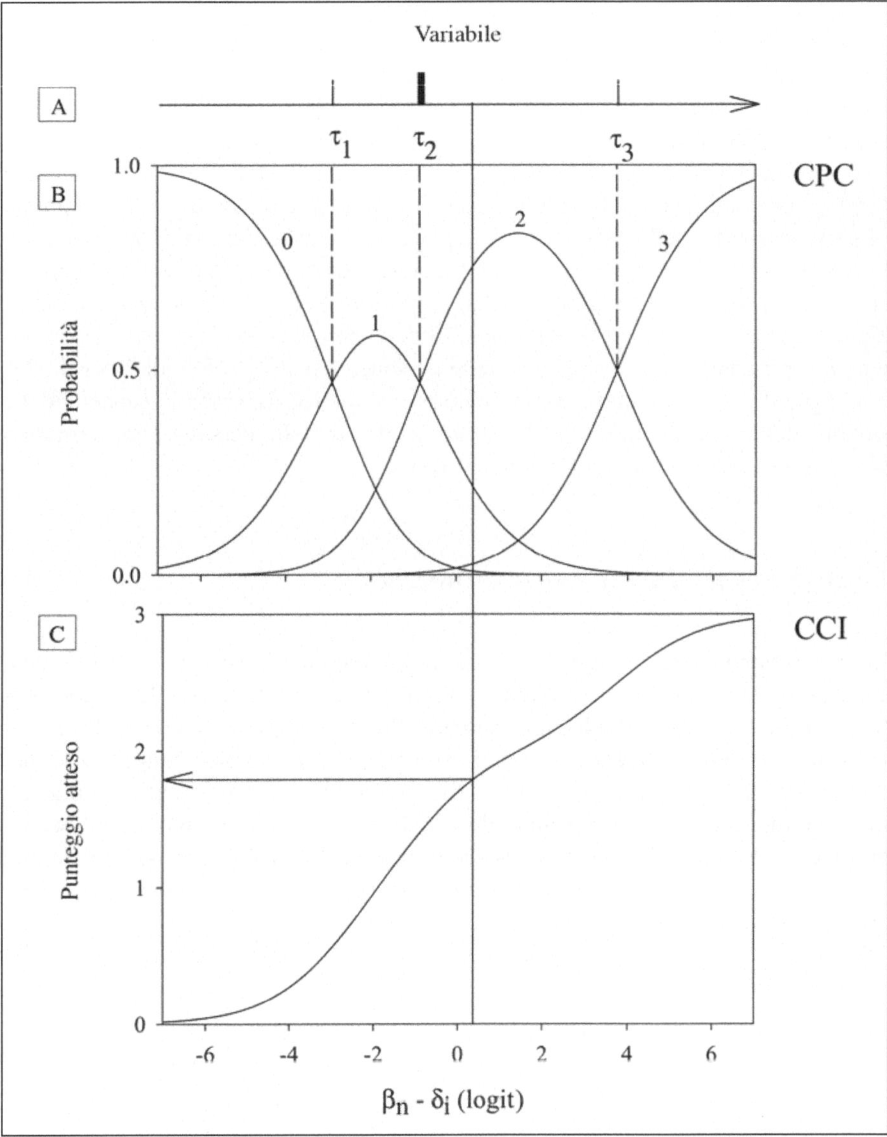

Fig. 2.2 A. Rappresentazione della scala di misura: le soglie τ_1, τ_2 e τ_3 costituiscono le graduazioni della scala (tratti verticali sottili). La difficoltà dell'item ($\delta_i = 0$ logit, tratto spesso) è definita come la localizzazione media delle soglie. B. Curve di Probabilità delle Categorie (CPC) che indicano la probabilità di osservare ciascuna categoria di risposta possibile in funzione della localizzazione della persona in rapporto all'item ($\beta_n - \delta_i$). Le soglie (segmenti verticali a tratteggio) corrispondono alla capacità che rende due risposte adiacenti equiprobabili. C. Curva Caratteristica dell'Item (CCI) che indica il punteggio atteso in un item in funzione della localizzazione relativa della persona in rapporto all'item ($\beta_n - \delta_i$). La retta verticale a tratto continuo indica la localizzazione relativa di una persona in rapporto all'item ($\beta_n - \delta_i = 0.2$ logit). Il punteggio più probabile per questa persona è 2. Il punteggio atteso per questa persona in risposta a questo item è 1.75.

Lo stesso calcolo può essere effettuato per ogni valore di β_n. La curva caratteristica dell'item (CCI, Fig. 2.2, riquadro C) si ottiene rappresentando il punteggio atteso in un certo item in funzione della capacità della persona. Si ricordi che, nel caso del modello dicotomico e solamente in questo caso, il punteggio atteso di una persona in un item coincide con la probabilità di riuscita di questo item.

Il calcolo del punteggio atteso[15] per una persona a un item mette in evidenza il carattere probabilistico del modello di Rasch. Si immagini che un elevato numero di persone con la medesima capacità risponda all'item. La probabilità di osservare ogni risposta corrisponde alla proporzione teorica di persone che dovrebbero rispondere in ogni categoria. Se un gran numero di persone avesse una localizzazione maggiore di 0.2 logit rispetto alla difficoltà dell'item teoricamente ci si aspetterebbe un punteggio di 0 per l'1% delle persone, di 1 per il 25%, di 2 per il 72% e di 3 per il 2%. Nel quadro del modello probabilistico di Rasch la capacità delle persone determina dunque la risposta *più probabile* della persona a un item dato piuttosto che la risposta osservata in se stessa.

Le soglie centralizzate e decentralizzate

Le localizzazioni delle soglie di un item politomico sull'asse della variabile possono essere espresse con valori detti centralizzati e decentralizzati. Le soglie centralizzate si riferiscono alla localizzazione delle soglie di un item relativamente alla difficoltà media di quell'item cui si assegna per convenzione come valore medio 0 logit. Le soglie decentralizzate si riferiscono alla localizzazione assoluta delle soglie lungo la scala di misura della variabile. Le due espressioni della localizzazione delle soglie di un item sono illustrate nella Tabella 2.1. Si noti che la media delle soglie centralizzate è pari a 0 mentre la media delle stesse soglie decentralizzate è uguale alla difficoltà media dell'item.

---

[15] Si notino altre tre caratteristiche che emergono da questa rappresentazione. In primo luogo, il punteggio atteso può essere frazionario: si potranno osservare soltanto le risposte 0, 1, 2 o 3 ma nulla vieta di attribuire a una persona un punteggio "atteso" di 1.75. In secondo luogo, pur essendo monotonamente crescente la CCI può presentare pendenza variabile. Infatti la perfetta forma "logistica" del modello Rasch vale per ciascuna singola risposta (1 invece che 0; 2 invece che 1, ecc.). La CCI, tuttavia, è la somma delle varie funzioni logistiche che sono tutte parallele ma non necessariamente equidistanti sull'asse x. Se due curve sono vicine la CCI si "impenna", se sono lontane essa tende ad appiattirsi. Come verrà esposto oltre la pendenza esprime la capacità discriminativa dell'item (ovvero la capacità di distinguere capacità diverse): dove la CCI si appiattisce anche persone con capacità diverse tenderanno ad avere punteggi attesi simili (in altri termini se le "tacche" sul righello di misura sono più lontane è più difficile assegnare a ciascuna persona una misura diversa). In terzo luogo occorre tenere ben presente che la risposta più probabile per la persona che "vale" 0.2 logit (in questo caso, la risposta 2, Fig. 2.2 B) di per sé può anche essere in assoluto poco probabile: semplicemente essa è la più probabile rispetto alle varie alternative possibili che però potrebbero essere anch'esse molto "gettonate" (per esempio, la risposta potrebbe anche essere 1 nel 25% dei casi). Se si dovesse scommettere su una fra le 4 risposte possibili ovviamente si scommetterebbe su 2, ma se si dovesse prevedere la risposta media fra più osservazioni della risposta (il punteggio "atteso"), allora occorre tenere conto della probabilità che caratterizza tutte le risposte possibili.

Tabella 2.1 Localizzazione delle soglie secondo un modo centralizzato o decentralizzato

	Localizzazione dell'item	Media delle soglie	Soglie 1	2	3
Soglie centralizzate	3.84	0.00	− 2.91	− 0.85	3.76
Soglie decentralizzate	3.84	3.84	0.93	2.99	7.60

La formulazione dei modelli politomici

I modelli politomici costituiscono una generalizzazione del modello dicotomico (equazioni (2.6) e (2.7)) alle situazioni in cui l'item presenta più di due categorie di risposta. La probabilità (P_{nix}) che la persona n risponda nella categoria x all'item i dipende dalla capacità della persona (β_n), dalla difficoltà dell'item (δ_i) e dalla localizzazione delle soglie (τ_{ij}) tra le varie categorie di risposta dell'item i[16]:

$$P_{nix} = \frac{\exp\left[x(\beta_n - \delta_i) - \left(\sum_{j=0}^{x} \tau_{ij}\right)\right]}{\sum_{k=0}^{m_{i-1}} \exp\left[k(\beta_n - \delta_i) - \left(\sum_{j=0}^{k} \tau_{ij}\right)\right]} \tag{2.10}$$

ove m_i è il numero di categorie di risposta dell'item i, k è il contatore in una sommatoria di soglie il cui massimo è pari per l'item i a m_{i-1}, τ_{ij} è la j_{esima} soglia dell'item i e, per convenzione, $\tau_{i0} = 0$, così che $\exp(0(\beta_n - \delta_i) - 0) = 1$. L'equazione 2.10 presenta la formulazione del modello politomico qualunque sia il numero delle categorie. Questa formulazione indica che il calcolo di probabilità di una data risposta fa intervenire tutte le soglie di un item. In pratica se la persona ottiene un punteggio di 0 (valore di x nell'equazione 2.10) nessuna soglia viene superata, nessuna soglia appare al numeratore e il coefficiente di ($\beta_n - \delta_i$) è pari a 0. Se la persona ottiene un punteggio di 1, soltanto la prima soglia è superata, la prima soglia appare al numeratore e il coefficiente di ($\beta_n - \delta_i$) è 1. Il denominatore è uguale alla somma di tutti i numeratori possibili per un dato item: cosa che vale anche per il modello dicotomico. È possibile verificare che la formulazione non è altro che la generalizzazione di un modello dicotomico. Sostituendo i valori di x con 1 o con 0 per un item che presenti due risposte possibili ($m_i = 2$), l'equazione può essere semplificata per ottenere la formulazione del modello dicotomico, cioè rispettivamente le equazioni (2.6) e (2.7). Lo sviluppo di questa formulazione è presentato in dettaglio nei lavori di Andrich (1978a, 1999, 2002a) e di Wright & Masters (1982).

---

[16] La prima soglia è quella fra la prima e la seconda categoria di risposta, la seconda soglia è quella fra la seconda e la terza categoria ecc. Se esistono x categorie, esistono x − 1 soglie.

I modelli rating scale *e* partial credit

Fin qui si è considerata la risposta a un solo item politomico. Un test generalmente è costituito da più item e si possono prendere in considerazione diverse modellizzazioni. Gli item 4 e 5 del test di capacità locomotoria presentato nella Tabella 1.1 sono allineati sulla medesima scala di risposta politomica. In una situazione di questo tipo gli item possono essere modellizzati in due modi diversi. Nel primo caso il modello obbliga tutti gli item con lo stesso numero di categorie a condividere la stessa struttura di risposta. La localizzazione relativa delle soglie segue lo stesso profilo per tutti gli item e le soglie centralizzate hanno valori identici per tutti gli item. Nel secondo caso la localizzazione relativa delle soglie non è la stessa da un item all'altro (nonostante le categorie di risposta possibili siano le stesse) e le soglie centralizzate sono diverse da un item all'altro. Il modello politomico utilizzato nel caso in cui tutti gli item condividono le stesse soglie centralizzate porta il nome di modello *rating scale*. Nel caso in cui le soglie centralizzate variano da un item all'altro il modello assume il nome di *partial credit*[17]. Le curve di probabilità delle categorie per tre item analizzati sulla base dei due modelli sono presentate nella Fig. 2.3. Nel caso del modello *rating scale* si osserva che le soglie centralizzate sono identiche per i tre item. Soltanto la localizzazione media dell'item varia lungo il continuum: più l'item è difficile, più le CPC sono spostate verso destra. Sulla base di questo modello l'estensione dei valori di capacità (asse delle ascisse) per cui una data categoria resta la più probabile è la stessa per tutti gli item del test. Nel caso del modello *partial credit* le soglie centralizzate fra le varie categorie sono differenti da un item all'altro. L'estensione dei valori di capacità per cui una data categoria resta la più probabile varia dunque da un item all'altro.

È necessario sottolineare che gli item di un test non devono necessariamente condividere tutti la stessa struttura di risposta (a due, tre o più categorie). La scelta è lasciata all'analista che formula il test. All'interno del medesimo test possono affiancarsi diversi tipi di item, per esempio una serie di item politomici e una serie di item dicotomici. Anche la scelta di un modello di analisi è lasciata al ricercatore. È possibile prevedere che certi item di un test siano analizzati sulla base del modello *rating scale*, altri sulla base del modello *partial credit* e altri ancora sulla base del modello dicotomico (caso particolare del modello politomico).

La Tabella 2.2 riassume le condizioni d'impiego dei modelli politomici in funzione del tipo di test.

---

[17] Si può dimostrare che il modello *rating scale* è un caso particolare di modello *partial credit*. Il termine *partial credit* ha una lunga storia in psicometria e si riferisce ai questionari con risposte a scelta multipla fra le quali vi sono risposte corrette, risposte errate e risposte che vengono ritenute in vario grado "parzialmente corrette" così che consentono comunque all'esaminato di acquisire un "credito parziale" anche se non un punteggio pieno.

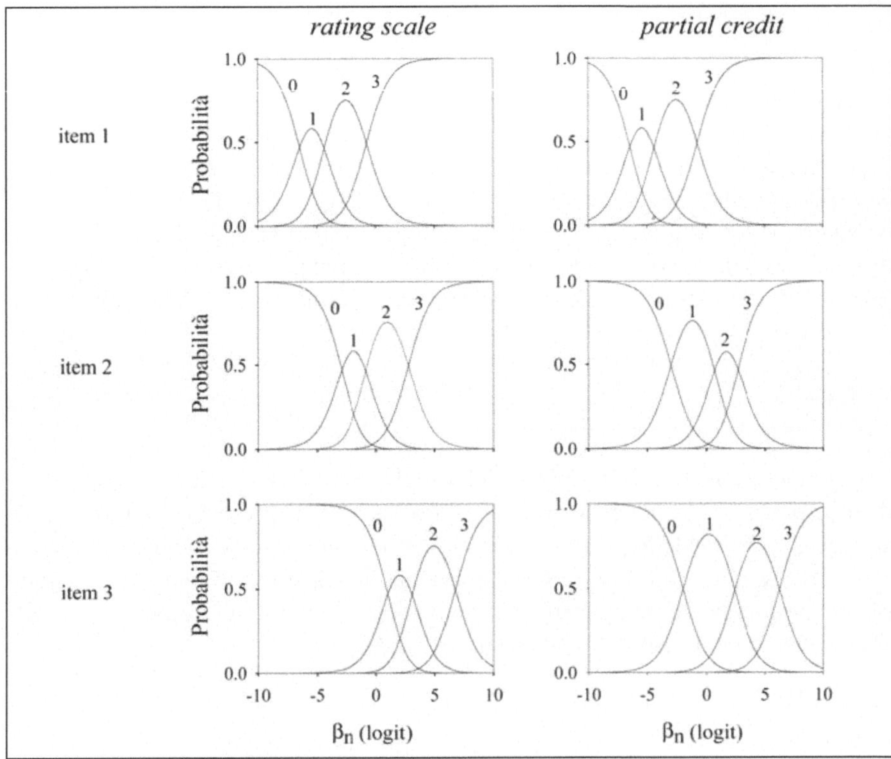

Fig. 2.3 Curve di Probabilità delle Categorie (CPC) per tre item analizzati con il modello *rating scale* (parte sinistra) e con il modello *partial credit* (parte destra). Le CPC sono rappresentate per item con difficoltà crescente ($\delta_1 < \delta_2 < \delta_3$). Nel modello *rating scale,* tutti gli item presentano lo stesso profilo di risposta e le stesse soglie centralizzate ($\tau_{11} = \tau_{21} = \tau_{31}$, $\tau_{12} = \tau_{22} = \tau_{32}$, $\tau_{13} = \tau_{23} = \tau_{33}$). Soltanto la localizzazione (la difficoltà media) dell'item varia da un item all'altro. Nel modello *partial credit* ogni item presenta la propria struttura di risposta ($\tau_{11} \neq \tau_{21} \neq \tau_{31}$, $\tau_{12} \neq \tau_{22} \neq \tau_{32}$, $\tau_{13} \neq \tau_{23} \neq \tau_{33}$). La localizzazione delle soglie, anche se centralizzate, differisce da un item all'altro.

Tabella 2.2 Utilizzo dei differenti modelli politomici

Tipo di test	Ipotesi di modellizzazione	Scelta del modello
Tutti gli item sono graduati secondo la stessa scala ordinale	Le soglie centralizzate sono identiche per tutti gli item	→ Modello *rating scale*
	Le soglie centralizzate possono variare da un item all'altro	→ Modello *partial credit*
Non tutti gli item sono graduati secondo la stessa scala ordinale	Alcuni item presentano le stesse soglie centralizzate, altri no	→ Combinazione dei modelli *rating scale* e *partial credit*
	Nessuno degli item condivide con altri le stesse soglie centralizzate	→ Modello *partial credit*

La formulazione logistica dei modelli politomici

Come per il modello dicotomico, una formulazione logistica del modello polito-mico può essere ottenuta calcolando il rapporto tra la probabilità che la persona n risponda nella categoria k all'item i (P_{nik}) e la probabilità che la medesima persona risponda nella categoria k − 1 allo stesso item $P_{ni(k-1)}$. Questa relazione esprime il rapporto di verosimiglianza perché la persona n superi la soglia k dell'item i, τ_{ik}. Il logaritmo neperiano di questo rapporto di verosimiglianza è espresso in logit e permette di stabilire una formulazione analoga all'equazione (2.9) ottenuta per un item dicotomico:

$$\ln\left(\frac{P_{nik}}{P_{ni(k-1)}}\right) = \beta_n - \delta_i - \tau_{ik} \qquad (2.11)$$

ove τ_{ik} rappresenta la localizzazione della soglia centralizzata situata tra le categorie di risposta k − 1 e k dell'item i. Questa equazione rappresenta una formulazione logistica del modello *partial credit*. Si noti che in questo modello le localizzazioni delle soglie centralizzate variano secondo le categorie di risposta e secondo l'item considerato come indicato dagli indici k e i. Una formulazione analoga può essere ottenuta nel caso del modello *rating scale*:

$$\ln\left(\frac{P_{nik}}{P_{ni(k-1)}}\right) = \beta_n - \delta_i - \tau_k \qquad (2.12)$$

ove τ_k rappresenta la localizzazione della soglia centralizzata situata tra le categorie di risposta k − 1 e k, comune a tutti gli item.

2.4 La misura sulla base del modello di Rasch

I modelli presentati finora determinano la probabilità di risposta a un item in funzione della capacità della persona. Tuttavia un test destinato a misurare un dato attributo consiste generalmente in una serie di item che si riferiscono all'attributo in questione. Anche se teoricamente è possibile valutare la capacità di una persona partendo dalla sua risposta a un solo item, purché sia nota la difficoltà dell'item (Rasch, 1960) la risposta di una persona a più item permette una valutazione più precisa della sua capacità. Aumentare il numero di item equivale ad accrescere il numero di graduazioni della scala di misura e dunque la precisione della misura stessa. La misura della capacità di una persona nel quadro del modello di Rasch si ottiene con un principio di replicazione illustrato nella Fig. 2.4 per un test formato da 6 item dicotomici. Come si è visto nella descrizione dei modelli le curve caratteristiche degli item (CCI, riquadro A) indicano il punteggio atteso in ognuno degli item in funzione della capacità della persona.

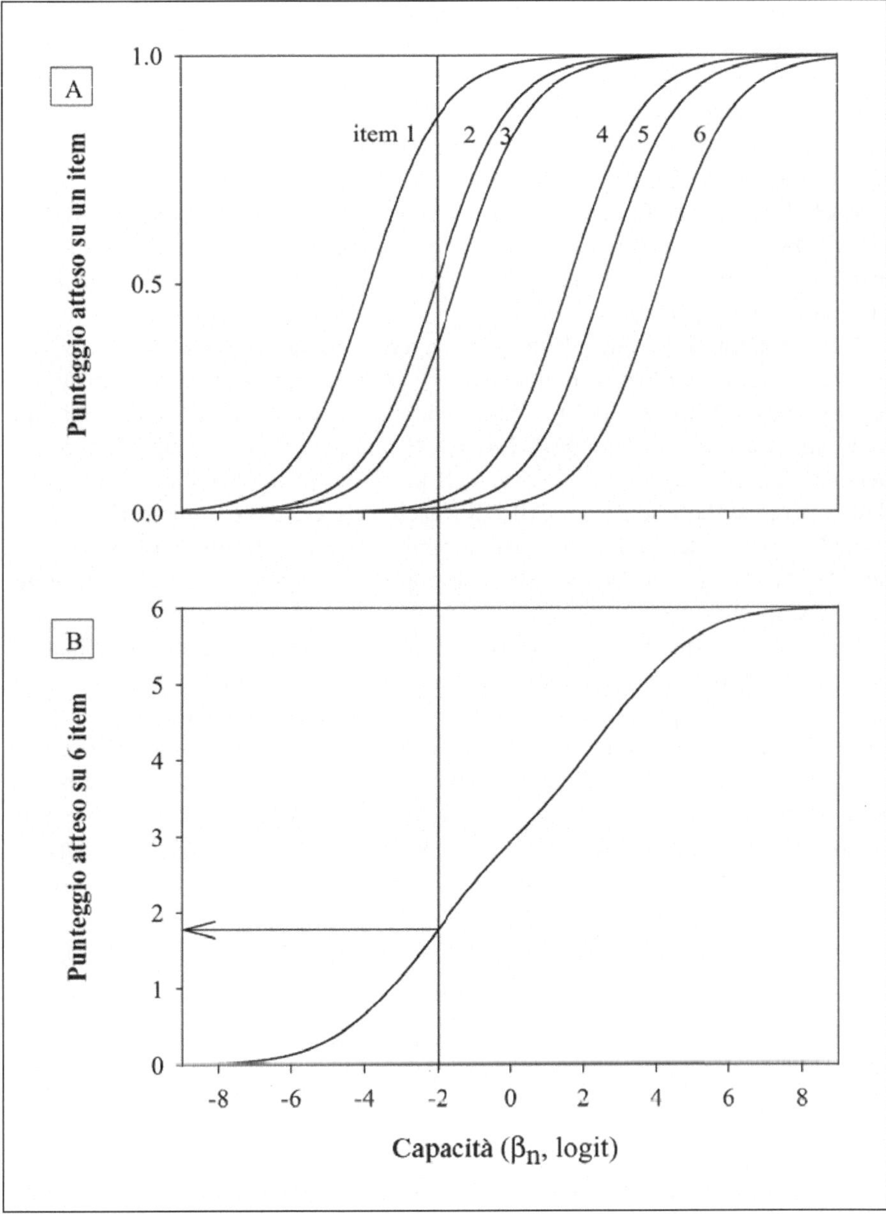

Fig. 2.4   A. Curve caratteristiche (CCI) per 6 item dicotomici di difficoltà crescente ($\delta_1 <$ $\delta_2 < \ldots < \delta_6$). Il punteggio atteso per una persona con una capacità di -2 logit (linea verticale) diminuisce in funzione della difficoltà dell'item (item 1: 0.86; 2: 0.51; 3: 0.36; 4: 0.03; 5: 0.01; 6: 0.00). B. Punteggio atteso all'insieme del test. Se i 6 item misurano una variabile unidimensionale il punteggio atteso all'insieme del test (riquadro B) può essere calcolato come la somma dei punteggi attesi in ogni item in funzione della capacità della persona. Per una persona con una capacità di -2 logit il punteggio atteso all'insieme dei 6 item è pari a 1.77.

Se si può osservare soltanto un punteggio di 0 o di 1 in ogni item il punteggio atteso evolve in maniera continua in funzione della capacità della persona (β_n). Per esempio per una persona con una capacità di -2 logit (linea verticale), il punteggio atteso è determinato dal punto d'intersezione tra la linea verticale e la CCI di ogni item, cioè: 0.86 per l'item 1, 0.51 per l'item 2, 0.36 per l'item 3, 0.03 per l'item 4, 0.01 per l'item 5 e 0.00 per l'item 6. La capacità della persona interviene in modo ripetitivo nella risposta della persona a ogni item. Replicando un'interazione dello stesso tipo tra una data persona e una serie di item l'informazione contenuta nel punteggio grezzo aumenta e consente una precisione crescente nella valutazione della capacità.

Nella misura in cui tutti gli item si adeguano a una variabile unidimensionale e la risposta a un item è indipendente[18] dalla risposta a un altro item il punteggio atteso all'insieme del test può essere calcolato come la somma dei punteggi attesi a ciascun item (Fig. 2.4, B). Il punteggio atteso è di 1.77 per una persona con una capacità di -2 logit. Il principio di replicazione, fondamento della misura sulla base del modello di Rasch, è sottinteso per una serie di criteri quali l'indipendenza della risposta a ogni item o la conformità di ogni item a una dimensione unica. Questi criteri di applicazione del modello sono presentati nel Cap. 3.

Si è appena visto che se il test soddisfa certi criteri il principio di replicazione permette di prevedere il punteggio atteso in funzione della localizzazione della persona su una scala lineare in logit. Al momento della misura di una persona si effettua l'operazione reciproca consistente nel valutare la localizzazione della persona in funzione della sua risposta al test. Tuttavia su ogni item possono essere osservati soltanto dei punteggi grezzi (0 o 1), cosa che impone il ricorso al carattere probabilistico del modello. Se al momento della risposta a ogni item una persona con una capacità di -2 logit avesse sistematicamente ottenuto il punteggio più probabile avrebbe ottenuto un punteggio di 1 agli item 1 e 2

---

[18] Il concetto di "indipendenza" è fondamentale ma non immediatamente intuitivo. Evidentemente un soggetto più capace di un altro avrà maggiori probabilità di risposta in tutti i diversi item, i cui punteggi appariranno fra loro correlati, e cioè co-variano: ma perché sono correlati? Non tutte le co-variazioni implicano un rapporto diretto causa-effetto. La statistica elementare utilizza spesso l'esempio della correlazione fra incidenza di tumore polmonare e di consumo di caramelle alla menta. Mangiare caramelle non fa crescere il rischio di tumore: è il fumo che determina entrambi i fenomeni. La "dipendenza" è una forma di co-variazione che implica un concetto di causalità, di determinazione. Idealmente deve essere soltanto la capacità del soggetto, sottostante le risposte a tutti gli item, ciò che fa correlare i punteggi. Se si prescinde da questa (il gergo statistico dice: "the ability is conditioned out"), il fatto di avere risposto a un item non dovrebbe influenzare, di per sé, la risposta a un altro item. Un esempio di "dipendenza" potrebbe essere dato dal fatto che l'esaminatore assegna il punteggio a un item e poi, sulla base di questo punteggio, stima attraverso una pura inferenza il punteggio di un altro item senza condurre una osservazione diretta (per esempio, nel caso di item di "autosufficienza", se il soggetto si veste bene, si stima che sarà anche in grado di lavarsi). In questo caso il punteggio del secondo item sarà "dipendente" dal punteggio nel primo item, come e forse più che non dalla effettiva capacità del soggetto. Il secondo item avrà un contenuto informativo ridotto, perché non fa che ricopiare l'informazione ottenuta dal primo item. Replicare, dunque, significa ripetere osservazioni *indipendenti*: soltanto in questo caso l'informazione cresce.

(perché il punteggio atteso è superiore a 0.5) e di 0 agli item 3 e 6 (perché il punteggio atteso è inferiore a 0.5), per un punteggio totale di 2. Tuttavia la formulazione probabilistica del modello prevede che non tutte le persone con la stessa capacità rispondano esattamente nella stessa maniera. Se 100 persone con la stessa capacità avessero risposto all'insieme dei 6 item, 77 di loro avrebbero dovuto riportare un punteggio di 2, e 33 di loro un punteggio di 1 in base alla previsione del modello. Il punteggio "atteso in media" per l'insieme delle persone (1.77) può essere convertito in una misura oggettiva espressa su una scala lineare. Nello stesso modo, il punteggio osservato (cioè 1 o 2) su una scala ordinale può essere convertito su una scala lineare, cosa che rende possibili dei confronti quantitativi purché il test soddisfi i criteri di una misura oggettiva esposti nel Cap. 3.

2.5 Riassunto

Tabella 2.3   Modelli di Rasch

Modello (autore principale)	Caratteristiche	Formulazione logistica
Dicotomico (G. Rasch)	Due livelli di risposta (vero/falso; riuscito/fallito).	$\ln\left(\dfrac{P_{ni1}}{P_{ni0}}\right) = \beta_n - \delta_i$
Rating scale (D. Andrich)	Più di due livelli di risposta. Un solo formato di risposta per tutti gli item del test. Per ciascuna soglia un'unica stima, applicata a tutti gli item.	$\ln\left(\dfrac{P_{nik}}{P_{ni(k-1)}}\right) = \beta_n - \delta_i - \tau_k$
Partial credit (G. Masters)	Più di due livelli di risposta. Diversi formati di risposta possibili per i diversi item del test. Per ciascuna soglia è prevista una stima diversa a seconda dell'item cui essa appartiene.	$\ln\left(\dfrac{P_{nik}}{P_{ni(k-1)}}\right) = \beta_n - \delta_i - \tau_{ik}$

2.6 Esercizi

1. (a) Quali sono i limiti connessi all'uso dei punteggi totali?
   (b) Si consideri un test di mobilità articolare, formato da 40 movimenti da eseguire, ciascuno dei quali sia classificato in modo dicotomico. Un paziente passa da un punteggio di 10 a un punteggio di 20 in seguito a un trattamento e un altro passa da 30 a 35 dopo il medesimo trattamento. Quale dei due pazienti ha avuto un recupero maggiore?

2. Si supponga un test di matematica formato da tre item dicotomici di difficoltà $\delta_1 = 1.6$ logit, $\delta_2 = -0.8$ logit e $\delta_3 = -2.5$ logit. Un alunno n di capacità $\beta_n = -0.8$ logit risponde a queste tre domande.
   (a) Qual è la sua probabilità di riuscire in ognuno di questi item?
   (b) Si calcoli e si interpreti il punteggio atteso di questa persona sull'insieme del test formato da questi tre item.

3. Si supponga una domanda di difficoltà $\delta_i = 1.4$ logit. Sei alunni di capacità $\beta_a = -2.6$ logit, $\beta_b = 0$ logit, $\beta_c = 1.4$ logit, $\beta_d = 2.2$ logit, $\beta_e = 3.2$ logit e $\beta_f = 4.4$ logit rispondono a questa domanda.
   (a) Qual è la probabilità che ciascuno di questi alunni riesca nell'item?
   (b) Si rappresenti graficamente la probabilità di riuscita di questi alunni in funzione della loro capacità.

4. Si immaginino due prove di letteratura classificate in maniera dicotomica. Una ha una difficoltà di $\delta_1 = 2$ logit e l'altra ha una difficoltà di $\delta_2 = 0.5$ logit. Si immagini anche che due alunni di capacità differente, $\beta_a = 1$ logit e $\beta_b = 3.5$ logit, si presentino a ciascuna delle due prove.
   (a) Determinare la probabilità di riuscita, quella di insuccesso e il rapporto di verosimiglianza di riuscita di ciascuno dei due alunni in ciascuna delle due prove.
   (b) Si confronti l'esito della risposta dell'alunno a alla prova 2 con quello dell'alunno b alla prova 1. Si spieghi il risultato.

5. (a) Le soglie centralizzate di un item politomico di difficoltà -0.6 logit sono le seguenti: $\tau_1 = -4.2$, $\tau_2 = 0.2$ e $\tau_3 = 4$ logit. Si calcolino le soglie decentralizzate di questo item.
   (b) Le soglie decentralizzate di un item politomico sono le seguenti: $\tau_1 = -2$, $\tau_2 = 2.4$ e $\tau_3 = 6.2$. Si calcolino la difficoltà e le soglie centralizzate di questo item.

6. Si supponga un item di difficoltà $\delta_1 = 0.5$ logit con tre categorie di risposte possibili i cui punteggi sono 0, 1 e 2. Le soglie centralizzate che separano ogni coppia di categorie adiacenti hanno le localizzazioni seguenti: $\tau_{i1} = -2$ logit e $\tau_{i2} = 2$ logit.
   (a) Determinare la probabilità di risposta in ognuna delle tre categorie per quattro soggetti la cui capacità sia rispettivamente $\beta_a = -4$ logit, $\beta_b = -1.0$ logit, $\beta_c = 2.5$ logit, $\beta_d = 5$ logit.
   (b) Si calcoli il punteggio atteso per ciascuno dei soggetti e si rappresenti graficamente il punteggio atteso all'item in funzione della capacità del soggetto.

7. Le localizzazioni delle soglie decentralizzate di tre item sono presentate nella Tabella 2.4.
   Qual è il modello di misura utilizzato in questo caso: *partial credit* o *rating scale*?

Tabella 2.4 Localizzazione delle soglie decentralizzate di tre item

	τ_1	τ_2	τ_3
item 1	-4.2	-1.6	3.8
item 2	-1.8	1.5	2.8
item 3	-0.6	2.5	5.4

2.7 Soluzioni

1. a) I punteggi totali sono discontinui e non offrono alcuna garanzia per quanto riguarda la loro linearità. I punteggi totali degli item dipendono dalla capacità dello specifico campione di persone e i punteggi totali delle persone dalla difficoltà di questi particolari item.

    b) È impossibile stabilire se un aumento di 10 punti è più importante di un aumento di 5 punti su una scala ordinale, perché questo dipende dalla localizzazione degli item: non si sa se un singolo item richieda, per essere superato, un capacità superiore o inferiore rispetto a quella richiesta per superare un altro item. Non conta soltanto quanti item si superino, ma anche quali.

2. (a)

$$P_{n11} = \frac{\exp\left(-0.8 - (1.6)\right)}{1 + \exp\left(-0.8 - (1.6)\right)} = 0.08$$

$$P_{n21} = \frac{\exp\left(-0.8 - (0.8)\right)}{1 + \exp\left(-0.8 - (0.8)\right)} = 0.50$$

$$P_{n31} = \frac{\exp\left(-0.8 - (2.5)\right)}{1 + \exp\left(-0.8 - (2.5)\right)} = 0.85$$

(b) Il punteggio atteso al test formato da questi tre item è pari alla somma dei punteggi attesi a ognuno di questi item, cioè 1.43. Se 100 persone con la stessa competenza matematica dovessero rispondere a questo test, 43 di loro otterrebbero un punteggio di 2 e 57 un punteggio di 1, sulla base della formulazione probabilistica del modello dicotomico.

3. (a)

$$P_{ai1} = \frac{\exp\left(-2.6 - (1.4)\right)}{1 + \exp\left(-2.6 - (1.4)\right)} = 0.02$$

$$P_{bi1} = \frac{\exp\left(0 - (1.4)\right)}{1 + \exp\left(0 - (1.4)\right)} = 0.20$$

$$P_{ci1} = \frac{\exp\left(1.4 - (1.4)\right)}{1 + \exp\left(1.4 - (1.4)\right)} = 0.50$$

$$P_{di1} = \frac{\exp\left(2.2 - (1.4)\right)}{1 + \exp\left(2.2 - (1.4)\right)} = 0.69$$

$$P_{ei1} = \frac{\exp\left(3.2 - (1.4)\right)}{1 + \exp\left(3.2 - (1.4)\right)} = 0.86$$

$$P_{fi1} = \frac{\exp\left(4.4 - (1.4)\right)}{1 + \exp\left(4.4 - (1.4)\right)} = 0.95$$

(b)

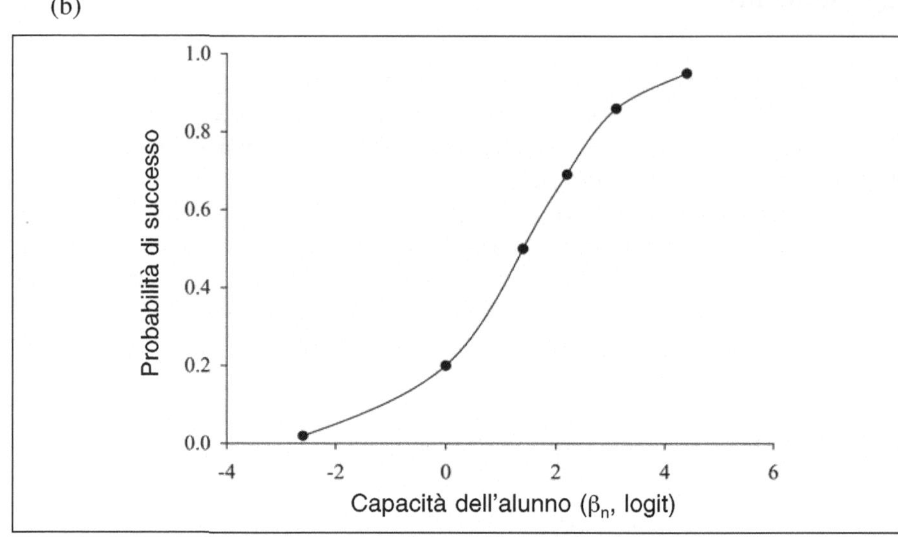

Fig. 2.5 Probabilità di successo degli alunni in funzione della loro capacità.

4. (a) $P_{a1,1} = \dfrac{\exp(1-2)}{1+\exp(1-2)} = 0.27$; $\quad p_{a1,0} = \dfrac{1}{1+\exp(1-2)} = 0.73$;

   Rapporto di verosimiglianza $\left\{x_{a1} = 1\right\} = \dfrac{P_{a11}}{P_{a10}} = 0.4$

   $P_{a21} = 0.82$; $P_{a20} = 0.18$; rapporto di verosimiglianza $\left\{x_{a2} = 1\right\} = 4.5$

   $P_{b11} = 0.82$; $P_{a10} = 0.18$; rapporto di verosimiglianza $\left\{x_{b1} = 1\right\} = 4.5$

   $P_{b21} = 0.98$; $P_{b20} = 0.02$; rapporto di verosimiglianza $\left\{x_{b2} = 1\right\} = 49.0$

   (b) La probabilità di riuscita dell'alunno a nella prova 2 è uguale alla probabilità di riuscita dell'alunno b nella prova 1, così che entrambi hanno le stesse probabilità di riuscire nelle rispettive prove, cioè 4.5 volte più probabilità di successo che di insuccesso. Questo si spiega con il fatto che la differenza tra la capacità degli alunni e la difficoltà delle prove è identica nei due casi.

5. (a) $\tau_1 = -4.8$, $\tau_2 = -0.4$ e $\tau_3 = 3.4$ logit.
   (b) $\delta_i = 2.2$ logit. $\tau_1 = -4.2$, $\tau_2 = 0.2$ e $\tau_3 = 4.0$ logit.

6. (a) Probabilità di risposta nella categoria x per la persona n nell'item i, $P_{ni,x}$:

$$P_{ai,0} = \frac{1}{1+\left[\exp\left((-4)-0.5-(-2)\right)\right]+\left[\exp\left(2(-4-0.5)-(-2+2)\right)\right]} = 0.92$$

$$P_{ai,1} = \frac{\exp\left[(-4)-0.5-(-2)\right]}{1+\left[\exp\left((-4)-0.5-(-2)\right)\right]+\left[\exp\left(2(-4-0.5)-(-2+2)\right)\right]} = 0.08$$

$$P_{ai,2} = \frac{\exp\left[2(-4-0.5)-(-2+2)\right]}{1+\left[\exp\left((-4)-0.5-(-2)\right)\right]+\exp\left[2\left((-4-0.5)-(-2+2)\right)\right]} = 0.00$$

$$P_{bi0} = 0.37; \; P_{bi1} = 0.61; \; P_{bi2} == 0.02$$
$$P_{ci0} = 0.01; \; P_{ci1} = 0.495; \; P_{ci2} == 0.495$$
$$P_{di0} = 0.00; \; P_{di1} = 0.08; \; P_{di2} == 0.92$$

(b)   Punteggio atteso per il soggetto n, $X_{att(n)}$:

$$X_{att(a)} = 0(0.92)+1(0.08)+2(0.00) = 0.08; \; X_{att(b)} = 0.65;$$
$$X_{att(c)} = 1.49; \; X_{att(d)} = 1.92;$$

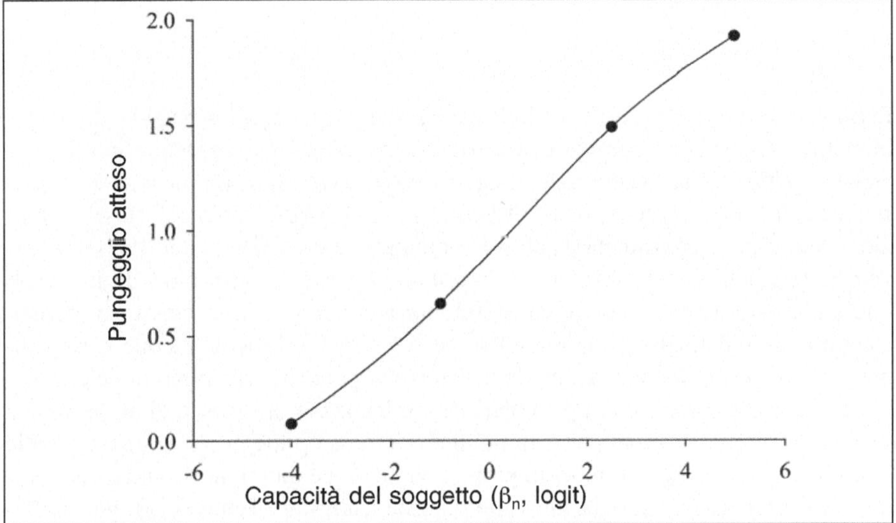

Fig. 2.6   Punteggio atteso in funzione della capacità dei soggetti.

7. Un modello *partial credit* perché le soglie, una volta centralizzate, comunque non hanno la stessa localizzazione nei diversi item.

Capitolo 3
I criteri di una misura oggettiva

Esistono diverse famiglie di modelli di risposta a un item. La maggior parte dei modelli esprime la probabilità di risposta di una persona a un item con una funzione logistica della localizzazione della persona. Questa formulazione è rappresentata dalla curva caratteristica dell'item. Nel modello dicotomico di Rasch la funzione logistica è determinata da un solo parametro e la difficoltà dell'item e le curve caratteristiche di tutti gli item di un test sono parallele. Altri modelli utilizzano due o più parametri e consentono un miglior adattamento della curva caratteristica dell'item ai dati osservati (Hambleton e coll., 1991). I modelli a due e tre parametri sono spesso denominati modelli *descrittivi* perché permettono di determinare con maggiore precisione i parametri che influenzano la risposta di un persona a un item, e in questo senso permettono di descrivere i principi che sottostanno alle risposte osservate[1]. Questi modelli permettono dunque un miglior adattamento della curva caratteristica di ogni item alle risposte osservate. Tuttavia essi non soddisfano i criteri di una misura oggettiva quali sono formulati dallo IOM (Wright, 1999a; Andrich, 2002b).

Per contro, il modello di Rasch è spesso denominato modello *prescrittivo* perché formula i criteri necessari a una misura oggettiva e permette di verificare se questi criteri trovano riscontro nei dati osservati (Andrich, 1989). Si è visto nel Capitolo 2 che una misura oggettiva, così come è definita dallo IOM, deve rispondere a certi criteri quali l'unidimensionalità, la linearità e l'oggettività specifica. In questo capitolo si passeranno in rassegna i diversi criteri necessari per definire una misura oggettiva e si illustrerà come il modello di Rasch verifichi ognuno di questi criteri. Nel Capitolo 5 si vedrà come si possa controllare l'adattamento dei dati alla previsione del modello. I paragrafi che seguono descrivono uno a uno i criteri soddisfatti da una misura oggettiva.

---

[1] Va ricordato ancora il concetto secondo cui "descrivere" ciò che avviene in un particolare contesto (quei dati soggetti che rispondono a quei dati item in quella particolare giornata ecc.) difficilmente consentirà di prevedere che cosa succederà la prossima volta che si eseguirà una misura. Il modello di Rasch è "prescrittivo" perché interroga i dati osservati chiedendo loro di rivelare, sia pure nei limiti di una incertezza statistica, quale sia la "vera misura" sottostante le osservazioni estemporanee. In statistica si usa anche dire che i modelli "troppo descrittivi" tendono a cogliere le "idiosincrasie", ovvero le peculiarità non riproducibili, dei dati che si hanno a disposizione e relativi a un particolare campione.

M. Penta et al., *Analisi di Rasch e questionari di misura.*
Applicazioni in medicina e scienze sociali. © Springer 2008

3.1 L'ordine

Il primo criterio concerne la natura dei dati. Ogni misura implica un ordine all'interno dei dati, in termini di "più di" o "meno di". Questo significa che il modello di Rasch non può essere applicato a dati di tipo nominale (si veda l'inserto 1.2), visto che fra questi dati non può essere stabilito alcun ordine. Si prenda un esempio classico di dati nominali come i numeri che compaiono sulle magliette dei corridori ciclisti. Questi numeri non rappresentano nessuna quantità bensì servono soltanto a identificare i corridori. Partendo da questo tipo di dati non si può ottenere nessuna misura. Di conseguenza per costruire uno strumento di misura è indispensabile che a un punteggio più alto corrisponda una quantità maggiore della variabile che si vuole misurare[2].

3.2 L'unidimensionalità

L'unidimensionalità può essere definita come la proprietà di uno strumento che misura un attributo unico dell'oggetto misurato. Anche se l'individuo o l'oggetto sono caratterizzati da numerosi attributi è indispensabile mettere a fuoco la misura su di essi uno alla volta.

> **Esempio.** Un'analisi della Misura d'Indipendenza Funzionale (Functional Independence Measure[3], FIM™) ha dimostrato che questa scala è composta da due variabili sottostanti (Linacre e coll., 1994). La FIM™ misura il grado d'indipendenza funzionale e si applica soprattutto a pazienti in riabilitazione. Linacre ha dimostrato che i 18 item della FIM™ definiscono due variabili alquanto differenti sul piano statistico e clinico. Tredici item definiscono un'incapacità nelle funzioni motorie e cinque item definiscono un'incapacità nelle funzioni cognitive. Gli item della FIM™ sono elencati su una scala da 1 a 7 (punteggio crescente in autosufficienza). Il punteggio totale del questionario si estende da 18 a 126. Se si considerano i 18 item nel loro insieme che cosa può significare un punteggio totale di 70? (a) che la persona ha un'indipendenza media sul piano motorio e cognitivo: (b) che la persona è molto indipendente sul piano motorio, ma molto dipendente sul piano cognitivo; (c) oppure l'opposto, cioè che la persona è molto indipendente sul piano cognitivo ma molto dipendente sul piano motorio.
>
> Questo esempio evidenzia che quando un punteggio totale racchiude in sé parecchi attributi di una persona è difficile trarne un'informazione pertinente quanto alla capa-

---

[2] La statistica insegna a usare con prudenza tutte le classificazioni che sembrano prescindere da misure. In via teorica forse nessun dato è realmente nominale. Per esempio se i posti a sedere in una sala cinematografica sono assegnati "dal migliore al peggiore" in ordine cronologico di arrivo alla cassa del cinema, un dato apparentemente "nominale" può nascondere una informazione quantitativa: in questo senso scoprire che dati nominali soddisfano almeno in parte i requisiti di un modello Rasch può rivelare un "ordine" nascosto nei dati stessi.

[3] FIM è un marchio registrato da UB Foundation Activities, Inc. (UBFA), affiliazione della State University of New York, Buffalo NY (www.scalafim.it)

cità della persona. L'unidimensionalità è un concetto teorico. In pratica, quando si vuole costruire uno strumento di misura si cerca di avvicinarsi il più possibile a questo ideale allo scopo di ottenere una scala utile e appropriata nell'applicazione particolare che si sta prendendo in considerazione. È difficile isolare completamente un attributo spesso molto complesso, specialmente nel campo delle scienze umane. Tuttavia perché il criterio di unidimensionalità sia soddisfatto è necessario che la risposta al test sia influenzata in maniera dominante dalla variabile misurata (Hambleton e coll., 1991). L'unidimensionalità è anche un concetto relativo (Andrich, 1988). Quand'anche una capacità implichi numerose componenti può essere utile considerarla come unidimensionale. L'esempio che segue chiarisce appunto questo concetto: la verifica del criterio di unidimensionalità può dipendere dalla "distanza" alla quale si pone l'osservatore rispetto ai fenomeni osservati.

Esempio. Il risultato medio di uno studente all'insieme degli esami di fine anno costituisce una buona misura della sua capacità scolastica. Quanto più elevato è il punteggio medio, tanto più elevata è la sua capacità scolastica. Dunque la capacità media dello studente può essere rappresentata lungo un asse unidimensionale. Tuttavia la capacità media dello studente può essere scomposta in capacità letteraria, matematica, scientifica, linguistica, ecc. Diverse combinazioni di ognuna delle capacità sottostanti possono portare alla medesima capacità scolastica media e quindi al medesimo punteggio medio a fine anno. Ognuna delle capacità sottostanti può anch'essa essere rappresentata lungo un asse unidimensionale, per esempio per la capacità letteraria, più specifica della capacità scolastica media. Dunque la nozione di unidimensionalità è relativa perché essa si riferisce alla natura della capacità considerata.

3.3 L'indipendenza locale

Il criterio d'indipendenza locale così come viene applicato al modello di Rasch discende da una nozione fondamentale in statistica: l'indipendenza. L'indipendenza statistica si definisce nel modo seguente: se due eventi non influenzano a vicenda la loro probabilità di accadere la probabilità che i due eventi accadano è uguale al prodotto delle probabilità che ogni evento ha di accadere singolarmente:

Se A e B sono indipendenti, $P\{A \cap B\} = P\{A\} \, P\{B\}$

Nel modello di Rasch il criterio d'indipendenza locale significa che dopo aver considerato la variabile misurata non esiste alcuna altra relazione tra le risposte delle persone ai differenti item. La risposta di una persona a un item dipende dalla differenza fra la capacità della persona e la difficoltà dell'item $(\beta_n - \delta_i)$ e non dipende dalla risposta della stessa persona a un altro item (Hambleton e coll., 1991).

Enunciato in maniera formale il criterio dice che le risposte di N persone[4] a un item i sono indipendenti quando la probabilità di osservare l'insieme delle ri-

---

[4] Il simbolo N viene dalla letteratura anglosassone e sta per "Numero di persone".

sposte di N persone all'item i è uguale al prodotto delle probabilità di N risposte individuali all'item i:

$$P\left\{x_{ai} = 1, x_{bi} = 1, ..., x_{Ni} = 1\right\} = P\left\{x_{ai} = 1\right\} P\left\{x_{bi} = 1\right\} ... P\left\{x_{Ni} = 1\right\} = \prod_{n=1}^{N} P\left\{x_{ni1}\right\}$$

Analogamente le risposte di una persona n a un insieme di L item[5] sono indipendenti quando, per la persona n, la probabilità di osservare un profilo (*pattern*) di risposte all'insieme degli item L è uguale al prodotto delle probabilità di risposta da parte della persona a ogni item singolarmente preso:

$$P\left\{x_{n1} = 1, x_{n2} = 1, ..., x_{nL} = 1\right\} = P\left\{x_{n1} = 1\right\} P\left\{x_{n2} = 1\right\} ... P\left\{x_{nL} = 1\right\} = \prod_{i=1}^{L} P\left\{x_{ni1}\right\}$$

3.4 La linearità della scala

Uno dei criteri-base per ottenere una misura oggettiva è la linearità. Una scala di misura è lineare se l'unità di misura è costante per tutta la lunghezza della scala in modo che intervalli identici corrispondano a quantità identiche della scala misurata. La linearità della scala non è soddisfatta quando si lavora con punteggi totali raccolti su una scala ordinale. L'utilizzazione dei punteggi totali pone parecchi problemi. Innanzitutto il fatto di ottenere il medesimo punteggio a differenti item non implica necessariamente una quantità identica della variabile misurata.

Esempio. Nel test di capacità locomotoria presentato nella Tabella 1.1, rispondere "facile" (punteggio 4) all'item "Camminare su terreno pianeggiante" e all'item "Saltare su una sola gamba sul piede non dominante" non rappresenta necessariamente una capacità locomotoria identica.

Inoltre quando si usa uno schema di risposte politomico, le distanze fra le diverse categorie sono sconosciute (Merbitz e coll., 1989).

Esempio. Passare dalla categoria 2 ("difficile") alla categoria 3 ("facile") rappresenta un certo progresso e passare dalla categoria 1 ("molto difficile") alla categoria 3 ("facile") rappresenta un progresso verosimilmente maggiore ma non necessariamente doppio.

Allo scopo di linearizzare i punteggi ottenuti su una scala ordinale il modello di Rasch utilizza una trasformazione matematica semplice e largamente diffusa: la trasformazione logit. Essa consiste nel prendere il logaritmo naturale o neperiano del rapporto tra la probabilità di successo e la probabilità di insuccesso. Per illustrare questa procedura matematica si prenda l'esempio di 20 item dicotomici classificati

---

[5] Il simbolo L viene dalla letteratura anglosassone e sta per "Lunghezza del test".

1 (successo) o 0 (insuccesso). I punteggi totali vanno da 0 a 20. La Tabella 3.1 illustra questa procedura di linearizzazione. La prima tappa della procedura consiste nel prendere il rapporto tra la probabilità di successo e la probabilità di insuccesso, altrimenti detto rapporto di verosimiglianza di successo (si veda l'inserto 2.3).

La probabilità di successo o di insuccesso è una nozione teorica che si applica a numerosissime situazioni. In pratica questa probabilità è espressa dalla proporzione di item superati (o mancati) da parte di una persona. Se una persona ottiene un punteggio totale di 1 la proporzione degli item superati è di 1/20, la proporzione degli item falliti è di 19/20 e il rapporto di verosimiglianza, ovvero il rapporto tra i due, è di 1/19. Se si ha un punteggio di 6 il rapporto di verosimiglianza vale 6/14. La seconda tappa di questa procedura consiste nel prendere il logaritmo neperiano del rapporto di verosimiglianza: in questo esempio, ln (6/14) = –0.85. Questa trasformazione ha la tendenza a estendere le distanze tra i punteggi situati alle estremità come indicano i valori presentati nella Tabella 3.1 e nella Fig. 3.1. La distanza tra una persona che ha ottenuto 10/20 e un'altra che ha ottenuto 11/20 vale 0.20 logit, laddove la distanza tra una persona che ha ottenuto 18/20 e un'altra che ha ottenuto 19/20 (ovvero la stessa differenza in termini di punteggio totale) vale 0.74 logit. Si deve notare inoltre la simmetria dei dati: dopo trasformazione si osserva la stessa distanza tra i punteggi di 1/20 e 2/20 e tra i punteggi di 18/20 e 19/20, ovvero 0.74 logit in entrambi i casi.

Tabella 3.1 Linearizzazione dei punteggi totali

Punteggio totale	Rapporto di verosimiglianza (P successo / P insuccesso)	ln (P successo / P insuccesso) (logit)
1/20	1/19	–2.94
2/20	2/18	–2.20
3/20	3/17	–1.73
4/20	4/16	–1.39
5/20	5/15	–1.10
6/20	6/14	–0.85
7/20	7/13	–0.62
8/20	8/12	–0.41
9/20	9/11	–0.20
10/20	10/10	0.00
11/20	11/9	0.20
12/20	12/8	0.41
13/20	13/7	0.62
14/20	14/6	0.85
15/20	15/5	1.10
16/20	16/4	1.39
17/20	17/3	1.73
18/20	18/2	2.20
19/20	19/1	2.94

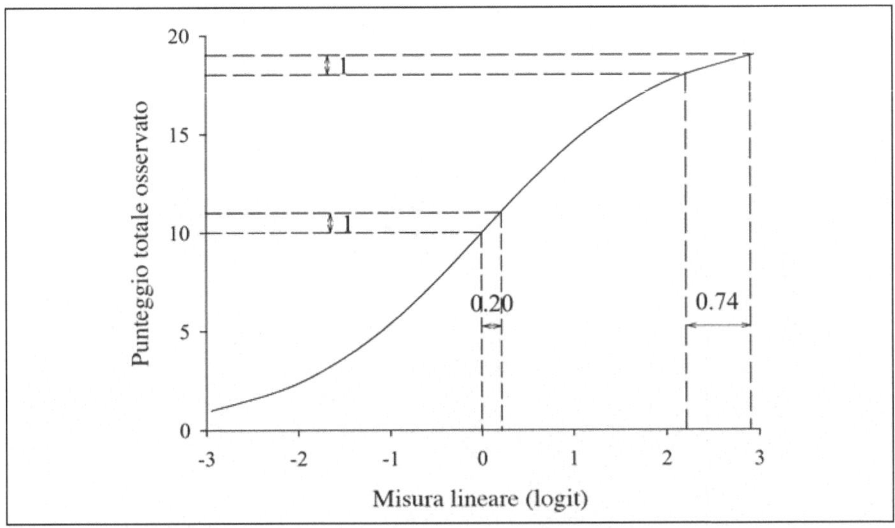

Fig. 3.1 Trasformazione dei punteggi totali osservati su una scala ordinale in misure su una scala lineare. La stessa differenza in termini di punteggio totale osservato su una scala ordinale non dà luogo alla stessa differenza in termini di misura lungo la scala lineare.

Nel Capitolo 2 l'equazione 2.9 ha portato alla definizione dell'unità di misura: il logit. La Fig. 3.2 permette di illustrare la linearità di una scala di misura espressa in logit. La curva in tratto continuo rappresenta la probabilità di successo, calcolata in base all'equazione 2.6, a un item la cui localizzazione sia uguale a 0 logit. La curva tratteggiata rappresenta la probabilità d'insuccesso al medesimo item, calcolata in base all'equazione 2.7. Le localizzazioni di quattro soggetti sono rappresentate con linee punteggiate verticali.

La persona A, con una capacità di 0 logit, ha la stessa probabilità (0.50) di successo e d'insuccesso (Fig. 3.2 B). Il suo rapporto di verosimiglianza di successo è uguale a 1. La persona B, con una capacità di 1 logit, ha una probabilità di successo di 0.73 e una probabilità di insuccesso di 0.27. Il rapporto di verosimiglianza di successo per questa persona vale 2.71. Il rapporto fra i rapporti di verosimiglianza di successo delle persone A e B è uguale a 2.71. Si considerino ora le persone C e D che hanno una capacità di -3 e -2 logit. Si effettua lo stesso calcolo e i risultati sono presentati nella Fig. 3.2 B. Questo esempio mostra che quando la localizzazione di una persona aumenta di un'unità logit, il suo rapporto di verosimiglianza di successo a qualunque item aumenta di un fattore costante di 2.71 logit. Dunque la scala del "tratto latente" espressa in logit è sicuramente lineare perché la progressione di un'unità comporta un aumento costante del rapporto di verosimiglianza di successo, per tutta la lunghezza della scala[6].

---

[6] Per restare nell'analogia con le misure di lunghezza, la progressione di 1 m "vale" lo stesso aumento di lunghezza, sia per la differenza fra 3 e 2 metri, sia per la differenza fra 1003 e 1002 metri.

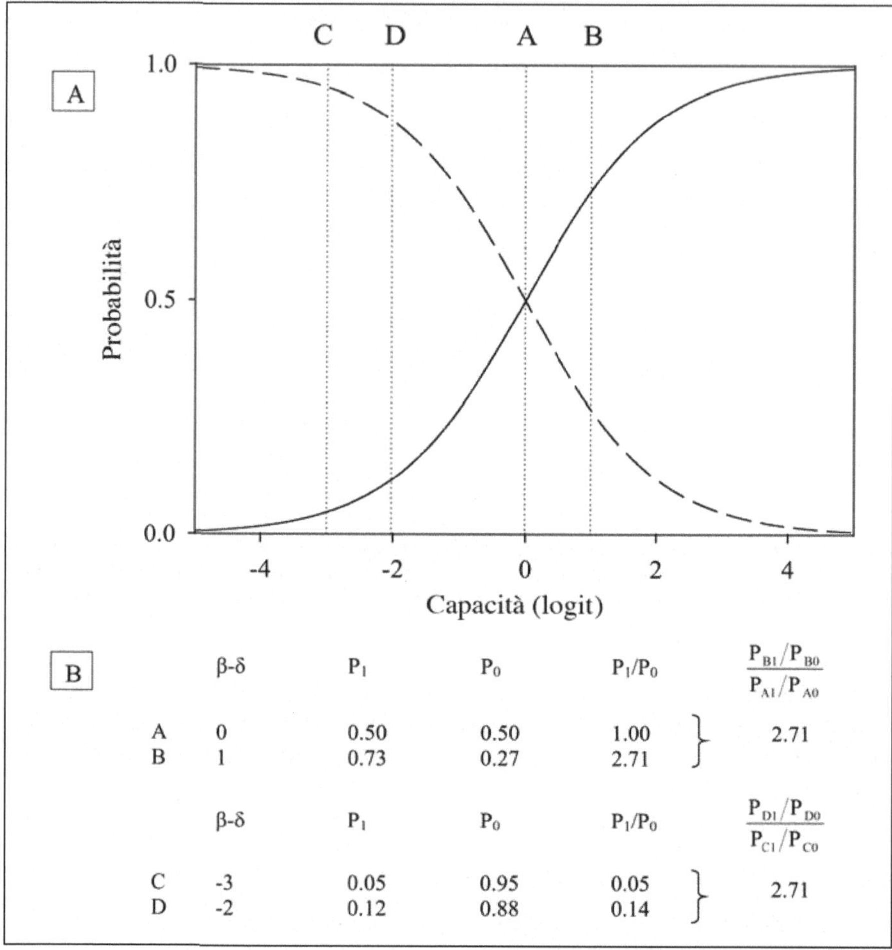

	$\beta-\delta$	P_1	P_0	P_1/P_0	$\dfrac{P_{B1}/P_{B0}}{P_{A1}/P_{A0}}$
A	0	0.50	0.50	1.00	2.71
B	1	0.73	0.27	2.71	

	$\beta-\delta$	P_1	P_0	P_1/P_0	$\dfrac{P_{D1}/P_{D0}}{P_{C1}/P_{C0}}$
C	-3	0.05	0.95	0.05	2.71
D	-2	0.12	0.88	0.14	

Fig. 3.2 Linearità della scala di misura. A. Evoluzione della probabilità di riuscita (linea continua) e d'insuccesso (linea tratteggiata) in un item dato, in funzione della localizzazione di quattro soggetti (linee punteggiate verticali). B. Probabilità di successo (P_1), d'insuccesso (P_0) e rapporto di verosimiglianza di successo (P_1/P_0) per i quattro soggetti rappresentati sul grafico. La colonna di destra mostra il rapporto fra i rapporti di verosimiglianza di successo tra due soggetti distanti 1 logit.

3.5 L'oggettività specifica

L'oggettività specifica dello strumento di misura è un criterio essenziale di una misura oggettiva. Questo criterio impone che le difficoltà degli item siano indipendenti dalla distribuzione delle capacità dei soggetti che vi rispondono e, parallelamente, che le capacità dei soggetti siano indipendenti dalla distribuzione degli item utilizzati. In altre parole la localizzazione (o capacità) dei soggetti non può dipendere dalla localizzazione (o difficoltà) degli item del test e viceversa. Questo concetto, già introdotto nel Capitolo 2, può essere illustrato come segue. Si consideri una situazione di comune riscontro in ambito scolastico: un test di calcolo a mente. Si considerino gli item "2+2" e "√169" cui si dà un punteggio dicotomico, vale a dire successo (1) o insuccesso (0). Un allievo risponde ai due item. Egli riesce nell'item "2+2" e ottiene il punteggio di 1; lo stesso allievo fallisce nell'item "√169" e ottiene il punteggio 0. Appare chiaro che i punteggi ottenuti da una persona di capacità data dipendono dalla difficoltà dell'item. Analogamente si considerino due soggetti che rispondono all'item "√169". Il primo risponde correttamente e ottiene il punteggio 1, il secondo dà una risposta sbagliata e ottiene il punteggio 0. Appare chiaro che i punteggi ottenuti da un item di difficoltà data dipendono dalla capacità della persona. I punteggi ottenuti non soddisfano quindi il criterio di oggettività specifica: perciò è importante che la localizzazione dei soggetti possa essere valutata indipendentemente dalla localizzazione degli item e viceversa. Per come è formulato il modello di Rasch soddisfa il criterio di oggettività specifica perché fornisce una misura della capacità della persona che non varia in funzione della difficoltà dell'item e una misura della difficoltà dell'item che non varia in funzione della capacità della persona. Questa invarianza poggia sulla separazione dei parametri delle persone e degli item, come viene illustrato nell'inserto 3.1.

Inserto 3.1 – La separazione dei parametri

Il criterio di oggettività specifico può essere illustrato considerando le risposte di una persona data n di capacità β_n a una coppia di item dicotomici di difficoltà data (δ_1 e δ_2). Questa persona può avere o non avere successo in ciascuno dei due item, cosa che comporta quattro risultati possibili. Questi, come anche le loro rispettive probabilità di verificarsi sono presentati nella tabella che segue. Le probabilità che si realizzino i vari risultati sono calcolate sulla base delle equazioni 2.6 e 2.7.

Item 1 x_1	Item 2 x_2	Punteggio	Probabilità del risultato
1	1	2	$\dfrac{\exp(\beta_n - \delta_1)}{1 + \exp(\beta_n - \delta_1)} \times \dfrac{\exp(\beta_n - \delta_2)}{1 + \exp(\beta_n - \delta_2)}$
0	1	1	$\dfrac{1}{1 + \exp(\beta_n - \delta_1)} \times \dfrac{\exp(\beta_n - \delta_2)}{1 + \exp(\beta_n - \delta_2)}$
1	0	1	$\dfrac{\exp(\beta_n - \delta_1)}{1 + \exp(\beta_n - \delta_1)} \times \dfrac{1}{1 + \exp(\beta_n - \delta_2)}$
0	0	0	$\dfrac{1}{1 + \exp(\beta_n - \delta_1)} \times \dfrac{1}{1 + \exp(\beta_n - \delta_2)}$

A partire da queste diverse possibilità di risposta si cerca di stabilire quale di questi due item sia il più difficile. Nel caso in cui entrambi gli item siano superati (1,1) o no (0,0) è impossibile stabilire la loro difficoltà relativa. Per contro se uno soltanto dei due item è superato si può stabilire quale di questi due item sia il più difficile. A questo scopo si calcola la probabilità di successo nel secondo item sapendo che uno solo dei due viene superato. In termini probabilistici questo consiste nel calcolare la probabilità condizionata (ovvero, subordinata al fatto che soltanto a uno dei due item corrisponda un successo) di osservare un insuccesso nell'item 1 e un successo nell'item 2, a condizione che soltanto uno dei due sia superato, ovvero:

$$(x_{ni} = 0;\ x_{n2} = 1\,|\,\text{punteggio} = 1) = \frac{P(0,1)}{P(0,1) + P(1,0)}$$

$$= \frac{\dfrac{1}{1 + \exp(\beta_n - \delta_1)} \times \dfrac{\exp(\beta_n - \delta_2)}{1 + \exp(\beta_n - \delta_2)}}{\dfrac{1}{1 + \exp(\beta_n - \delta_1)} \times \dfrac{\exp(\beta_n - \delta_2)}{1 + \exp(\beta_n - \delta_2)} + \dfrac{\exp(\beta_n - \delta_1)}{1 + \exp(\beta_n - \delta_1)} \times \dfrac{1}{1 + \exp(\beta_n - \delta_2)}}$$

$$= \frac{\exp(\beta_n - \delta_2)}{\exp(\beta_n - \delta_2) + \exp(\beta_n - \delta_1)},\ \text{semplificando il denominatore comune}$$

$$= \frac{\exp(\beta_n) \times \exp(-\delta_2)}{\exp(\beta_n) \times \exp(-\delta_2) + \exp(\beta_n) \times \exp(-\delta_1)},\ \text{data la proprietà di exp}$$

$$= \frac{\exp(-\delta_2)}{\exp(-\delta_2) + \exp(-\delta_1)},\ \text{semplificando il fattore comune } \exp(\beta_n) \tag{1}$$

Nell'ultima equazione (1) l'assenza del parametro β_n dimostra bene che la probabilità di riuscita a un item, posto che uno solo dei due item sia superato, non dipende dalla capacità della persona. Di conseguenza le localizzazioni relative dei due item possono essere stimate indipendentemente dalle localizzazioni delle persone che vi rispondono.

Uno sviluppo analogo può essere realizzato considerando le risposte di due persone di capacità data (β_m e β_n) a un dato item i di difficoltà δ_i, posto che una sola persona riesca nell'item i. Questo significa:

$$(x_{mi} = 0;\ x_{ni} = 1\,|\,\text{punteggio} = 1) = \frac{\exp(\beta_n)}{\exp(\beta_n) + \exp(\beta_m)} \tag{2}$$

Nell'ultima equazione (2), l'assenza del parametro δ_i dimostra bene che la probabilità di riuscita a un item, posto che solo una delle due persone riesca nell'item, non dipende dalla difficoltà dell'item. Di conseguenza le localizzazioni relative delle due persone possono essere stimate indipendentemente dalle localizzazioni degli item ai quali esse rispondono. Il modello soddisfa pienamente l'esigenza di separazione dei parametri (Andrich, 1999).

3.6 Esercizi

1. Si consideri la probabilità di riuscita di due soggetti (a e b) a tre item (1, 2 e 3). I tre item definiscono una variabile unidimensionale per questi due soggetti? Si argomenti la risposta.
   (a) $\delta_1 = -1.5$ logit, $\delta_2 = 0.8$ logit, $\delta_3 = 2.3$ logit e $P_{a11} = 0.60$, $P_{a21} = 0.13$, $P_{a31} = 0.032$, $P_{b11} = 0.94$, $P_{b21}\ 0.60$, $P_{b31} = 0.25$

(b) $\delta_1 = -2.1$ logit, $\delta_2 = -0.1$ logit, $\delta_3 = 1.4$ logit e $P_{a11} = 0.67$, $P_{a21} = 0.21$, $P_{a31} = 0.06$, $P_{b11} = 0.44$, P_{b21} 0.16, $P_{b31} = 0.88$

2. Si considerino due item di difficoltà data: $\delta_1 = 1.2$ logit, $\delta_2 = 3.1$ logit. In una classe di 100 allievi, 62 hanno risposto correttamente all'item 1 e 20 hanno risposto correttamente all'item 2.

   (a) Si calcoli il rapporto di verosimiglianza di successo della classe per ciascuno dei due item, così come il rapporto fra i rapporti di verosimiglianza.

   (b) Sapendo che in un'altra classe, composta da 500 allievi, 250 allievi hanno superato il primo item, quanti altri avrebbero dovuto avere successo nel secondo item perché la difficoltà degli item fosse invariante tra le due classi? Si argomenti la risposta.

3. Sapendo che la probabilità di riuscita di un item dicotomico è di 0.64 per la persona a, qual è la probabilità di successo per la persona b, due volte più capace del persona a?

4. In seguito a un trattamento la capacità di un paziente è aumentata in modo tale che la sua probabilità di successo in una prova di locomozione è passata da 0.4 prima del trattamento (t_0) a 0.7 dopo il trattamento (t_1), Si immagini che, in seguito a un nuovo trattamento (t_2), la capacità del paziente aumenti tanto quanto dopo il primo trattamento.

   (a) Qual è la probabilità di successo del paziente nella prova di locomozione alla fine del secondo trattamento (t_2)?

   (b) Si confronti il miglioramento del paziente dopo ciascuno dei due trattamenti su una scala espressa in logit e si commenti il risultato.

5. La probabilità che una persona riesca in un item è di 0.34. La probabilità che la stessa persona riesca in un item più facile è di 0.78.

   (a) La probabilità che la persona riesca nei due item è di 0.56. I due item sono indipendenti?

   (b) Quale dovrebbe essere la probabilità che la persona riesca nei due item perché gli item siano indipendenti?

6. Per l'esame di fisica di fine anno scolastico sono stati utilizzati due questionari. Il primo è stato distribuito a metà degli studenti, il secondo all'altra metà. Il punteggio medio nel primo questionario è di 12/20, quello nel secondo questionario è di 16/20. Quale dei due questionari è più facile? Si spieghi perché.

7. Si mostri la linearità della scala di misura partendo da due coppie separate da due logit: A (localizzazione: 0 logit), B : 2 logit, C : − 3 logit, D : −1 logit. Si costruiscano il grafico e la tabella analoga a quanto mostra la Fig. 3.2, dimostrando che il rapporto fra i rapporti di verosimiglianza di successo per A e B è uguale al rapporto fra i rapporti di verosimiglianza di successo per C e D.

8. Il riquadro 3.1 dimostra che quando un soggetto risponde a due item dicotomici la sua probabilità di successo in un item, posto che solo un item su due sia superato, non dipende dalla sua capacità (si veda l'equazione 3.1). Seguendo un procedimento analogo, si dimostri che quando due soggetti rispondono a un item dicotomico, la probabilità di successo di uno dei due, posto che solo uno su due riesca nell'item, non dipende dalla difficoltà dell'item.

3.7 Soluzioni

1. Se i tre item definiscono una variabile unidimensionale la probabilità di successo in un item deve essere determinata da una capacità uguale per ognuno dei tre item. Partendo dai dati forniti (la difficoltà dell'item e la sua probabilità di riuscita) è possibile ricavare la capacità del soggetto (si veda l'equazione 2.8).

    (a) Soggetto a: partendo dall'item 1: $\beta_a = \ln(0.60/0.40) - 1.5 = - 1.1$ logit; partendo dall'item 2: $\beta_a = -1.1$ logit; partendo dall'item 3 : $\beta_a = - 1.1$ logit.
    Soggetto b: partendo dall'item 1: $\beta_b = 1.2$ logit; partendo dall'item 2: $\beta_b = 1.2$ logit; partendo dall'item 3 : $\beta_b = 1.2$ logit.
    Per i due soggetti la stessa capacità comporta il superamento di ciascuno dei tre item. Di conseguenza, la difficoltà degli item è invariante per i due soggetti e i tre item definiscono una variabile unidimensionale per i due soggetti.

    (b) Soggetto a: partendo dall'item 1: $\beta_a = - 1.4$ logit; partendo dall'item 2: $\beta_a = - 1.4$ logit; partendo dall'item 3 : $\beta_a = - 1.4$ logit. Soggetto b: partendo dall'item 1: $\beta_b = - 2.5$ logit; partendo dall'item 2 : $\beta_b = - 1.8$ logit; partendo dall'item 3 : $\beta_b = 3.4$ logit.
    La probabilità di successo del soggetto b a ogni item non è determinata da una capacità uguale. Due sono le spiegazioni possibili: o la risposta del soggetto b soffre di un qualche *bias* (un'interferenza sistematica) dovuto a un fattore diverso dalla capacità, oppure la difficoltà degli item è diversa per ciascuno dei due soggetti. Dunque i tre item non definiscono una medesima dimensione per i due soggetti.

2. (a) Rapporto di verosimiglianza $\left\{ x_1 = 1 \right\} = \dfrac{62}{38}$

    Rapporto di verosimiglianza $\left\{ x_2 = 1 \right\} = \dfrac{20}{80}$

    $$\frac{\text{Rapporto di verosimiglianza } \left\{ x_1 = 1 \right\}}{\text{Rapporto di verosimiglianza } \left\{ x_2 = 1 \right\}} = \frac{62}{38} \times \frac{80}{20} = 6.5$$

    (b) Affinché la difficoltà degli item sia invariante tra le due classi, è necessario che il rapporto di verosimiglianza di successo nei due item sia identico per le due classi. Nella seconda classe, il rapporto di verosimiglianza di successo nell'item 1 è uguale a $\dfrac{250}{250} = 1$. Il rapporto di verosimiglianza di riuscita per l'item 2 in questa classe deve essere uguale a $\dfrac{1}{6.5}$ perché il rapporto sia lo stesso che nella prima classe.

    Sapendo che il rapporto di verosimiglianza $= \dfrac{P_{ni1}}{1 - P_{ni1}}$, si può ricavare il valore della proporzione di successo (P_{ni1}).

    Si ponga x = numero di soggetti che devono riuscire nell'item 2 perché la difficoltà degli item sia invariante nelle due classi

$$\frac{P_{n21}}{P_{n20}} = \frac{x}{500 - x} = \frac{1}{6.5}$$

$$6.5x = 500 - x$$

$$7.5x = 500$$

$$x = 67$$

3. Il rapporto di verosimiglianza di successo della persona a è pari a un rapporto di verosimiglianza $\left\{x_a = 1\right\} = \frac{0.64}{0.36}$ .Se la persona b è due volte più capace della persona a, il rapporto di verosimiglianza della sua riuscita vale il doppio del rapporto di verosimiglianza di successo della persona a al medesimo item, cioè il rapporto di verisimiglianza $\left\{x_b = 1\right\} = \frac{0.64}{0.36} \times 2 = 3.56$. La probabilità di successo della persona b a questo item può essere ricavata con ragionamento analogo a quello dell'esercizio 2 ed è uguale a 0.78.

4. (a) Il miglioramento del paziente in seguito al primo trattamento è espresso dal rapporto tra il rapporto di verosimiglianza di successo in t_1, vale a dire rapporto di verosimiglianza $\left\{x = 1, t_0\right\} = \frac{0.4}{1 - 0.4} = 0.67$, e quello in t_0, vale a dire rapporto di verosimiglianza $\left\{x = 1, t_1\right\} = \frac{0.7}{1 - 0.7} = 2.33$. Il rapporto fra i rapporti di verosimiglianza di successo è dunque uguale a $\frac{2.33}{0.67} = 3.5$.

Se il paziente presenta il medesimo miglioramento dopo il secondo trattamento, il suo rapporto di verosimiglianza di successo alla stessa prova locomotoria aumenta del medesimo fattore: rapporto di verosimiglianza $\{x = 1, t_2\} = 2.33 \times 3.5 = 8.17$. La probabilità di successo corrispondente può essere ricavata con un ragionamento analogo a quello dell'esercizio 2 ed è uguale a $P \{x = 1, t_2\} = 0.89$.

(b) La capacità locomotoria del paziente può essere determinata come segue: a t_0, $\beta_{t0} = \ln \frac{0.4}{0.6} + \delta$; a t_1: $\beta_{t1} = \ln \frac{0.7}{0.3} + \delta$. La differenza di capacità del paziente dovuta al primo trattamento $(t_1 - t_0)$ è dunque uguale a $\ln \frac{0.7}{0.3} - \ln \frac{0.4}{0.6} = 1.25$ logit. La differenza di capacità del paziente dovuta al secondo trattamento $(t_2 - t_1)$ è uguale a $\ln \frac{0.89}{0.11} - \ln \frac{0.7}{0.3} = 1.25$ logit.

Un miglioramento identico della capacità di un soggetto dà luogo all'aumento del rapporto fra i rapporti di verosimiglianza di riuscita secondo un fattore identico, cosa che si traduce in una differenza identica quando esso sia espresso su una scala in logit.

5. (a) Due item sono indipendenti se, e solamente se, la probabilità di successo nei due item è pari al prodotto delle probabilità di successo in ciascuno dei due item indipendentemente. In questo caso, i due item non sono indipendenti perché $0.34 \times 0.78 \neq 0.56$.

   (b) Le probabilità di successo nei due item sono indipendenti l'una dall'altra se e solamente se $P\{x_{ni} = 1 \text{ e } x_{nj} = 1\} = P\{x_{ni} = 1\} \times P\{x_{nj} = 1\} = 0.34 \times 0.78 = 0.27$.

6. A partire dai punteggi è impossibile stabilire quale sia il questionario più facile. I punteggi non dipendono soltanto dalla difficoltà delle domande, ma anche dalla capacità degli allievi. Se i due questionari sono stati sottoposti ad allievi diversi e di capacità sconosciuta, è impossibile stabilire la relazione tra i punteggi osservati e la difficoltà dei questionari.

7. Il rapporto fra i rapporti di verosimiglianza di riuscita di queste due coppie di persone è identico ed è uguale a 7.39.

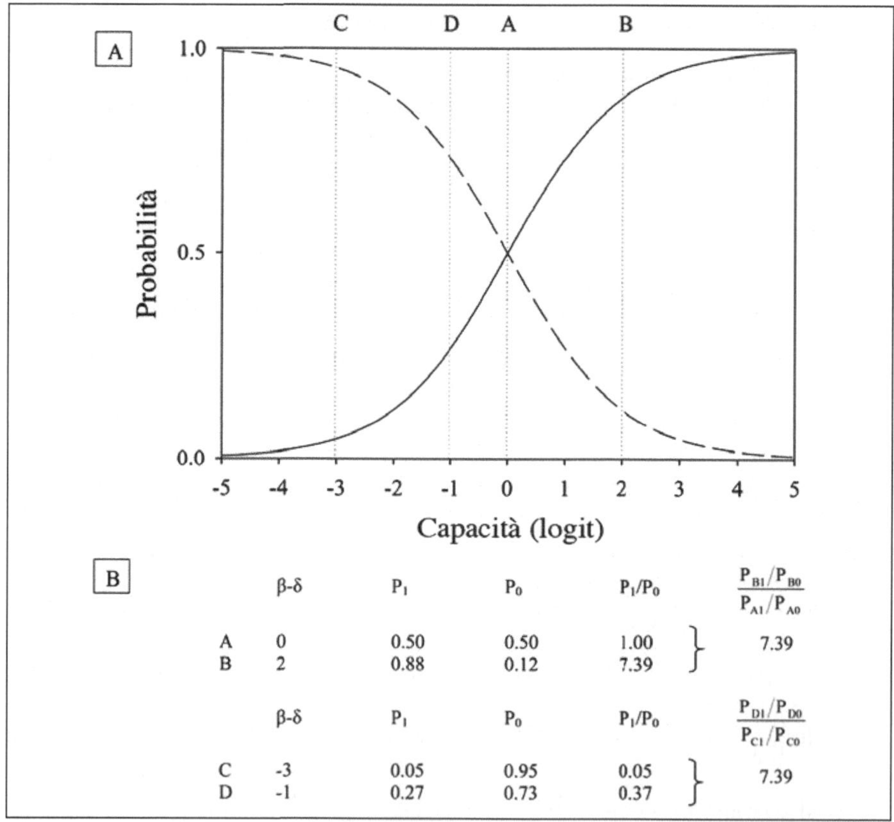

	β-δ	P_1	P_0	P_1/P_0	$\dfrac{P_{B1}/P_{B0}}{P_{A1}/P_{A0}}$
A	0	0.50	0.50	1.00	7.39
B	2	0.88	0.12	7.39	

	β-δ	P_1	P_0	P_1/P_0	$\dfrac{P_{D1}/P_{D0}}{P_{C1}/P_{C0}}$
C	-3	0.05	0.95	0.05	7.39
D	-1	0.27	0.73	0.37	

Fig. 3.3 Linearità della scala di misura. A. Evoluzione della probabilità di successo (linea continua) e di insuccesso (linea tratteggiata) a un item dato, in funzione della localizzazione di quattro soggetti (linee punteggiate verticali). B. Probabilità di successo (P_1), di insuccesso (P_0) e rapporto della verosimiglianza di successo (P_1/P_0) per i quattro soggetti rappresentati sul grafico. La colonna di destra mostra il rapporto fra i rapporti di verosimiglianza di successo tra due soggetti distanti fra loro 2 logit.

8. Si considerino le risposte di due soggetti di capacità β_m e β_n a un item dicotomico di difficoltà δ_i. Questi soggetti possono avere o non avere successo in ogni item i, cosa che offre quattro risultati possibili. Questi quattro risultati, come anche le loro probabilità di verificarsi, sono l'oggetto della Tabella 3.3, ove le probabilità sono calcolate sulla base delle equazioni 2.6 e 2.7.

Tabella 3.3 Quattro possibilità di risposta da parte di due soggetti a un item dicotomico

Item 1 x_m	Item 2 x_n	Punteggio	Probabilità del risultato
1	1	2	$\dfrac{\exp(\beta_m - \delta_i)}{1 + \exp(\beta_m - \delta_i)} \times \dfrac{\exp(\beta_n - \delta_i)}{1 + \exp(\beta_n - \delta_i)}$
0	1	1	$\dfrac{1}{1 + \exp(\beta_m - \delta_i)} \times \dfrac{\exp(\beta_n - \delta_i)}{1 + \exp(\beta_n - \delta_i)}$
1	0	1	$\dfrac{\exp(\beta_m - \delta_i)}{1 + \exp(\beta_m - \delta_i)} \times \dfrac{1}{1 + \exp(\beta_n - \delta_i)}$
0	0	0	$\dfrac{1}{1 + \exp(\beta_m - \delta_i)} \times \dfrac{1}{1 + \exp(\beta_n - \delta_i)}$

Partendo da queste diverse possibilità di risposta si cerca di stabilire quale di questi due soggetti sia il più capace. A questo scopo, le combinazioni dei punteggi (0,0) e (1,1) non danno informazioni sulla capacità relativa dei due soggetti. Invece sulla base delle risposte (0,1) e (1,0) si può dedurre la capacità relativa dei due soggetti. Si calcola ora la probabilità di osservare un insuccesso per il soggetto m e un successo per il soggetto n, posto che solo uno dei due soggetti (si parla per questo di probabilità "condizionale") riesca nell'item:

$$P(x_{mi} = 0; x_{ni} = 1 \mid \text{punteggio} = 1)$$

$$= \frac{\dfrac{1}{1 + \exp(\beta_m - \delta_i)} \times \dfrac{\exp(\beta_n - \delta_i)}{1 + \exp(\beta_n - \delta_i)}}{\dfrac{1}{1 + \exp(\beta_m - \delta_i)} \times \dfrac{\exp(\beta_n - \delta_i)}{1 + \exp(\beta_n - \delta_i)} + \dfrac{\exp(\beta_m - \delta_i)}{1 + \exp(\beta_m - \delta_i)} \times \dfrac{1}{1 + \exp(\beta_n - \delta_i)}}$$

$$= \frac{\exp(\beta_n - \delta_i)}{\exp(\beta_n - \delta_i) + \exp(\beta_m - \delta_i)}, \text{ semplificando il denominatore comune}$$

$$= \frac{\exp(\beta_n) \times \exp(-\delta_i)}{\exp(\beta_n) \times \exp(-\delta_i) + \exp(\beta_m) \times \exp(-\delta_i)}, \text{ data la proprietà di exp}$$

$$= \frac{\exp(\beta_n)}{\exp(\beta_n) + \exp(\delta_m)}, \text{ semplificando il fattore comune } \exp(\delta_i)$$

Nell'ultima equazione l'assenza del parametro δ_i dimostra bene che la probabilità di successo di un soggetto, posto che uno solo tra i due riesca nell'item, non dipende dalla difficoltà dell'item. Di conseguenza le localizzazioni relative dei due soggetti possono essere stimate indipendentemente dalle localizzazioni degli item ai quali rispondono: all'interno della coppia, il soggetto più capace risulta tale, e nella stessa misura, quale che sia l'item che viene proposto.

Capitolo 4
La stima dei parametri

Come si è visto nel Capitolo 2 il modello di Rasch permette di determinare la probabilità che un dato soggetto dia una certa risposta a un determinato item. A questo scopo il modello utilizza diversi tipi di parametri: (1) l'abilità (β_n) di un certo soggetto n, (2) la difficoltà (δ_i) di un certo item i e, nel caso di un item politomico, (3) la localizzazione, ovvero la posizione, sulla scala di misura, delle soglie che separano le categorie di risposta dell'item stesso (τ). Questi parametri non sono noti a priori. Tuttavia è possibile stimarne i valori a partire dalle risposte date da un campione di individui a un insieme di item.

Esistono diverse procedure di valutazione dei parametri del modello, formulate come algoritmi iterativi o analitici. Per alcune di loro è necessario porre un'ipotesi riguardante la distribuzione delle misure ma questo non è necessario per altre (Wright & Masters, 1982; Linacre, 1999).

Queste procedure sono implementate mediante programmi informatici specifici per l'analisi dei dati con il modello di Rasch, come Winsteps© (Linacre, 2004) o RUMM© (Andrich e coll., 2004a); in entrambi i casi i risultati sono accompagnati da una misura dell'errore standard che permette di quantificare la precisione delle valutazioni.

I parametri ottenuti mediante queste procedure determinano poi le misure che sottendono le risposte osservate. Tuttavia è necessario verificare che le risposte realmente osservate si adattino ai valori predetti dal modello. Infatti quest'ultima operazione permette di verificare se la risposta dei soggetti corrisponda o meno ai criteri di misura oggettiva formulati attraverso il modello stesso e di stabilire la validità statistica delle valutazioni. Questo metodo di verifica sarà descritto nel Capitolo 5.

All'interno di questo capitolo saranno presentate due procedure di valutazione dei parametri: la procedura non condizionata (Wright & Panchapakesan, 1969) e la procedura a coppie (Rasch, 1960; Choppin, 1968). Si vedrà in entrambi i casi come la precisione della valutazione possa essere determinata a partire dall'errore standard.

Per illustrare queste procedure sarà utilizzata, a titolo di esempio, una matrice delle risposte di 12 soggetti a 12 item dicotomici. Prima di valutare i parametri veri e propri del modello potranno essere messe in evidenza, già nella fase di preparazione della matrice di risposta, alcune proprietà dei dati.

4.1 La preparazione della matrice delle risposte

La matrice dei dati presentata nella Tabella 4.1 mostra l'insieme delle risposte ottenute da un campione di 12 persone (indicate con le lettere, da a a l) a un test composto da 12 item dicotomici (numerati da 1 a 12). Ogni riga riporta l'insieme dei punteggi di ogni persona ai vari item. Ogni colonna riporta l'insieme dei punteggi di tutte le persone a un item.

Tabella 4.1 Matrice delle risposte di un campione di 12 persone a un insieme di 12 item dicotomici

						Item							
Persone	**1**	**2**	**3**	**4**	**5**	**6**	**7**	**8**	**9**	**10**	**11**	**12**	**Punteggio totale (r_n)**
a	1	0	0	1	1	0	1	0	1	1	1	0	7
b	0	0	0	0	1	0	0	1	0	0	0	0	2
c	0	1	1	1	1	0	1	0	1	0	1	1	8
d	0	0	0	0	1	0	0	1	1	0	1	0	4
e	0	1	1	0	1	0	1	0	1	1	1	0	7
f	1	1	1	1	1	0	1	1	1	1	1	1	11
g	0	1	0	0	1	0	1	1	1	0	0	0	5
h	0	1	1	1	1	0	1	0	1	1	1	1	9
i	0	1	0	1	0	0	1	1	1	1	0	0	6
j	1	0	1	1	0	0	0	1	0	0	0	1	5
k	0	0	0	0	0	0	0	1	1	0	0	0	2
l	1	1	1	0	1	0	1	0	1	1	1	0	8
Punteggio totale (s_j)	4	7	6	6	9	0	8	7	10	6	7	4	

L'ultima colonna della Tabella 4.1 individua il punteggio totale per ogni persona (n), calcolato come somma dei punteggi dell'n-esima persona su tutti gli item:

$$r_n = \sum_{i=1}^{L} x_{ni} \qquad (4.1)$$

dove L è il numero totale di item.

L'ultima riga della Tabella 4.1 presenta invece il punteggio totale per ogni item (s_j), calcolato come somma dei punteggi di tutte le persone a questo item:

$$s_i = \sum_{i=1}^{N} x_{ni} \qquad (4.2)$$

dove N è il numero totale di persone.

A partire da questi punteggi totali si possono ordinare gli individui per abilità e gli item per difficoltà: tanto più elevato è il punteggio totale di una persona, tanto più numerosi sono gli item che la persona stessa ha superato e dunque tanto più essa è abile. Quanto più il punteggio di un item è elevato, tanto più numerosi sono le persone che lo hanno superato e quindi tanto più lo stesso item è facile. Diviene dunque possibile riorganizzare la matrice dei dati mettendo le persone in ordine di abilità e gli item in ordine di difficoltà. La Tabella 4.2 mostra la matrice delle risposte riorganizzata.

Le persone sono riportate in ordine di punteggio decrescente dall'alto verso il basso, ovvero in ordine di abilità decrescente. Gli item sono riportati in ordine di punteggio decrescente da sinistra verso destra, ovvero in ordine di difficoltà crescente. Questa matrice di risposte ordinate permette una serie di constatazioni.

Tabella 4.2 Matrice delle risposte ordinate di 12 persone per un insieme di 12 item dicotomici

Persone	Item 9	5	7	11	8	2	10	3	4	12	1	6	Punteggio totale (r_n)
f	1	1	1	1	1	1	1	1	1	1	1	0	11
h	1	1	1	1	0	1	1	1	1	1	0	0	9
l	1	1	1	1	0	1	1	1	0	0	1	0	8
c	1	1	1	1	0	1	0	1	1	1	0	0	8
a	1	1	1	1	0	0	1	0	1	0	1	0	7
e	1	1	1	1	0	1	1	1	0	0	0	0	7
i	1	0	1	0	1	1	1	0	1	0	0	0	6
g	1	1	1	0	1	1	0	0	0	0	0	0	5
j	0	0	0	0	1	0	0	1	1	1	1	0	5
d	1	1	0	1	1	0	0	0	0	0	0	0	4
k	1	0	0	0	1	0	0	0	0	0	0	0	2
b	0	1	0	0	1	0	0	0	0	0	0	0	2
Punteggio totale (s_j)	10	9	8	7	7	7	6	6	6	4	4	0	

La sequenza "diagonale"

Prima di tutto si noti che una persona che superi un certo numero di item tra i 12 che compongono il test dovrà avere la tendenza a riuscire negli item più facili e a fallire in quelli più difficili. Allo stesso modo, un certo item dovrà mostrare la tendenza a produrre un esito positivo da parte delle persone più abili e un esito negativo da parte di quelle meno abili.

Esempio. La persona h che ha un punteggio totale di 9 ha avuto successo in 9 dei 10 item più facili e ha fallito in 2 fra i più difficili. Analogamente, l'item 10, che ha un punteggio totale di 6, è stato superato da 5 delle 6 persone più abili e ha "resistito", facendole fallire, alle 5 persone meno abili.

Secondo l'equazione 2.6, per una persona di abilità data (β_n) la probabilità (P_{ni1}) di successo in un item *i* diminuisce in funzione della difficoltà (δ_i). In pratica in un item di tipo dicotomico possono essere osservati soltanto i punteggi 1 (successo) oppure 0 (insuccesso). Di conseguenza la sequenza di risposta attesa per una certa persona consiste in una serie di 1 per gli item più facili, in una combinazione di 0 e 1 per gli item di difficoltà intermedia e in una serie di 0 per gli item più difficili. Questa sequenza attesa si traduce in una distribuzione di 0 e 1 attorno alla "diagonale" della matrice delle risposte ordinate presentata nella Tabella 4.2. Le differenti tonalità di grigio mostrano che i dati ottenuti si discostano relativamente poco da questa sequenza attesa, a parte qualche eccezione. Si rivedrà più in dettaglio questo aspetto in seguito. Per ora ci si limiti a osservare che la persona j presenta una sequenza inattesa, avendo fallito nei 4 item più facili e avuto successo in 4 dei 5 item più difficili. Analogamente, l'item 8 è superato dai 6 persone meno abili e non viene superato da 5 delle 6 persone più abili. Questi dati inattesi saranno l'oggetto di un'analisi dettagliata nel Capitolo 5.

I parametri statistici "sufficienti"

A partire dalla matrice delle risposte osservate è possibile individuare un parametro statistico sufficiente per la stima di localizzazione di ciascuna persona e di ciascun item. Per il modo stesso in cui il modello è formulato, la risposta di una certa persona che abbia conseguito un certo punteggio totale a fronte di una serie di item dipenderà soltanto dalla difficoltà relativa degli item stessi (si veda l'inserto 3.1). Il punteggio totale della persona è sufficiente in quanto contiene tutta l'informazione necessaria per valutare la sua localizzazione (ovvero la sua abilità). Da questo momento in poi la sequenza delle risposte non fornisce alcuna informazione ulteriore sulla sua abilità[1]. Il concetto di parametro statistico sufficiente (*sufficient statistics*), introdotto da Fisher (1921), è fondamentale nell'ambito del modello di Rasch perché permette di valutare la localizzazione di una persona o di un item per il tramite di un solo parametro. Per la procedura non condizionata, per esempio, i punteggi totali degli item (r_n) e delle persone (s_i) sono parametri statistici sufficienti.

La sequenza di risposta degli item e delle persone non contengono alcuna informazione supplementare a questo riguardo. Di conseguenza due persone (o analogamente due item) che abbiano lo stesso punteggio totale avranno un'identica lo-

---

[1] Questo è quanto vale per il modello, ovvero per dati che siano perfettamente conformi alle sue attese. Come si vedrà anche nella nota seguente, la sequenza delle risposte individuali nasconde molte altre informazioni, complementari all'informazione fornita dal punteggio complessivo e che corrisponde al grado di "abilità" del soggetto (o di "difficoltà" dell'item).

calizzazione lungo la scala di misura. La sequenza delle risposte non interverrà che in seguito nel corso dell'analisi, ove servirà per stimare la validità statistica delle conclusioni[2].

Punteggi estremi

La riorganizzazione della matrice di risposta permette di mettere in evidenza i punteggi estremi. Si consideri la risposta del campione di individui all'item 6: tutti hanno avuto un esito negativo confrontandosi con questo item. Questo indica che l'item è troppo difficile. La cosa impedisce di valutare la sua difficoltà. La sola certezza che si ha è che l'item è troppo difficile ma è impossibile localizzarlo più precisamente sulla scala di misura: non si può sapere *quanto* esso sia difficile; si sa soltanto che esso è *troppo* difficile.

Esempio. Nell'ambito di una prova olimpica di salto con l'asta, se il 10% degli atleti riuscisse a superare la sbarra posta a 6.10 m si potrebbe affermare che la difficoltà di saltare a quella altezza deve essere compresa tra la capacità media del 10% degli atleti che superano la sbarra e la capacità media del 90% di quelli che invece non riescono a su-

---

[2] Questo paragrafo è cruciale e merita una digressione, poiché il concetto che esso esprime non è intuitivo. Se (il "se" è molto importante) vengono rispettate le attese del modello, l'esito dell'incontro fra soggetto e item (sempre inteso in senso probabilistico, ovvero come probabilità di successo) è determinato soltanto dalle stime di abilità dell'uno e di difficoltà dell'altro: se il soggetto è più abile di quanto sia difficile l'item, il modello si aspetta un successo (ovvero, le probabilità sono superiori al 50% e sono tanto maggiori quanto maggiore è il divario fra soggetto e item). Sapere il punteggio totale è sufficiente, anche se non si considera in che modo vi si è giunti: infatti questo *modo* (la sequenza di risposte) è implicito nel punteggio totale. Si pensi di proporre una serie di 10 ostacoli di altezza progressiva a un giovane campione olimpico di salto in alto e a un anziano sedentario. È davvero necessario far tentare tutte le prove a entrambi? Di fronte a ostacoli di altezza crescente l'atleta continuerà ad accumulare, probabilmente, una serie di "1 = successo" anche quando il sedentario continua a infilare una serie di "0 = insuccesso". Il campione accumulerà, si supponga, un punteggio di 9, mentre il sedentario accumulerà un punteggio di 2. Se (il "se" è molto importante) le cose sono andate come il modello si aspetta il campione avrà fallito soltanto l'ultimo ostacolo e il sedentario avrà superato soltanto i primi due ostacoli. Da qui deriva il concetto di "sufficienza" dei punteggi 9 e, rispettivamente, 2. In teoria (si vedrà più oltre come formalizzare il problema dei "punteggi mancanti"), basterebbe proporre gli ostacoli 9 e 10 al campione per capire che egli avrebbe superato anche gli 8 ostacoli precedenti, e basterebbe proporre gli ostacoli 2 e 3 al sedentario per capire che egli non avrebbe superato gli ostacoli superiori al secondo. "Se" non vuol dire "sicuramente": come interpretare per esempio l'insuccesso del campione se questo avviene sul quarto e non sul decimo ostacolo, oppure il successo del sedentario se questo avviene sul quarto e non sul secondo ostacolo? I punteggi totali delle due persone non cambiano. Il modello Rasch attribuirà ai due soggetti le stesse abilità previste per le sequenze più intuitive: tuttavia le risposte inattese riceveranno una stima di "inverosimiglianza" che impone di chiedersi se rimanga giustificata l'idea di considerare il punteggio totale come un valido indicatore di "abilità nel salto" dei due soggetti. L'analisi di Rasch propone anche (come si vedrà nei capitoli seguenti) una ricca metodica di diagnosi dei motivi di questo tipo di "inverosimiglianza".

perarla. Se invece nessun atleta riuscisse a superare una sbarra posta a 6.50 m sarebbe impossibile valutare e localizzare la difficoltà di saltare a quell'altezza mettendola in rapporto con l'abilità media degli atleti. Si sa con certezza che l'altezza dell'asta è tale da rendere troppo difficile l'impresa di superarla, ma quanto difficile? Rispetto a questo "item" sarà impossibile formulare una graduatoria fra atleti che pure presentino abilità diverse.

È teoricamente impossibile "localizzare" un item troppo difficile per il campione di persone in esame. Lo stesso vale per un item troppo facile, per il quale cioè si abbia esito positivo da parte di tutte le persone. Analogamente è impossibile localizzare le persone con punteggio massimo o nullo: questi soggetti sono o troppo abili o troppo poco abili in rapporto alla difficoltà del test perché se ne possa stilare una graduatoria in base alla misura di abilità.

La loro posizione teorica è posta all'infinito sulla scala di misura della variabile. In pratica gli item o le persone con punteggio estremo (massimo o nullo) non rientrano nella valutazione dei parametri e si procede alla loro eliminazione. Questo è il caso, per esempio, dell'item 6 su cui tutto il campione ha fallito. Si noti poi che la ricerca dei punteggi estremi è un processo iterativo: dopo aver eliminato l'item 6, adesso è la persona f che consegue un punteggio massimo sul test "residuo" costituito dai 12 item di partenza da cui si è escluso quello "estremo". Anche la risposta di questa persona al test, di conseguenza, sarà eliminata ai fini della valutazione dei parametri[3].

Per quanto sia teoricamente impossibile localizzare punteggi estremi intorno a un valore finito sull'asse di misura della variabile, sono stati proposti diversi approcci per dare loro collocazioni plausibili (Wright, 1998). Questi approcci sono basati sull'idea che un punteggio estremo debba essere conservato nell'analisi perché è giudicato pertinente, nel senso che l'item o la persona sarà suscettibile di apportare informazione in seguito (per esempio, quella persona risponderà a un

---

[3] Questa procedura può apparire artificiosa poiché sembra che si rimuovano informazioni comunque utili. In realtà la "misura" va sempre intesa come "distanza relativa" fra diverse abilità (o difficoltà). Nel momento in cui non si riesce a sapere quanto abile sia un soggetto, ma soltanto che esso è "troppo abile" per un certo test, bisognerebbe inserirlo nel processo di analisi con un valore arbitrario di abilità. Questo significherebbe alterare tutta la scala di misura che è costruita per definire distanze reciproche fra *tutte* le varie persone (o fra i vari item). La scelta di assegnare un punteggio totale "non estremo" riflette pur sempre criteri arbitrari, anche se la letteratura suggerisce che questa soluzione possa risultare pragmaticamente utile (tipicamente si aggiungono o sottraggono 0.3 o 0.5 "punti" al punteggio estremo minimo o massimo, rispettivamente). Può non apparire intuitivo che si assegni un punteggio frazionario al soggetto o all'item (per esempio 19.7 laddove il punteggio massimo sia 20, quando siano previsti incrementi minimi di un intero). Si consideri bene che la procedura viene applicata a posteriori: l'analisi *non* considera le persone né gli item con punteggi estremi nello stimare i parametri: ad analisi conclusa, tuttavia, si ottiene una funzione continua monotona che crea una corrispondenza biunivoca fra punteggio grezzo *totale* e misura "Rasch". Questa funzione (di solito simile a una S italica e chiamata, come si vedrà oltre, "ogiva Rasch") vale soltanto a) se le sequenze di risposte osservate sono accettabilmente vicine a quelle attese dal modello e b) per punteggi totali non estremi. A questo punto se a un certo soggetto viene arbitrariamente attribuito un punteggio totale non estremo, essendo la funzione continua gli verrà attribuita una misura anche se il punteggio è frazionario. Per quanto su una base arbitraria, il soggetto "rientra in campo" e partecipa alle ulteriori elaborazioni successive alla stima dei parametri (per esempio, correlazioni delle misure di abilità con altre variabili).

certo trattamento modificando il suo punteggio, ecc.). Di conseguenza un punteggio estremo può implicare l'assegnazione di una misura posta soltanto lievemente al di là o al di qua di quella corrispondente, rispettivamente, ai punteggi minimo o massimo possibili. Per esempio uno di questi approcci consiste nel sottrarre (o sommare) 0.3 al punteggio estremo: sulla persona o sull'item con questo punteggio reso "non estremo" si potrà poi stimare la misura come per le altre persone (o per gli altri item)[4].

Esempio. La localizzazione dell'item 6 può essere stimata in un valore finito considerando un punteggio totale di 0.3 anziché 0, in modo che la sua misura stimata nel corso dell'analisi non risulti poi infinita.

4.2 La procedura "a coppie" (PAIR)

La procedura "a coppie" (definita in inglese *pair comparison* e qui d'ora in avanti anche PAIR) è stata sviluppata da Rasch (1960) e successivamente perfezionata da Choppin (1968). Questa procedura di valutazione, basata sulla separazione dei parametri che abbiamo precedentemente illustrato (si veda l'inserto 3.1) viene utilizzata nel programma RUMM© (Andrich et coll., 2004a) per determinare le localizzazioni degli item. Ottenute queste, il programma localizza gli individui sfruttando la procedura non condizionata che sarà illustrata nel prossimo paragrafo.

La procedura PAIR considera una coppia di item e ne determina la localizzazione relativa a partire dalla probabilità di successo di uno dei due item della coppia, a condizione che soltanto uno dei due produca esito positivo: da qui il nome di procedura "a coppia". Si illustrerà questo meccanismo con riferimento ai dati della matrice di risposte della Tabella 4.2 e considerando gli item 1 e 2. Le risposte dei soggetti ai due item (a eccezione di f che ha punteggio estremo) sono riportate nella Tabella 4.3: si noti che i soggetti sono in ordine di punteggio crescente dall'alto verso il basso. Il punteggio totale sulla coppia di item può essere uguale

---

[4] Questo è un altro punto cruciale. L'analisi restituisce soltanto misure di abilità (o difficoltà) *relative* fra le diverse persone (o fra i diversi item). Per pura convenzione si definisce "0" il valore medio fra quelli osservati per gli item così che valori negativi non indicano "anti-valori" ma semplicemente "valori inferiori a quello medio riscontrato nel campione di item". Persone con abilità "0", come si vedrà, non sono persone prive di abilità ma semplicemente persone con abilità tale da dar loro il 50% di probabilità di superare l'item con difficoltà media. Questo "relativismo" vale per qualsiasi misura anche nel mondo fisico-chimico. Per esempio, le misure di peso o di lunghezza rappresentano distanze relative (differenze fra misure) fra più valori. Tre punti A, B e C possono essere fra loro allineati verticalmente alla distanza reciproca, si ponga, di 2 m (A-B=B-C=2; A-C=4), non importa se si trovano a livello del mare o sopra una montagna alta 2000 m. È del tutto relativo dire che i tre punti si trovano a 2000, 2002 e 2004 m di "distanza", invece che a 0, 2 e 4 m: ciò dipende da dove si stabilisce la distanza "0". E ancora: un ostacolo alto 2 m è "alto" o "basso"? Questo dipende dall'interazione che si genera fra la misura in sé e criteri esterni alla misura stessa (forse l'ostacolo è alto per un uomo, basso per un cavallo). Ciò che conta, ai fini della validità della misura, è che "2" indichi sempre la stessa distanza fra due punti, non importa né a che altezza essi siano collocati, né chi sia chiamato a superare questa distanza.

Tabella 4.3 Risposte dei soggetti agli item 1 e 2. I soggetti sono ordinati in funzione del loro punteggio totale relativo ai due item (punteggi inferiori in alto; si veda la Tabella 4.1)

	Item		
Soggetti	**1**	**2**	**Punteggio totale**
b	0	0	0
d	0	0	0
k	0	0	0
a	1	0	1
c	0	1	1
e	0	1	1
g	0	1	1
h	0	1	1
i	0	1	1
j	1	0	1
f	1	1	2
l	1	1	2

a 2, 1 o 0, rispettivamente nei casi in cui si abbia esito positivo per entrambi gli item, per uno solo della coppia o per nessuno dei due. Se si cerca di misurare la difficoltà relativa dei due item i soggetti con punteggio 2 o con punteggio 0 non apportano alcuna informazione perché per loro il test costituito dalla coppia di item 1 e 2 è troppo facile o troppo difficile. Al contrario, se si considerano soltanto i soggetti che abbiano superato uno solo dei due item si potrà stabilire la difficoltà relativa all'interno della coppia.

La probabilità di superare l'item 1, sotto la condizione che vi sia un punteggio totale pari a 1, è data dal rapporto tra il numero di soggetti che hanno superato l'item 1 e fallito l'item 2 e il numero di soggetti che hanno punteggio totale uguale a 1 sulla coppia di item: la probabilità teorica è allora calcolata mediante una proporzione osservata. Sfruttando questa valutazione della probabilità "condizionata", si può dedurre già intuitivamente che l'item 2 è più facile dell'item 1 poiché dei 7 soggetti con punteggio totale pari a 1 sulla coppia di item, 5 hanno superato l'item 2, mentre soltanto 2 hanno superato l'item 1.

Questa procedura può essere generalizzata a tutte le coppie di item i e j calcolando il numero di soggetti f_{ij} che abbiano superato l'item i e fallito l'item j, considerando solo quelli che abbiano ottenuto punteggio totale uguale a 1 sui due item: questo valore f_{ij} costituisce, all'interno del modello statistico di Rasch, il dato statistico sufficiente che permette di calcolare il valore dei parametri degli item. Possiamo allo stesso modo calcolare il numero f_{ji} dei soggetti che, fra quelli con punteggio totale uguale a 1, abbiano fallito l'item i e superato l'item j. Si denoti infine con $F_{ij} = f_{ij} + f_{ji}$ il numero di soggetti che abbiano dato esito positivo in uno solo dei due item della coppia (i, j), non importa in quale dei due.

Le proporzioni di f_{ij}/f_{ij} sono riportate, per ogni coppia di item, nella Tabella 4.4: ogni cella rappresenta un paramero di stima della probabilità condizionata presen-

Tabella 4.4 Matrice di confronto a coppie per i 10 item dicotomici

	f_{ij}/F_{ij}	Item j				
		1	**2**	**3**	**...**	**12**
	1		2/7	1/4	...	2/4
	2	5/7		2/3	...	4/5
item i	3	3/4	1/3		...	2/2
	...	...	...	...		...
	12	2/4	1/5	0/2	...	

tata nell'equazione 3.1 dell'inserto, la quale fa intervenire esclusivamente la localizzazione dei due item considerati.

La Tabella 4.4 costituisce la matrice dei dati per la procedura PAIR che, al fine di localizzare le difficoltà degli item, massimizza la probabilità della matrice nel suo complesso. Le equazioni che regolano il funzionamento della procedura a coppia e i dettagli per la loro risoluzione sono riportati nei lavori di Wright & Masters (1982) e di Andrich (1988).

Questa procedura di stima si basa sui rapporti relativi fra le risposte positive ai diversi item, considerati a coppie. Di conseguenza si potranno stimare soltanto le posizioni relative dei diversi item sulla scala di misura. Per eliminare questa indeterminazione[5] la somma delle misure associate ai diversi item è posta uguale a 0.

---

[5] La comprensione esatta delle procedure di calcolo sottese a queste stime richiede conoscenze di analisi matematica presumibilmente non disponibili a gran parte dei lettori di questo libro, e soprattutto a gran parte degli utilizzatori dei software che "implementano" concretamente i modelli di Rasch. Ai fini di un utilizzo corretto della metodica è importante e sufficiente cogliere soltanto alcuni punti essenziali. I "parametri" di abilità e difficoltà sono "misure generalizzabili", ovvero la miglior stima possibile di "quanto è abile un soggetto rispetto a un altro", quali che siano gli item che un domani verranno proposti, quale che sia il giorno di esame ecc. Lo stesso vale per gli item: il "parametro" difficoltà dice quanto un item è più difficile di un altro, quali che siano i soggetti esaminati, la giornata del test ecc. Lo stesso non vale per la proporzione di risposte osservata qui e oggi, con questi particolari item e con questi particolari soggetti. Gli algoritmi di calcolo mirano a "estrarre" dalle risposte osservate i "parametri" β e δ di abilità e difficoltà, cercando il miglior compromesso possibile fra le proporzioni di risposta osservate e quelle predette dalla equazione (1) dell'inserto 4.1, ovvero il "modello" di Rasch (per i motivi già illustrati, soltanto questi parametri, e non le proporzioni osservate, sono generalizzabili). Come si fa? Si è visto come si possa "partire" in due modi (procedure "condizionata" e "non condizionata"). Il concetto generale, tuttavia, è relativamente semplice. Per esempio si immagini di iniziare assumendo che tutti gli item e tutti i soggetti abbiano la stessa difficoltà e la stessa abilità, rispettivamente: verosimilmente le proporzioni predette da questa assunzione saranno molto diverse da quelle osservate. Si procede quindi "aggiustando il tiro", modificando leggermente la difficoltà δ attribuita a un certo item: la corrispondenza fra proporzione di risposta osservata e stimata per un certo soggetto potrebbe migliorare ma potrebbe peggiorare la corrispondenza in molti altri casi. Si tenta allora un altro aggiustamento, modificando magari l'abilità, attribuita a un certo soggetto, e via "iterando". Alla fine del processo (si suol dire che a ogni iterazione si va verso la "convergenza") si "massimizza" la corrispondenza fra proporzioni osservate e proporzioni predette, sull'insieme della matrice delle risposte. I parametri "massimizzatori" sono il risultato finale: abilità dei soggetti e difficoltà degli item. Come è facile immaginare queste procedure "iterative" sono molto "computer intensive", ma i programmi dedicati e tutti i computer portatili oggi disponibili consentono di concludere la stima dei parametri in poche decine di secondi anche per matrici di centinaia di soggetti per decine di item. Si aggiunge che è

I risultati del calcolo sono presentati nella Tabella 4.5, dove sono indicate le posizioni di ciascun item sulla scala di misura della variabile, in unità logit.

4.3 La procedura non condizionata (UCON)

La procedura non condizionata, sviluppata da Wright e Panchapakesan nel 1969, permette di calcolare la probabilità di osservare la matrice delle risposte in funzione dei parametri β e δ; successivamente essa stima i valori dei parametri per i quali questa probabilità è massima. Questa procedura può essere utilizzata per stimare congiuntamente la localizzazione delle persone e degli item, proprietà da cui deriva il nome di procedura non condizionata (in inglese *unconditioned*, abbreviato in UCON). Viene presa in considerazione la matrice delle risposte completa (Tabella 4.2) con l'eccezione dei punteggi estremi che sono trattati in seguito (Wright, 1998). Alla probabilità stimata concorrono tutti i parametri del modello, ossia tutte le localizzazioni di ogni persona e di ogni item. In seguito un processo iterativo permette di determinare il valore che ogni parametro deve assumere perché la probabilità di ottenere la matrice delle risposte osservate sia massima. La formulazione di questa probabilità per la matrice delle risposte completa e la sua riduzione è presentata nell'inserto 4.1[6].

Le localizzazioni degli item e delle persone sulla scala di misura sono effettuate congiuntamente mediante la procedura non condizionata nel programma

prassi ritenere concluso il processo di stima quando ulteriori "iterazioni" non modificano apprezzabilmente la stima di abilità e difficoltà: per esempio, ci si può accontentare dell'ultima iterazione se essa ha modificato la stima di difficoltà degli item, in media, soltanto di 0,01 logit. Diventa molto laborioso e occasionalmente impossibile raggiungere "la convergenza" soltanto se la matrice delle risposte osservate è molto lontana da quanto il modello si attende, per esempio a causa di una totale incoerenza delle risposte. Si consideri ora un punto essenziale. I parametri β e δ ottenuti con le potenti procedure iterative (si parla di *maximum likelihood estimation*) sono quelli "più verosimili" (*most likely*, in inglese). Ovvero, essi sono i parametri che appartengono alla (latente) scala di misura che "più verosimilmente" ha generato le risposte osservate qui e oggi. Se una *vera* scala sottende le risposte osservate, essa è verosimilmente quella prodotta dalle procedure iterative applicate. Tuttavia: a) "massimamente verosimile" non significa "molto verosimile". I parametri che si sono ottenuti sono soltanto i migliori che si potevamo "spremere" dai dati a disposizione. b) La procedura stima i parametri che rendono massimamente verosimile *l'insieme* delle risposte. Qualche soggetto e/o qualche item, tuttavia, potrebbe avere prodotto risposte del tutto in disaccordo con le previsioni del modello che è per sua natura "compromissorio". L'analista inesperto di solito è subito entusiasta del metodo perché il software restituisce quasi sempre dei parametri. L'analista esperto sa che l'analisi è soltanto agli inizi. Occorrerà verificare se la corrispondenza fra proporzioni di risposta osservate e proporzioni "predette dal modello" rende credibili, e soprattutto utili, i parametri ottenuti: non soltanto in generale, ma anche per singole persone o per singoli item.

[6] Nella pratica, con scale comportamentali di area medico-psicologica le differenze fra le procedure di stima raramente producono differenze rilevanti. Questo può succedere, tuttavia, tanto più quanto più limitato è il numero di osservazioni (indicativamente, è sconsigliabile scendere sotto i 10 item e i 100 soggetti, già con scale dicotomiche) e quanto più la matrice osservata è lontana da quella predetta dal modello di Rasch, comunque esso sia implementato dal software. Nel dubbio nulla vieta di condurre una stessa analisi con due software distinti, confrontando i parametri prodotti da ciascuno dei due.

Inserto 4.1

La formulazione del modello dicotomico di Rasch determina la probabilità che una persona n con abilità β_n, ottenga un punteggio x nell'affrontare l'item i di difficoltà δ_i:

$$\left\{ x_{ni} \mid \beta_n, \delta_i \right\} = \frac{\exp x_{ni}(\beta_n - \delta_i)}{1 + \exp(\beta_n - \delta_i)} \tag{1}$$

dove x può assumere i valori 1 oppure 0.

La probabilità del vettore di risposta di tutto l'insieme delle persone all'item (x_{1i}, x_{2i} ... x_{Ni}) è data dal prodotto delle probabilità di ogni risposta individuale, a condizione che le risposte siano fra loro indipendenti:

$$\left\{ (x_{1i}, x_{2i}; ..., x_{Ni}) \mid (\beta_n), \delta_i \right\} = \frac{\exp x_{1i}(\beta_1 - \delta_i)}{1 + \exp(\beta_1 - \delta_i)} \times \frac{\exp x_{2i}(\beta_2 - \delta_i)}{1 + \exp(\beta_1 - \delta_i)} \times ... \times \frac{\exp x_{Ni}(\beta_N - \delta_i)}{1 + \exp(\beta_N - \delta_i)} =$$

$$\prod_{n=1}^{L} \left\{ \frac{\exp x_{ni}(\beta_n - \delta_i)}{1 + \exp(\beta_n - \delta_i)} \right\}$$

Analogamente, la probabilità del vettore di risposta all'insieme degli item (x_{1i}, x_{2i} ... x_{Ni}) della persona n è uguale al prodotto delle probabilità di ciascuna risposta individuale, sempre a condizione che le risposte siano indipendenti:

$$\left\{ (x_{ni}, x_{n2}; ..., x_{NL}) \mid \beta_n, (\delta_i) \right\} = \frac{\exp x_{n1}(\beta_n - \delta_1)}{1 + \exp(\beta_n - \delta_i)} \times \frac{\exp x_{n2}(\beta_n - \delta_2)}{1 + \exp(\beta_n - \delta_2)} \times ... \times \frac{\exp x_{nL}(\beta_n - \delta_L)}{1 + \exp(\beta_n - \delta_L)}$$

$$\prod_{i=1}^{L} \left\{ \frac{\exp x_{ni}(\beta_n - \delta_i)}{1 + \exp(\beta_n - \delta_i)} \right\}$$

Ne consegue che la probabilità di ottenere la matrice delle risposte osservate è data, sempre sotto la condizione di indipendenza fra le risposte, dal prodotto di tutte le risposte individuali:

$$\left\{ ((x_{ni})) \mid (\beta_n), (\delta_i) \right\} = \prod_{n=1}^{N} \prod_{i=1}^{L} \left\{ \frac{\exp x_{ni}(\beta_n - \delta_i)}{1 + \exp(\beta_n - \delta_i)} \right\} \tag{2}$$

Sviluppando il prodotto continuo presente al numeratore dell'equazione (2) e utilizzando le equazioni 4.1 e 4.2, l'equazione (2) diventa:

$$\left\{ ((x_{ni})) \mid (\beta_n), (\delta_i) \right\} = \frac{\exp\left[\sum_{n=1}^{N} r_n \beta_n - \sum_{i=1}^{L} s_i \beta_i \right]}{\prod_{n=1}^{N} \prod_{i=1}^{L} \left[1 + \exp(\beta_n - \delta_i) \right]} \tag{3}$$

Il logaritmo naturale della probabilità di ottenere la matrice delle risposte osservate è

$$\ln\left(\left\{ ((x_{ni})) \mid (\beta_n), (\delta_i) \right\} \right) = \sum_{n=1}^{N} r_n \beta_n - \sum_{i=1}^{L} s_i \delta_i - \sum_{n=1}^{N} \sum_{i=1}^{L} \ln\left[1 + \exp(\beta_n - \delta_i) \right] \tag{4}$$

L'equazione (4) indica che i punteggi totali (r_n e s_i) sono le statistiche sufficienti per calcolare i parametri β_n e δ_i, in quanto le osservazioni x_{ni} non intervengono più nella determinazione della probabilità di ottenere la matrice delle risposte osservate.

Le derivate dell'equazione (4) rispetto alle variabili β e δ permettono di determinare i valori dei parametri che massimizzano la probabilità di ottenere la matrice delle risposte osservate. La soluzione del sistema di equazioni ottenuto è determinata mediante un procedimento iterativo descritto in dettaglio nell'opera di Wright & Stone del 1979.

Winsteps© (Linacre, 2004). Un'alternativa consiste nel calcolare soltanto la posizione delle persone, quando sia già stata calcolata quella degli item (per esempio usando la procedura PAIR).

Come mostra l'inserto 4.1 i punteggi totali degli item e delle persone costituiscono i parametri statistici sufficienti della procedura non condizionata: di conseguenza tutti gli item con lo stesso punteggio avranno, se si lavora con la procedura non condizionata, la medesima posizione sulla scala di valutazione.

Questo non accade se si usa la procedura PAIR, in quanto altri sono i parametri sufficienti considerati ai fini della stima di difficoltà degli item.

La procedura non condizionata, come quella a coppie, è iterativa: questo significa che la procedura consiste nel calcolare la risposta attesa per un determinato insieme di valori dei parametri per poi modificare il valore di questi parametri in modo che la risposta attesa coincida il più possibile a quella realmente ottenuta. Il valore iniziale di ogni parametro di abilità è dato dal logaritmo del rapporto tra il numero di item superati e il numero di item falliti da ogni persona (Wright & Stone, 1979). Un'operazione analoga determina il parametro di difficoltà per ogni item. Il processo si arresta dopo un numero di iterazioni predeterminato e/o quando lo scarto tra il punteggio totale atteso e quello realmente ottenuto sia inferiore a un certo valore prefissato: i valori ottenuti con il processo iterativo costituiscono poi le localizzazioni degli item e delle persone sulla scala di misura.

Si noti come un elemento di debolezza di questa metodica consista nella presenza della localizzazione (β_n) delle persone nell'equazione della matrice delle risposte: da questo deriva una stima sistematicamente distorta della localizzazione degli item (δ_i). Una valutazione non distorta necessita di un approccio per il quale la localizzazione delle persone non interferisca con quella degli item. Wright & Douglas (1977a) hanno affrontato in dettaglio la problematica, mostrando che questo errore può essere corretto moltiplicando i valori delle localizzazioni degli item di un fattore $(L - 1)/L$, dove L è il numero totale di item.

I dettagli delle equazioni necessarie per le valutazioni dei parametri e degli errori standard loro associati sono presentati all'interno di lavori specialistici (Wright & Douglas, 1977a, 1977b; Wright & Stone, 1979). I risultati dei calcoli sono illustrati nella Tabella 4.5 che mostra la localizzazione (in logit) di ogni item sulla scala di misura della variabile. Si nota che gli item 2, 8 e 11 hanno il medesimo punteggio totale, pari a 7. La loro localizzazione è identica nel caso di procedura non condizionata, mentre è differente nel caso di procedura PAIR.[7]

---

[7] In questa rappresentazione della scala di misura gli item possono essere assimilati a "tacche" lungo un righello. Due tacche poste allo stesso livello suggeriscono che una delle due sia ridondante ma questo non è necessariamente vero. Se un soggetto affronta due item diversi ma che condividono una stessa difficoltà, la stima di abilità del soggetto non cambia: saltare oltre una panca di 50 cm oppure oltre un muretto di 50 cm indica sempre la stessa "abilità di salto in alto". Tuttavia si diviene "più sicuri" che quella abilità ha proprio quel valore. Lo statistico dice che si riduce l'errore nella stima stessa. La decisione di eliminare un item, quindi, non andrebbe presa soltanto sulla base della sua "ridondanza" rispetto ad altri item con la stessa misura di difficoltà. Viceversa un intervallo vuoto (*gap*) molto ampio indica sicuramente che il righello perde precisione in un certo ambito di misura. Di conseguenza si pone l'indicazione a inserire nella scala nuovi item con difficoltà che si prestino a fungere da ulteriori "tacche" che vadano a popolare l'intervallo vuoto.

4.4 Gli errori associati alla valutazione dei parametri

Le misure ottenute sono sempre accompagnate da un certo grado di incertezza, e l'errore standard (SE) delle localizzazioni rende conto proprio di questa. Il valore di questo errore varia in funzione di diversi fattori. Il primo è il numero di osservazioni per i parametri considerati: nel nostro esempio, l'errore standard della localizzazione degli item sarebbe minore se il numero di individui fosse maggiore. Un secondo fattore è la "centratura" degli item in rapporto con il campione (in inglese *targeting*: "essere a bersaglio"). Se la localizzazione degli individui è fortemente decentrata rispetto a quella degli item le misure dei due insiemi di parametri (β e δ) saranno meno precise. La Tabella 4.5 infatti mostra che l'errore standard è maggiore per gli item collocati agli estremi della scala, ovvero per quelli meno centrati rispetto alla distribuzione delle persone.

Esempio. Si immagini che una prova consista nel distinguere due masse in funzione del peso. Nel primo caso, le due masse pesano 100 e 150 g: la persona le distingue con facilità perché queste sono nella sua "zona ottimale" di sensibilità discriminativa. Nel secondo caso, le due masse pesano 10.000 g e 10.050 g: per quanto la differenza di peso sia identica, l'individuo ha ben più difficoltà nel distinguerle, perché queste sono molto più lontane dalla sua zona ottimale di sensibilità discriminativa. In modo analogo, più la difficoltà di un item è "centrata" rispetto all'abilità della persona, più la risposta della persona stessa permetterà una misura precisa della difficoltà stessa dell'item.

Tabella 4.5 Localizzazione degli item mediante le procedure UCON e PAIR

Item	Procedura non condizionata UCON		Procedura a coppie PAIR	
	δ_i (logit)	SE(logit)	δ_i(logit)	SE(logit)
9	−1.58	0.78	−1.57	0.82
5	−1.00	0.69	−0.89	0.73
7	−0.52	0.64	−0.54	0.70
8	−0.09	0.62	−0.10	0.68
11	−0.09	0.62	0.00	0.68
2	−0.09	0.62	0.05	0.67
4	0.32	0.61	0.15	0.67
3	0.32	0.61	0.23	0.67
10	0.32	0.61	0.47	0.67
1	1.20	0.67	1.05	0.71
12	1.20	0.67	1.14	0.71

Nel caso della procedura non condizionata la formula di valutazione dell'errore deriva dall'algoritmo stesso di calcolo delle localizzazioni (Wright & Masters, 1982); nel caso di procedura "a coppie", invece, l'errore standard è sottostimato in quanto il medesimo vettore di risposta è utilizzato in più confronti a coppie. Di conseguenza, l'errore standard viene calcolato con l'equazione derivante dalla procedura non condizionata dopo che la localizzazione degli item è stata eseguita con la procedura PAIR.

4.5 La rappresentazione dei parametri

Quale che sia la procedura utilizzata questa produce un insieme di valutazioni per item e persone su una scala ad intervalli la cui unità è il logit. La Tabella 4.5 e la Fig. 4.1 mostrano due esempi di rappresentazione, rispettivamente numerica e grafica. Una Tabella simile alla 4.5 può essere ottenuta anche per le persone. La Tabella 4.5 mostra due misure delle localizzazioni degli item (δ_i): una ottenuta mediante la procedura non condizionata e una mediante la procedura a coppie, mentre la Fig. 4.1 fornisce una rappresentazione simultanea dell'abilità degli individui e della difficoltà degli item lungo la stessa scala, rappresentata verticalmente (in gergo questo tipo di rappresentazione viene definito anche "regolo Rasch").

La figura mostra che l'estensione del test "copre" tutte le persone a eccezione di tre (h, k e b) poste agli estremi della scala. Poiché l'unità di misura è il logit (definito al Cap. 2), la differenza tra la localizzazione di una persona e quella di un

Localizzazione	Persone	Item		
2.0	<u>più abile</u>	<u>più difficile</u>		
	h			
1.0	lc	1	12	
	ae			
		10		
	i	3		
0.0		11	2	4
	gj	8		
		7		
	d			
−1.0		5		
		9		
	kb			
−2.0	<u>meno abile</u>	<u>meno difficile</u>		

Fig. 4.1 Rappresentazione grafica dell'abilità delle persone e della difficoltà degli item lungo la scala di misura. La colonna di sinistra mostra l'abilità delle persone da "meno abile" (in basso) a "più abile" (in alto). La colonna di destra mostra la difficoltà degli item da "più facile" (in basso) a "più difficile" (in alto).

item (β_n-δ_i) rappresenta il logaritmo naturale del rapporto di verosimiglianza di successo (P_{ni1}/P_{ni0}) di quella persona n a quel dato item i: questa differenza è quindi una misura della probabilità di successo in quel determinato item.

La persona d, per esempio, ha una probabilità di successo maggiore di 0.5 per i due item più facili (5 e 9) e inferiore a 0.5 per gli altri item del test. Al contrario la persona i ha una probabilità di successo di 0.5 per l'item 3, minore di 0.5 per gli item 1, 12 e 10, e maggiore di 0.5 per gli altri item che sono più facili. Analogamente l'item 7 ha una probabilità inferiore a 0.5 di produrre un esito positivo da parte delle persone d, k e b e una probabilità superiore a 0.5 per le altre persone. Questa rappresentazione mette in evidenza gli item ridondanti (11, 2 e 4) e le zone della scala di misura dove certi item potranno essere inseriti in modo da coprire meglio il *continuum* di misura (per esempio, inserendosi nell'intervallo di difficoltà fra gli item 1 e 10).

4.6 Riepilogo

Tabella 4.6 Procedure di stima dei parametri del modello

1) Procedure di stima

Programma	Item	Persone	Stima
Winsteps©	UCON	UCON	Congiunta
RUMM©	PAIR	UCON	Item, poi persone

2) Parametri statistici sufficienti

PAIR	Proporzione di persone che superano uno di due item di una coppia, con la condizione che l'altro abbia dato esito negativo (f_{ij})
UCON	Punteggio totale delle persone (r) e degli item (s)

3) Errore standard

Cresce al diminuire della dimensione del campione di persone e aumenta quanto più la difficoltà dell'item è "decentrata" rispetto all'abilità del campione di persone.

4.7 Esercizi

1. Per quale motivo un item o una persona potranno essere eliminati a priori dall'analisi?
2. La Fig. 4.2 mostra le localizzazioni di 50 persone (X) e di 20 item.
    (a) Qual è l'item più facile? Qual è l'item più difficile?

(b) Quali conclusioni si possono trarre riguardo la centratura degli item rispetto al campione di persone? Come si potrebbe migliorare questa centratura?

(c) Qual è la ripercussione di questo livello di centratura sull'errore di stima delle localizzazioni delle persone e degli item?

3. Data la matrice di confronto a coppie (Tabella 4.4), si determinino i valori f_{38}, f_{64}, f_{62} e f_{87} (f_{38} rappresenta il numero di persone che hanno superato l'item 3 e fallito l'item 8, nell'ambito dei casi in cui uno soltanto dei due item è stato superato).

Localizzazione	Persone	Item	
5,0	più abile	più difficile	
	X		
4.0	X		
	XXX		
	XX		
3.0	XXXX		
	XX		
	XXX		
	XXXXXX		
	XX		
2.0	XXXXXXX	3	
	XXXX		
	XXXX	9	
	X		
	XXXX	08	
1.0	XXX		
		7	
	XX	20	14
	X	19	
0.0		5	6
	X	17	
		15	18
		16	4
–1.0		13	
		10	
		1	
–2.0		2	
		11	
–3.0	meno abile	meno difficile	

Fig. 4.2 Rappresentazione grafica dell'abilità di 50 persone e della difficoltà di 20 item lungo la scala di misura.

4.8 Soluzioni

1. Perché un certo item o una certa persona hanno registrato un punteggio estremo (massimo o minimo) e dunque hanno una difficoltà o un'abilità al difuori della capacità di misura del test.
2. (a) L'item più facile è il numero 11, quello più difficile è il numero 3. (b) Gli item selezionati sono troppo facili rispetto all'abilità del campione di persone. Sarebbe opportuno aggiungere item più difficili o rimpiazzarne alcuni con altri di difficoltà maggiore. (c) La misura dell'errore standard associata alla misura dell'abilità della persona risulta tanto maggiore quanto più questa persona è "fuori bersaglio" (decentrata) rispetto alla difficoltà degli item. Analogamente, il valore dell'errore standard è tanto maggiore quanto più gli item sono poco centrati sull'abilità del campione.
3. $f_{38} = 4/9$; $f_{64} = 0/6$; $f_{62} = 0/7$; $f_{87} = 4/9$.

Capitolo 5
La verifica dei criteri di una misura oggettiva

Nel Capitolo 4 si è visto che la localizzazione di ogni persona lungo la scala di misura può essere stimata per il tramite del punteggio totale ottenuto sull'insieme del test (posto che la persona abbia affrontato tutti gli item). Inoltre si è visto che il punteggio totale è un dato statistico sufficiente[1] per stimare la localizzazione della persona lungo la scala di valutazione: ne consegue che tutte le persone con lo stesso punteggio totale si troveranno per definizione nella stessa posizione lungo la scala di misura.

Tuttavia anche due persone che abbiano superato differenti combinazioni di item potranno ottenere lo stesso punteggio totale[2]. Risulta quindi necessario verificare in quale misura l'insieme delle risposte di ciascuna persona a ogni item si conformi con i criteri del modello, al fine di stabilire la validità statistica dei parametri stimati.

L'insieme dei dati osservati può essere confrontato con i punteggi attesi. Questi sono calcolati, sfruttando il modello, in funzione delle localizzazioni stimate per ogni persona e per ogni item a partire dai punteggi totali. Nella prima parte di questo capitolo verranno esposti i metodi utilizzati dal modello per verificare l'adattamento dei dati osservati ai criteri del modello: questi metodi saranno illustrati utilizzando la matrice di risposta di 12 persone a 12 item dicotomici, già vista nel Capitolo 4.

I metodi che permettono di quantificare l'adattamento dei dati ai criteri del modello si applicano tanto agli item dicotomici quanto a quelli politomici, ma nel caso di un item politomico è necessaria una verifica supplementare. Le scale di ri-

---

[1] È utile ricordare che "sufficiente" in questo contesto assume il preciso significato di "contenente tutte le informazioni necessarie". Questo deriva dal fatto che il punteggio cumulativo, se i dati sono coerenti con l'attesa del modello, contiene anche l'informazione relativa ai punteggi ottenuti nei singoli item: in altre parole dal punteggio totale si può anche risalire al punteggio in ciascun item (coerentemente, item più difficili avranno ricevuto punteggi inferiori, ecc.).

[2] Si evidenzia qui il fatto, apparentemente contraddittorio, che due persone con punteggio totale identico ma composto diversamente siano confrontate sulla base dello stesso punteggio totale (e quindi della stessa misura Rasch). Questo deriva dalla natura probabilistica del modello, il quale tollera (e anzi, in certa misura richiede – si veda oltre) che i dati "reali" osservati si discostino dalla previsione del modello: il problema diviene quindi valutare se lo scostamento sia tale da suggerire di "fidarsi" delle misure, oppure no (le misure stimate dal modello poggiano su dati sufficientemente solidi o no? Questo è il tema del *fit* che verrà discusso più avanti).

M. Penta et al., *Analisi di Rasch e questionari di misura.*
Applicazioni in medicina e scienze sociali. © Springer 2008

sposta politomica presentano generalmente un ordine imposto a priori, come per esempio: (0) "per nulla" (1) "poco" (2) "molto"; o (0) "impossibile" (1) "molto difficile" (3) "facile" (4) "molto facile". In questi due esempi, quanto più il punteggio è alto tanto più la risposta presenta una quantità elevata della variabile latente. L'ordine delle categorie di risposta è dunque postulato a priori. In effetti, generalmente una persona che stimi un'attività "facile" dovrà avere un'abilità[3] maggiore rispetto a uno che la stimi invece "difficile".

Le diverse categorie di risposta a un item politomico sono separate da soglie che sono anch'esse localizzate lungo la scala di misura della variabile latente. Ai fini della stima è quindi ugualmente necessario verificare che l'ordine imposto a priori sia ben rispettato dai dati osservati (Andrich, 1996a). Nella seconda parte del capitolo verranno esposti i metodi utilizzati per verificare se l'ordine imposto per le categorie di un item politomico sia rispettato.

5.1 La verifica dell'adattamento dei dati ai criteri del modello

Le risposte osservate e i punteggi attesi

Nell'ambito della preparazione della matrice di risposta (si veda il Capitolo 4), si è visto che le risposte osservate permettono di calcolare i punteggi totali di ogni persona (r) e di ogni item (s): questi punteggi totali sono i dati statistici sufficienti che permettono di stimare la localizzazione di persone e item lungo la scala di misura.

Una persona con un punteggio totale alto avrà un'elevata abilità poiché ha superato un grande numero di item e un item con un punteggio totale alto risulterà poco difficile, poiché molte persone lo hanno superato. È importante notare che molte persone (un discorso speculare vale per gli item) possono ottenere il medesimo punteggio totale pur avendo superato differenti combinazioni di item, ovvero pur avendo sequenze di risposta differenti. Tuttavia certe sequenze di risposta si conformano più di altre al modello di Rasch.

La formulazione del modello di Rasch (si veda l'equazione 2.6) indica che, per una persona di abilità data, la probabilità di successo diminuisce in funzione della difficoltà dell'item e che, per un certo item, la probabilità di registrare un successo cresce in funzione dell'abilità della persona. Di conseguenza, nel caso di item dicotomici la sequenza dei punteggi attesa di una persona consiste in una serie di 0 per gli item più difficili (il che equivale a dire che la persona fallisce in questi item), in una serie di 0 e 1 per quelli di difficoltà intermedia (ovvero la persona

---

[3] L'abilità non è quella misurata dalla risposta al singolo item ma quella che risulta dal punteggio totale: quanto più un soggetto è abile complessivamente, tanto più ci si aspetta che egli ottenga un punteggio superiore anche in ciascun item.

talvolta supera e talvolta fallisce questi item) e in una serie di 1 per gli item più facili (ovvero la persona supera gli item). Questa sequenza può essere rappresentata mediante il vettore di risposta di una persona a un insieme di item ordinati per difficoltà decrescente: 000010101111.

La sequenza di risposta per un item consiste invece in una serie di 0 per le persone meno abili, una combinazione di 0 e 1 per quelle di abilità intermedia e una serie di 1 per quelle più abili. La sequenza può essere rappresentata mediante il vettore di risposta osservato di un item per un insieme di persone ordinato per capacità crescente: 000010101111.

Il punteggio atteso (o predetto) dal modello può essere calcolato per ogni elemento della matrice di risposta. Il punteggio atteso di una persona a un item corrisponde alla risposta che dovrà essere osservata, conformemente alla formulazione del modello di Rasch, una volta date le localizzazioni della persona e dell'item. Il punteggio atteso si calcola al punto medio della curva caratteristica dell'item, presentata nel Capitolo 2.

Nel caso di un item dicotomico il punteggio atteso è uguale alla probabilità di successo in quell'item; nel caso di un item politomico il punteggio atteso è uguale alla somma dei prodotti tra i punteggi attribuiti a ciascuna categoria di risposta e la sua rispettiva probabilità. Il punteggio atteso per la matrice di risposta utilizzata nel Capitolo 4 viene presentata nella Tabella 5.1 ove le persone e gli item estremi (punteggi massimi o minimi) sono già stati eliminati.

Il calcolo del punteggio atteso mette in evidenza la natura probabilistica del modello di Rasch. Per esempio il punteggio atteso della persona a all'item 5 è uguale a 0.83. Questo significa che se 100 persone con la medesima localizzazione di a lungo la scala affrontano l'item si presume che 83 tra di essi lo superino e 17 invece falliscano. Nel caso della risposta di una persona a questo item l'esito più probabile è il superamento della prova poiché la probabilità di successo è dell'83% contro il 17% di probabilità di fallimento. La matrice delle risposte osservate, presentata nella Tabella 4.2, mostra che a) ha davvero superato l'item, come previ-

Tabella 5.1 Punteggio atteso per la matrice delle risposte della Tabella 4.2

	Item											
Persone	9	5	7	11	8	2	10	3	4	12	1	β_n (logit)
h	0.96	0.93	0.89	0.84	0.84	0.84	0.77	0.77	0.77	0.59	0.59	1.55
l	0.93	0.88	0.82	0.75	0.75	0.75	0.67	0.67	0.67	0.46	0.46	1.02
c	0.93	0.88	0.82	0.75	0.75	0.75	0.67	0.67	0.67	0.46	0.46	1.02
a	0.90	0.83	0.75	0.66	0.66	0.66	0.57	0.57	0.57	0.35	0.35	0.59
e	0.90	0.83	0.75	0.66	0.66	0.66	0.57	0.57	0.57	0.35	0.35	0.59
i	0.85	0.77	0.67	0.57	0.57	0.57	0.47	0.47	0.47	0.27	0.27	0.20
g	0.80	0.69	0.58	0.48	0.48	0.48	0.38	0.38	0.38	0.20	0.20	-0.18
j	0.80	0.69	0.58	0.48	0.48	0.48	0.38	0.38	0.38	0.20	0.20	-0.18
d	0.73	0.60	0.49	0.38	0.38	0.38	0.29	0.29	0.29	0.15	0.15	-0.58
k	0.50	0.36	0.26	0.19	0.19	0.19	0.13	0.13	0.13	0.06	0.06	-1.55
b	0.50	0.36	0.26	0.19	0.19	0.19	0.13	0.13	0.13	0.06	0.06	-1.55
δ_i (logit)	-1.57	-0.99	-0.52	-0.09	-0.09	-0.09	0.32	0.32	0.32	1.19	1.19	

sto dal modello. D'altra parte il punteggio atteso della persona h all'item 8 è di 0.84, il che indica una probabilità di successo dell'84% e una probabilità di fallimento del 16%. La matrice delle risposte osservata mostra che il soggetto h tuttavia non ha superato l'item 8 nonostante si presumesse il successo, date la capacità della persona e la difficoltà dell'item. Questo esito inatteso necessita dunque di un'indagine particolare.

Il confronto tra risposte osservate e punteggi attesi può essere effettuato per ogni elemento della matrice delle risposte. L'adattamento dei dati osservati ai criteri del modello può essere quantificata a partire dallo scarto tra le risposte osservate e i punteggi attesi.

I residui

Il residuo è definito come la differenza tra la risposta osservata e il punteggio atteso previsto dal modello in considerazione della localizzazione della persona e dell'item lungo la scala di misura. Il residuo può essere calcolato per ogni elemento della matrice di risposta. Esso è positivo nel caso in cui il punteggio osservato sia maggiore di quello atteso e negativo nel caso in cui esso sia minore.

> **Esempio.** Si riprenda la matrice delle risposte osservate (Tabella 4.2) e quella dei punteggi attesi (Tavola 5.1). Il residuo della persona a all'item 5 è uguale a 0.17 (ovvero: 1 – 0.83); il residuo della persona h all'item 8 è uguale a –0.84 (ovvero: 0 – 0.84).

Il residuo può essere espresso da diversi tipi di differenza ma quella più utilizzata è la differenza standardizzata. La varianza del punteggio atteso varia in funzione della differenza tra l'abilità della persona (β) e la difficoltà dell'item (δ) (Wright & Masters, 1982; Smith, 2000)[4]. L'evoluzione della varianza del punteggio atteso per un item dicotomico in funzione della differenza ($\beta_n - \delta_i$) è mostrata nella Fig. 5.1. Nel caso di un item dicotomico, la varianza del punteggio atteso è data dal prodotto tra la probabilità di successo e la probabilità di insuccesso ($P_{ni1} \times P_{ni0}$): questa risulta massima quando l'abilità della persona è uguale alla difficoltà dell'item ($0.5 \times 0.5 = 0.25$) e tende a 0 a mano a mano che l'abilità della persona si allontana dalla difficoltà dell'item.

---

[4] Per esporre il tema in modo discorsivo (statisticamente, si sta parlando di classica varianza binomiale "bernoulliana"), si può dire che un conto è lo scostamento fra punteggio osservato e atteso, altro conto è la probabilità che quello scostamento si verifichi. Quanto più elevata è la differenza abilità-difficoltà, tanto più forte è l'attesa che si verifichi un "successo" (analogo è il discorso per un "insuccesso" quando la difficoltà è molto superiore all'abilità). In altri termini, i residui maggiori sono anche quelli meno probabili. Questo è un punto fondamentale dell'analisi di Rasch. Poiché esiste un'attesa per ciascun incontro persona-item, ogni singola risposta (e non soltanto il punteggio totale) riceverà una stima di "varianza", ovvero una misura di "incertezza statistica".

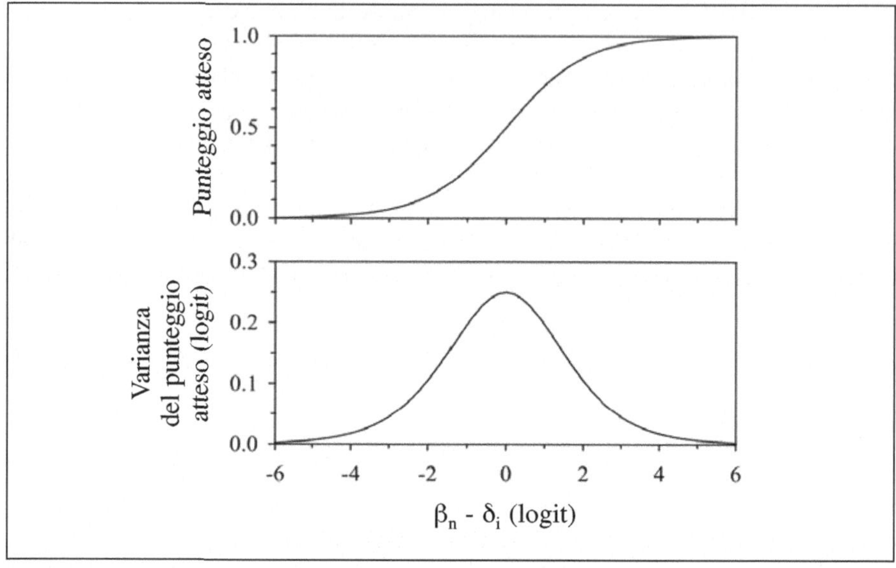

Fig. 5.1 Punteggio atteso (riquadro in alto) e varianza del punteggio atteso (in basso) per un item dicotomico in funzione della differenza tra l'abilità della persona e la difficoltà dell'item. La varianza del punteggio atteso è massima quando il punteggio atteso è il più indeterminato possibile, ovvero quando la probabilità di successo è uguale a quella di insuccesso.

Esempio. L'evoluzione della varianza del punteggio atteso in funzione della localizzazione della persona può essere illustrata da una gara di salto in alto. Si immagini che un atleta molto abile salti facilmente una sbarra posta a un'altezza di difficoltà media. In questo caso l'esito della prova sarà facilmente prevedibile e il successo praticamente garantito. La varianza del punteggio atteso risulterà allora molto piccola se non addirittura nulla. Analogamente se un atleta molto poco abile dovesse superare la medesima sbarra il fallimento sarebbe praticamente sicuro e la varianza risulterebbe comunque molto piccola. Al contrario se un atleta mediamente abile dovesse saltare la medesima sbarra ad altezza di difficoltà intermedia l'esito della prova sarebbe molto meno prevedibile e il punteggio atteso avrebbe dunque una varianza molto maggiore[5].

---

[5] Si accenna qui al concetto molto profondo che vede nella varianza un indicatore importante di contenuto informativo: paradossalmente, più incerto è l'esito della misura più si può essere fiduciosi di star misurando con buona precisione abilità e difficoltà. In questo caso incertezza e conoscenza non sono in antitesi. Per sapere "quanto vale" l'atleta di questo esempio ci si deve riferire all'altezza-soglia dell'asticella ovvero quell'altezza che la persona è in grado di superare una volta sì e una no. Quanto più prevedibile è l'esito del salto (per esempio viene proposta un'asticella molto bassa) tanto meno si conosce il vero valore dell'atleta. Il classico *record* sportivo esprime una prestazione massima ma non la prestazione più probabile nelle gare successive.

La varianza del punteggio atteso può essere considerata sotto forma di residuo standardizzato ottenuto dividendo il residuo per la deviazione standard (SD) del punteggio atteso. Il residuo standardizzato ha una distribuzione normale ridotta (da cui il nome "standardizzato")[6]. La media è quindi uguale a 0 e la SD vale 1: tipicamente i valori compresi tra –2 e 2[7] saranno considerati come "normali".

Esempio. Il residuo standardizzato per la risposta della persona a all'item 5 è uguale a 0.45 ($0.17/\sqrt{0.14}$) e indica che la risposta osservata è vicina al punteggio atteso. Il residuo standardizzato per la risposta della persona h all'item 8 è uguale a –2.27 ($-0.84/\sqrt{0.13}$) e indica che la risposta osservata è significativamente inferiore al punteggio atteso.

È importante notare che la risposta osservata in ogni elemento della matrice dei dati dipende dall'interazione tra una persona e un item. Lo scarto tra la risposta osservata e il punteggio atteso può dunque essere attribuito a un fattore dipendente dalla persona o dall'item (o ad una combinazione dei due). Si prenda per esempio la risposta di h all'item 8. Considerando esclusivamente questa risposta è impossibile stabilire se il residuo sia attribuibile a un fattore proprio di h o dell'item 8. Tuttavia considerando le risposte di tutte le persone all'item 8 e simultaneamente di h a tutti gli item si vede bene che h presenta una sequenza di risposte previste per gli altri item mentre l'item 8 presenta una gran quantità di risposte inattese. Di conseguenza l'adattamento o il cattivo adattamento dei dati osservati ai criteri del modello potrà essere giudicato più facilmente se i residui vengono accumulati attraverso le persone e gli item: accumulando i residui delle risposte di una persona all'insieme degli item si può calcolare un indice di adattamento per ogni persona (*person fit*) mentre accumulando i residui delle risposte di tutte le persone a un item si può calcolare un indice di adattamento per ogni item (*item fit*).

---

[6] Il residuo standardizzato prescinde dalla dimensione assoluta del residuo ma dice quanto improbabile è il residuo stesso. Se un certo residuo può verificarsi per puro caso meno del 5% delle volte (+ o – 2 SD rispetto alla media) è d'uso ritenere che la casualità stessa vada messa in questione e che si debba sospettare che esistano motivi sistematici di deviazione fra punteggio osservato e atteso (quindi: i dati osservati non sono coerenti con il modello Rasch). Come si vede l'analisi dei residui utilizza in pieno la statistica classica.

[7] L'interpretazione dell'*overfit* a fini di diagnostica psicometrica può essere molto sofisticata. In generale un'eccessiva prevedibilità della risposta riduce il contenuto informativo della risposta stessa (si sa già che cosa avverrà, quindi è poco utile proporre l'item) ma la risposta stessa non spinge a dubitare della coerenza complessiva del questionario. In ogni caso la probabilità di successo aumenterà al crescere dell'abilità delle persone.

Le tipologie di cattivo adattamento dei dati: overfit e underfit

Prima di presentare l'elaborazione dei principali indici che permettono di quantificare l'adattamento dei dati osservati ai criteri del modello verranno descritte qualitativamente le differenti tipologie di cattivo adattamento. Sarà utilizzata la curva caratteristica di un item dicotomico introdotta nel Capitolo 2.

La curva caratteristica mostra il punteggio atteso a un item in funzione della localizzazione delle persone: nel caso di un item dicotomico il punteggio atteso è uguale alla probabilità di successo e aumenta monotonamente in funzione dell'abilità. La probabilità di successo corrisponde alla quantità teorica di persone che si prevede supereranno l'item.

L'esempio di un item in cui la risposta si adatta ai criteri del modello è presentato nel riquadro A della Fig. 5.2: le risposte osservate delle persone a questo item sono state divise in 5 gruppi, o classi, corrispondenti a persone di capacità crescente. La figura mostra che la proporzione di persone che hanno superato l'item (i punti) aumenta in modo conforme con la prescrizione del modello (curva continua). Questo indica che la risposta delle persone a questo item si adatta alle prescrizioni del modello. Per questo item la sequenza di risposta osservata, ovvero 000010101111, corrisponde a quella attesa.

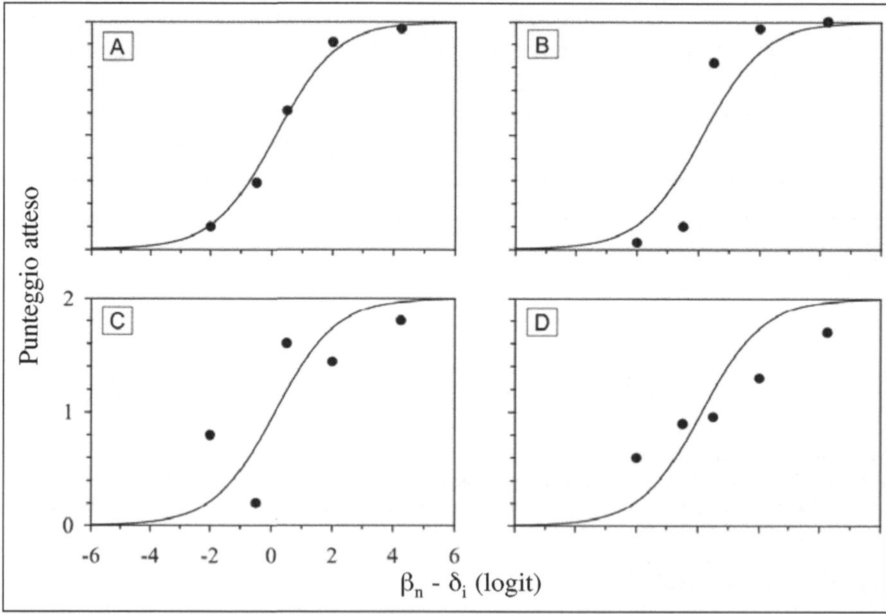

Fig. 5.2 Curva caratteristica di item (linea continua) e media delle risposte osservate per cinque classi di persone di capacità crescente (puntini) per item la cui risposta si regola alle prescrizioni del modello (pannello A), per un item che presenta *overfit* (pannello B), e per un item che presenta *underfit* (pannelli C e D).

Si deve osservare che la distanza verticale tra ciascun punto e la curva tracciata rappresenta il residuo medio di ciascun gruppo di persone. Inoltre nel caso di questo item i residui sono molto piccoli e le risposte osservate si adattano bene ai criteri del modello.

Possono presentarsi due tipologie di cattivo adattamento, dette rispettivamente *overfit* e *underfit*. L'*overfit* rappresenta una situazione nella quale la quantità di successi aumenta più rapidamente di quanto previsto in funzione della localizzazione delle persone. Questa situazione è mostrata nel riquadro B della Fig. 5.2. La sequenza di risposta di un item che presenta *overfit* è più deterministica: 000000111111. In questo caso la transizione tra successo e insuccesso è più marcata e quindi la risposta è più prevedibile di quanto non si aspetti il modello. Si deve comunque notare che la risposta a questo tipo di item aumenta comunque in funzione della localizzazione delle persone e alcuni autori ritengono che questo tipo di cattivo adattamento non sia eccessivamente critico (Linacre, 2000a).

L'*underfit* rappresenta invece una situazione in cui la quantità di successi osservata relativamente a un item non aumenta con sufficiente sistematicità (Fig. 5.2, riquadro C) o aumenta sì in funzione della localizzazione delle persone ma meno rapidamente di quanto sia previsto dal modello (Fig. 5.2, riquadro D). La sequenza di risposte a un item che presenta un *underfit* è meno deterministica e più aleatoria: 010101010110. In questo caso il successo o il fallimento in un certo item è meno prevedibile in funzione dell'abilità delle persone. Questo tipo di cattivo adattamento mostra generalmente che la risposta all'item è influenzata da fattori diversi rispetto a quello latente comune agli altri item del test. L'item non contribuisce bene, quindi, alla definizione di una variabile unidimensionale insieme con gli altri item del test. Bisogna infine osservare che, per i due tipi di cattivo adattamento i residui sono statisticamente più significativi che nel caso di un buon adattamento. Tuttavia la grandezza dei residui non può essere giudicata che in modo relativo, in rapporto ai residui dell'insieme degli altri item.

Gli indici di adattamento

L'adattamento dei dati osservati nella matrice delle risposte ai criteri del modello di Rasch può essere quantificato da diversi tipi di indici (Wright & Panchapakesan, 1969; Andersen, 1973; Douglas, 1982; Hattie, 1985; Smith, 1990; Karabatsos, 2000; Smith, 2000; Stone, 2003). Attualmente l'approccio più utilizzato è quello del Chi Quadro di Pearson (Wright & Panchapakesan, 1969). Nei paragrafi seguenti si utilizzerà questo approccio per illustrare i calcoli di differenti indici: l'*Infit*, l'*Outfit* e il Chi Quadro (χ^2). Questi vengono calcolati a partire dai residui ma è diverso il modo in cui si accumulano (per produrre appunto un certo indice) attraverso le persone e gli item.

*L'*Infit *e l'*Outfit

Gli indici di adattamento *Infit* e *Outfit* vengono utilizzati nell'ambito del programma Winsteps[©] per quantificare l'adattamento degli item e delle persone ai criteri del modello. Questi indici vengono calcolati accumulando i residui standardizzati delle risposte di tutte le persone a un item (*item fit*) e delle risposte di una persona a tutti gli item (*person fit*). I due indicatori sono calcolati in modo analogo per tutte le persone e per tutti gli item.

L'*Outfit* è calcolato come la media dei quadrati dei residui standardizzati: i residui vengono elevati al quadrato prima di effettuare la media per evitare che i residui positivi compensino quelli negativi. L'*Outfit* è particolarmente sensibile alle risposte inattese delle persone con una localizzazione lontana da quella dell'item, il che spiega la sua denominazione (*Outfit* è l'abbreviazione di *Outlier*[8]-*sensitive fit statistic*). In effetti la varianza del punteggio atteso diminuisce all'aumentare della differenza tra la localizzazione della persona e quella dell'item e di conseguenza i residui corrispondenti hanno un peso maggiore nel calcolo della media.

L'*Infit* è calcolato in maniera analoga moltiplicando però il quadrato di ogni residuo standardizzato per la varianza del punteggio atteso e dividendo poi per la somma delle varianze di ogni punteggio atteso. Questa compensazione ha l'effetto di rendere l'*Infit* particolarmente sensibile alle risposte inattese delle persone con una localizzazione vicina a quella dell'item (e quindi con varianze elevate), il che rende conto della sua denominazione (*Infit* è l'abbreviazione di *Information-weighted fit statistic*)[9].

I due indici di adattamento (*Outfit* e *Infit*) appena definiti sono in forma di media quadratica (*mean square*, MNSQ). Questi indici presentano la distribuzione del Chi Quadro diviso per i gradi di libertà (ovvero il numero dei residui standardizzati con i quali si effettua la media, vale a dire la dimensione del campione o la lunghezza del test per una matrice dei dati completa). Se i dati si adattano perfettamente ai criteri del modello i valori attesi per l'*Infit* e l'*Outfit* espressi in forma di media quadratica sono uguali a 1. Analogamente è possibile standar-

---

[8] In statistica, *outlier* (letteralmente "quello che giace fuori") è un valore molto remoto rispetto al gruppo centrale dei valori in una certa distribuzione. Quando si definisce un valore come *outlier*? Questo dipende dai criteri applicati alla distribuzione stessa.

[9] Il concetto è relativamente semplice. Quando sono alquanto probabili sia 0 che 1 (il che avviene quando abilità e difficoltà sono molto vicine, la varianza attesa e il contenuto informativo della risposta sono elevati) residui anche molto ampi, una volta che siano stati standardizzati, appaiono statisticamente probabili e quindi "non significativi". Che cosa pensare, però, di una serie di residui ciascuno dei quali appare "non significativo"? L'*Infit* accende i riflettori su questi residui, moltiplicandoli per un fattore che corrisponde al rapporto fra la varianza della risposta attesa e la varianza totale della serie di risposte agli item. In altre parole: residui in risposte con una varianza importante (per esempio una sequenza centrale di risposte 010101) non possono più "nascondersi" dietro la "non significatività" statistica che viene loro concessa dal fatto che le risposte stesse hanno una grossa varianza. Si potrà dunque distinguere un cattivo *fit* (*misfit*) dovuto a poche risposte molto inattese (*Outfit*) da una serie di risposte (*Infit*) ciascuna delle quali, isolatamente, sarebbe sfuggita alla rilevazione di *misfit*.

dizzare la media quadratica per confrontare i valori ottenuti attraverso diversi item o diverse persone[10].

La trasformazione a radice cubica di Wilson-Hilferty permette di convertire la media quadratica in una grandezza t (ZSTD) che presenta una distribuzione normale ridotta (Patel & Read, 1996; Schulz, 2002). Gli indici di adattamento standardizzati rappresentano un test dell'ipotesi che i dati si adattino ai criteri del modello (Linacre, 2002a; Schulz, 2002). Se i dati si adattano perfettamente ai criteri del modello il valore atteso per gli indici standardizzati è prossimo a 0. Si vedrà nel paragrafo 5.1.5 come interpretare questi indici di adattamento.

Il Chi Quadro (χ^2)

L'indice di adattamento Chi Quadro viene utilizzato dal programma RUMM© per quantificare l'adattamento degli item ai criteri del modello. Questo indice di adattamento è concettualmente equivalente all'*Outfit*, ma i residui delle risposte delle persone all'item sono accumulati in modo differente.

Il campione viene diviso in più gruppi di capacità crescente, denominate classi di intervallo (CI). Il numero di CI è determinato dall'esaminatore in modo che (1) tutte le persone con lo stesso punteggio totale facciano parte dello stesso CI e (2) ogni CI contenga approssimativamente lo stesso numero di persone. Il calcolo dell'indice di adattamento Chi Quadro verrà illustrato sfruttando la matrice delle risposte utilizzata nel Capitolo 4. La divisione del campione in CI è presentata nella Tabella 5.2.

Le persone e gli item estremi sono stati preliminarmente eliminati.

Il campione di 11 persone è diviso in tre classi d'intervallo in modo conforme alle regole prima definite: la prima classe contiene le persone con punteggio maggiore o uguale a 8, la seconda classe quelli con un punteggio compreso tra 5 e 7, la terza classe quelli con punteggio minore o uguale a 4. Per ogni item viene cal-

---

[10] Questo paragrafo apparirà poco intelligibile a chi non ha una minima dimestichezza con la statistica. In parole più semplici si può riproporre il concetto come segue. Tenendo conto dell'attesa del modello la probabilità di osservare una certa somma di residui (come sopra definiti) in una serie di risposte ha una distribuzione nota come Chi Quadro. Questa distribuzione non è simmetrica come la familiare distribuzione gaussiana-normale e per di più cambia forma all'aumentare dei "gradi di libertà" (n-1, laddove n è il numero di possibili osservazioni: in questo caso, il numero di item). La domanda è: quando si trova un certo Chi Quadro lo si può ritenere "statisticamente significativo", cioè improbabile, oppure no? Occorre riferirsi a specifiche tabelle che tengono conto delle dimensioni del Chi Quadro e di n (come al solito, quanto maggiore è n tanto maggiore è la fiducia nel dato e tanto più facile è che un certo Chi Quadro si possa ritenere "significativo"). La trasformazione Wilson-Hilferty è un algoritmo che avvicina la distribuzione Chi Quadro a una distribuzione normale "ridotta" (ovvero standardizzata, STD, con media 0 e SD 1) che non obbliga più a considerare il numero di osservazioni. Il residuo "assoluto" diviene così un classico valore ZSTD di scostamento rispetto alla media 0 della classica curva gaussiana: al solito, ZSTD + o – 2 rappresentano il classico cut-off del 5%. Valori oltre questa finestra si riscontrano per caso meno del 5% delle volte e falsificano l'ipotesi che i dati osservati siano coerenti con le attese (pur tolleranti in quanto probabilistiche) del modello. Il dato "assoluto" (MNSQ) e quello ZSTD non dicono la stessa cosa: la versione MNSQ dice quanto la somma dei residui, lungo la serie di risposte, sia ampia; ZSTD dice quanto essa sia statisticamente significativa, ovvero inattesa.

Tabella 5.2 Divisione del campione in classi di intervallo

Persone	9	5	7	11	8	2	10	3	4	12	1	Punteggio totale (r)	CI	β_n (logit)	β_{CI} (logit)
h	1	1	1	1	0	1	1	1	1	1	0	9	1	1.55	
l	1	1	1	1	0	1	1	1	0	0	1	8	1	1.02	1.20
c	1	1	1	1	0	1	0	1	1	1	0	8	1	1.02	
a	1	1	1	1	0	0	1	0	1	0	1	7	2	0.59	
e	1	1	1	1	0	1	1	1	0	0	0	7	2	0.59	
i	1	0	1	0	1	1	1	0	1	0	0	6	2	0.20	0.20
g	1	1	1	0	1	1	0	0	0	0	0	5	2	-0.18	
j	0	0	0	0	1	0	0	1	1	1	1	5	2	-0.18	
d	1	1	0	1	1	0	0	0	0	0	0	4	3	-0.58	
k	1	0	0	0	1	0	0	0	0	0	0	2	3	-1.55	-1.23
b	0	1	0	0	1	0	0	0	0	0	0	2	3	-1.55	
δ_i (logit)	-1.57	-0.99	-0.52	-0.09	-0.09	-0.09	0.32	0.32	0.32	1.19	1.19				

colato un indice di adattamento Chi Quadro: questo calcolo verrà illustrato per l'item 4. I dettagli sono presentati nella Tabella 5.3.

Inizialmente viene calcolata la media delle risposte osservate per ogni CI ($X_{obs(CI)}$). Per esempio, per la prima CI, 2 persone su 3 hanno superato l'item 4 e quindi la media delle risposte osservate è $(1+0+1)/3 = 0.67$. Successivamente il punteggio atteso medio per ogni CI ($X_{att(CI)}$) viene calcolato come la media dei punteggi attesi per ogni persona appartenente alla CI (si veda la Tab. 5.1). Per esempio il punteggio atteso medio relativo all'item 4 per la prima CI è $(0.77 + 0.67 + 0.67)/3 = 0.70$. Successivamente viene calcolato per ogni CI un residuo come differenza tra la media delle risposte osservate e il punteggio atteso medio, ovvero $(0.67 - 0.70) = -0.03$. Questo residuo viene poi standardizzato dividendolo per la deviazione standard del punteggio atteso per ogni CI ($SD_{att(CI)}$). Per esempio la $SD_{att(CI)}$ è uguale a 0.46 ($\sqrt{(P_{ni1} \times P_{ni0})} = \sqrt{(0.70 \times 0.30)}$), data una localizzazione media delle persone di 1.20 logit e una localizzazione dell'item di 0.32 logit). Il residuo standardizzato è quindi uguale a -0.07 ($-0.03/0.46$) per la prima CI relativamente all'item 4.

Infine l'indice di adattamento Chi Quadro (χ^2) è calcolato come la somma dei quadrati dei residui standardizzati per ogni CI, ovvero $(-0.07)^2 + 0.26^2 + (-0.47)^2 = 0.29$, relativamente all'item 4. Il grado di libertà di questo Chi Quadro è uguale al numero di CI meno 1 ovvero, nel nostro esempio, 2.

Tabella 5.3 Calcolo in dettaglio dell'indice di adattamento Chi Quadro (χ^2) per l'item 4

CI	β_{CI} (logit)	$X_{obs(CI)}$	$X_{att(CI)}$	$Residuo_{CI}$	$P_{ni0(CI)}$	$SD_{att(CI)}$	$Residuo_{ZSTD(CI)}$	χ^2
				Item 4: 0.32 logit				
1	1.20	0.67	0.70	-0.03	0.30	0.46	-0.07	
2	0.20	0.60	0.47	0.13	0.53	0.50	0.26	0.29
3	-1.23	0.00	0.18	-0.18	0.82	0.38	-0.47	

Un test statistico sulla grandezza di questo indice di adattamento può essere realizzato confrontando il valore del Chi Quadro ottenuto per un certo item con la distribuzione teorica per lo stesso grado di libertà. Questo test permette di determinare se, data una certa soglia di significatività statistica (di solito 5%), il valore calcolato del Chi Quadro sia troppo grande per essere dovuto al caso, il che indicherebbe un cattivo adattamento dell'item in rapporto agli altri item del test.

L'interpretazione degli indici di adattamento

Sono stati descritti diversi indici di adattamento dei dati ai criteri del modello. Questi indici vengono calcolati per ogni item e per ogni persona e permettono di determinare se la risposta di un item o di una persona sia conforme ai criteri del modello, una volta date le risposte del campione di persone all'insieme degli item.

L'adattamento dei dati ai criteri del modello dipende dal contesto della misura e non è una questione che si possa definire in modo assoluto. Esso non può che essere quantificato in maniera relativa in rapporto con le risposte del campione di persone all'insieme degli item (Andrich, 1988, 1999; Bond & Fox, 2001). Nel caso di cattivo adattamento di un item, la soluzione che generalmente si adotta consiste nel non tenere conto della risposta della persona a quell'item nella misura della variabile in esame. Nel caso di cattivo adattamento di una persona, l'indice di adattamento permette di mettere in evidenza un comportamento particolare della persona rispetto al campione. Ma a partire da quale valore dell'indice l'adattamento di un item o di una persona viene giudicato inadeguato?

L'interpretazione del valore degli indici di adattamento è un problema molto delicato. La distribuzione dei differenti indici di adattamento dipende da diverse caratteristiche dei dati quali la dimensione del campione, il numero di item o la centratura della localizzazione delle persone in rapporto a quella degli item. Considerati tutti questi fattori risulta difficile fissare un criterio applicabile a tutte le situazioni. In diversi lavori basati su simulazione di dati si è studiata la variazione delle distribuzioni teoriche dei residui e degli indici di adattamento in funzione delle caratteristiche dei dati e dell'adattamento dei dati al modello (Smith, 1988, 1991; Smith et coll., 1998; Smith, 2000). Tuttavia l'effetto dei differenti fattori all'interno di una matrice di dati reali non è ancora del tutto conosciuto. Nonostante questo la complessità delle interazioni non ha impedito l'utilizzo del modello di Rasch per la misura di ogni tipo di variabili nell'ambito delle scienze sociali e mediche poiché sono state proposte diverse regole di condotta nelle varie situazioni. Un riassunto è riportato nella Tabella 5.4.

L'Infit e l'Outfit

Gli indici *Infit* e *Outfit* presentano una distribuzione di media quadratica. Se i dati si adattano perfettamente ai criteri del modello i loro valori sono dunque uguali a 1. Questi valori sono sempre positivi e si distribuiscono intorno al valor medio in fun-

Tabella 5.4 Verifica dei criteri di una misura oggettiva

Residuo	Formule	
Residuo	$X_{obs} - X_{att}$	
Residuo standardizzato	$(X_{obs} - X_{att})/SD_{att}$	
Indici di adattamento	**Overfit**	**Underfit**
Infit (MNSQ)	$< 1-(2/\sqrt{n})$	$> 1+(2/\sqrt{n})$
Infit (ZSTD)	< -2	> 2
Outfit (MNSQ)	$< 1-(6/\sqrt{n})$	$> 1+(6/\sqrt{n})$
Outfit (ZSTD)	< -2	> 2
χ^2	$p < 0.05$	$p < 0.05$

1. L'adattamento di un item o di una persona è sempre giudicato in maniera relativa, in rapporto all'insieme della matrice dei dati.
2. Il giudizio di un buon o cattivo adattamento deve essere il più possibile sostenuto da test supplementari.
3. Nel caso di item politomico deve essere verificato anche l'ordine delle categorie di risposta.

zione delle caratteristiche dei dati (Smith, 1988, 1991; Smith et coll, 1998; Smith, 2000). Un valore inferiore a 1 indica un *overfit*, ovvero che la risposta della persona (o dell'item) è più deterministica di quanto venga previsto dal modello. Un valore che sia superiore a 1, invece, indica un *underfit*, ovvero che la risposta della persona (o dell'item) è più aleatoria di quanto sia previsto dal modello. Una prima serie di raccomandazioni ha proposto un intervallo di valori critici accettabili in funzione del tipo di test utilizzato. Per esempio per un questionario o un'inchiesta l'intervallo dei valori accettabili va da 0.6 a 1.4; per un questionario medico, i valori da 0.5 a 1.7 non indicano problemi di adattamento maggiori (Wright et coll., 1994). Questi intervalli di valori sono stati rivisti in seguito ai lavori di R. Smith e attualmente viene accettato un intervallo di valori differente per i due indici in funzione del numero di osservazioni (Smith et coll., 1998): i valori compresi tra per l'*Infit* e tra per l'*Outfit* indicano un buon adattamento dei dati dove n rappresenta il numero di persone nel caso di un *item fit* e il numero di item nel caso di un *person fit*[11].

Gli indici standardizzati di *Infit* e di *Outfit* sono più facili da interpretare in quanto presentano una distribuzione normale standardizzata nella quale la media è uguale a 0 e la deviazione standard è uguale a 1. Un valore 0 indica un adattamento perfetto dei dati, un valore positivo indica un *underfit*, un valore negativo un *overfit*. Questi valori costituiscono un test statistico sui valori dell'*Infit* e dell'*Outfit* e possono essere interpretati in modo classico: valori compresi tra $\pm$ 2 indicano un buon adattamento entro una soglia di significatività del 5%. Le distribuzioni degli indici standardizzati sono influenzati allo stesso modo dal numero di osservazioni (vale a dire la dimensione del campione o la lunghezza del test) ma in misura minore rispetto alla media quadratica (Smith, 2000).

---

[11] Rimane aperto il problema dell'applicazione degli indici di adattamento a casistiche molto ampie (indicativamente, superiori a 500-1000 osservazioni): con numeri elevati le attese del modello diventano molto precise e qualsiasi punteggio osservato rischia di divenire "inatteso" così da generare *misfit*. Questo però è un problema generale della statistica della "significatività", che diviene molto facile da riscontrare se i numeri in gioco sono elevati.

Il Chi Quadro (χ^2)

I valori dell'indice di adattamento Chi Quadro possono essere confrontati con la distribuzione teorica per un grado di libertà pari al numero delle classi di intervallo meno uno. Più il valore del Chi Quadrò è elevato e più l'adattamento dei dati ai criteri del modello è inadeguato. Il valore critico può essere determinato a partire da un grafico della distribuzione del Chi Quadro, una volta fissati i gradi di libertà e la soglia di significatività scelta per il test. Di conseguenza se il valore del Chi Quadro è superiore al valore critico per la soglia di significatività prefissata l'adattamento dei dati ai criteri del modello viene giudicato non significativo, sempre considerando la soglia di significatività prefissata.

> **Esempio.** Si consideri ancora l'item 4 della matrice delle risposte presentata nella Tab. 5.2. È stato osservato un Chi Quadro di 0.29 su 3 classi di intervallo. Se la soglia di significatività è prefissata al 5% il valore critico di una distribuzione di Chi Quadro a 2 gradi di libertà è uguale a 5.99. Questo fatto indica che il valore di Chi Quadro osservato non è sufficientemente grande per rigettare l'ipotesi preliminare di un buon adattamento delle risposte all'item 4 in rapporto a quelle agli altri item: l'item si adatta bene ai criteri del modello. Il valore del Chi Quadro avrebbe dovuto essere superiore a 5.99 per indicare un adattamento dei dati statisticamente significativo (quindi un cattivo adattamento).

In sostanza l'adattamento dei dati osservati ai criteri del modello può essere valutato mediante i diversi indici statistici ma non può essere giudicato in modo assoluto. Inoltre il ruolo giocato dai diversi indici nell'individuare le diverse tipologie di cattivo adattamento è tutt'oggi oggetto di discussione in letteratura (Karabatsos, 2000).

La decisione di eliminare item o persone che presentino un cattivo adattamento fra dati osservati e prescrizioni del modello non deve basarsi soltanto sulle regole di buona condotta proposte per l'interpretazione degli indici di adattamento ma anche sull'osservazione della matrice delle risposte osservate e sulla curva caratteristica degli item. Bisogna inoltre cercare di capire perché quegli item e quelle persone presentino un cattivo adattamento. Il riquadro 5.1 presenta un elenco non esaustivo delle possibili fonti di un cattivo adattamento, le quali possono riguardare l'item, la persona e/o la somministrazione del test (Wright & Stone, 1979; Wright, 1991; Linacre & Wright, 1994; Karabatsos, 2000; Bond & Fox, 2001).

Inserto 5.1   Le possibili cause di un cattivo adattamento dei dati ai criteri del modello

La risposta di una persona a un item può essere confrontata con la risposta predetta dal modello. Questo confronto è sempre relativo e può essere effettuato una volta considerate le risposte della persona agli altri item, le risposte delle altre persone a quell'item e i punteggi totali della persona e dell'item. La tabella riportata di seguito mostra alcune delle possibili cause di un cattivo adattamento dei dati ai criteri del modello.

Persona

Errori di distrazione: la persona fallisce degli item facili perché è distratta.

Interferenze esterne: la persona fallisce degli item facili perché fattori esterni (stress, rumore...) la disturbano.

Apprendimento pregresso: item che riguardano delle conoscenze particolari e precedentemente apprese vengono superati anche se risulterebbero teoricamente più difficili di altri che non sono stati oggetto di uno specifico apprendimento precedente.

Fortuna: item difficili vengono superati da una persona perché questa indovina la risposta corretta (situazione frequente soprattutto nel caso di quesiti a risposta multipla).

Risposte aleatorie: item facili vengono falliti e item difficili vengono superati perché la persona risponde in maniera casuale (soprattutto nel caso di quesiti a risposta multipla).

Trucchi: item difficili vengono superati perché la persona bara (copia, conosce in anticipo le risposte...).

Laboriosità eccessiva: item facili, che sono stati affrontati per primi, vengono superati, mentre item difficili vengono falliti perché la persona non ha a disposizione il tempo necessario per rispondere (*overfit*).

Item

Multidimensionalità: la risposta delle persone all'item non dipende unicamente dalla variabile misurata dagli altri item del test. Altri fattori interferiscono con la variabile misurata nella risposta all'item.

Esempio. Siano dati un test di abilità manuale presso bambini con problemi neurologici di mobilità e l'item "Aprire una porta". Questa attività misura non solo l'abilità del bambino nell'utilizzare gli arti superiori per aprire la porta ma anche la capacità di utilizzare gli arti inferiori per collocarsi davanti alla porta. Un bambino emiplegico può trovare difficoltà nell'affrontare l'item non perché possieda scarsa abilità manuale ma perché non riesce facilmente a stare in piedi davanti alla porta.

Più risposte sono ammissibili: l'item è talmente mal definito che più risposte possono essere corrette, tenuto conto dell'abilità della persona. La difficoltà dell'item dipenderà allora dall'interpretazione data all'item dalla specifica persona.

Esempio. Siano dati un test di abilità manuale percepita con l'immaginazione e l'item "infilare delle perle". La difficoltà di questa attività sarà percepita come più o meno elevata a seconda della rappresentazione mentale (per esempio della dimensione delle perle e del filo) utilizzata dalla persona per rispondere all'item.

Errori di sintassi: una struttura grammaticale scorretta, una cattiva formulazione del testo, una cattiva traduzione dell'item possono portare a un'interpretazione sbagliata dell'item stesso.

Esempio. Siano dati un test per misurare il dolore lombare e l'item "È falso affermare che provate dolore alla schiena se state per lungo tempo seduto?". Se la persona avverte effettivamente dolore alla schiena dovrà rispondere "no (non è falso affermare che provo dolore alla schiena)" ma la frase è talmente lunga e complicata che potrebbe rispondere in tutta sincerità "sì" (intendendo dire: "avverto dolore alla schiena").

Interferenze dell'item: la difficoltà dell'item rapportato agli altri item del questionario varia da un gruppo di persone all'altro, in funzione del sesso, dell'età, della razza, dello stato economico, della diagnostica, ecc.

Esempio. si veda il Capitolo 6.

Esaminatore

Errori dattilografici: un item con uno o più errori dattilografici può risultare difficile da capire. La persona davanti a questa situazione rischia di rispondere a caso o di non rispondere all'item.

Sfalsamento tra domande e risposte: la persona può avere omesso, in un dato punto del test costituito da una lista di domande, uno o più item senza rendersene conto. Le risposte, a partire da quel punto, non corrisponderanno più agli item.

Errori nell'acquisizione dei dati: è possibile commettere uno o più errori di codifica nella compilazione della matrice delle risposte.

Inoltre, come si vedrà nel Capitolo 6, l'analisi degli indici di adattamento può essere completata da altre prove, come il test di funzionamento differenziale degli item (FDI) e l'analisi in componenti principali dei residui (ACPR). L'esaminatore dovrà cercare di accumulare più prove possibile al fine di giudicare se i dati osservati nella matrice delle risposte si adattino più o meno bene ai criteri del modello di Rasch.

5.2 La verifica dell'ordine delle categorie

Gli indici di adattamento descritti si applicano tanto ai dati dicotomici quanto ai dati politomici. Tuttavia nel caso di dati politomici, ovvero nel caso in cui un item presenti più di due categorie di risposte, si viene a imporre una verifica supplementare. In questa situazione è generalmente postulato a priori un ordine delle categorie di risposta e conviene verificare se questo è poi ben rispettato dai dati osservati (Andrich, 1996a).

L'ordine delle categorie

L'ordine è uno dei criteri di una misura oggettiva descritti nel Capitolo 3. Più il punteggio è elevato e più la quantità misurata deve essere grande. Punteggi crescenti (per esempio 0, 1, 2) attribuiti a differenti categorie di risposta (per esempio "impossibile", "difficile", "facile") devono rappresentare misure crescenti sull'asse della variabile. Tuttavia il modello di per sé non impone un ordine crescente di categorie di risposta successive e conviene verificare che l'ordine postulato a priori sia ben rispettato dai dati osservati (Andrich, 1996a; Roberts, 1994). Quest'ordine deve quindi essere trattato come un'ipotesi da verificare. Consideriamo l'esempio di un questionario di abilità fisica che misuri la limitazione percepita da persone anziane nello svolgimento di attività fisiche. Il questionario utilizza una scala a 4 categorie che viene presentata alle persone come nella Fig. 5.3. La categoria più bassa ("Totalmente limitato" = 0) rappresenta il livello più basso di abilità fisica. Le categorie successive rappresentano livelli di capacità crescente fino al livello più alto ("Per nulla limitato" = 3). Va notato che le categorie di risposta sono generalmente disposte a distanza uguale l'una dall'altra, al fine di invogliare le persone a prestare loro un'attenzione uguale.

Da un punto di vista metrico, tuttavia, le categorie non hanno necessariamente la stessa estensione rispetto all'asse dell'abilità. Il modello di Rasch per un item poli-

Totalmente limitato	Molto limitato	Poco limitato	Per nulla limitato

Fig. 5.3   Scala delle risposte così come viene presentata alle persone interrogate nel corso della valutazione. Le 4 categorie di risposta sono disposte a uguale distanza l'una dall'altra.

tomico esprime la probabilità di ogni categoria di risposta in funzione della differenza tra la localizzazione di una persona e quella di un item. Le Curve di Probabilità delle Categorie (CPC) per un item con una difficoltà di 0 logit sono presentate nella Fig. 5.4. Si vede che ogni punteggio possibile è di volta in volta il più probabile man mano che l'abilità ("localizzazione") delle persone aumenta. Sinteticamente si può dire che la scala di risposta a 4 categorie può essere rappresentata attraverso la proiezione delle soglie che separano due categorie successive sulla scala di misura: ogni zona delimita il range di capacità per la quale una categoria di risposta è la più probabile. Questa rappresentazione indica chiaramente che il punteggio più probabile aumenta in funzione della localizzazione delle persone confermando quindi l'ordine postulato a priori per le 4 categorie di risposta. Inoltre le categorie di risposta estreme ("Totalmente limitato", "Per nulla limitato") coprono una zona semi-infinita, mentre le categorie intermedie ("Molto limitato" e "Poco limitato") coprono zone di lunghezza delimitate dalle soglie che le separano (si veda il Capitolo 2).

In pratica, l'ordine delle categorie postulato a priori non è sempre confermato dai dati, perché le persone non sempre discriminano le differenti categorie di risposta proposte. Le CPC ottenute in una tale situazione per un item di difficoltà di 0 logit sono presentate in Fig. 5.5. Appare chiaramente che la risposta 1, "Molto limitato", non è utilizzata come le altre categorie di risposta. La CPC indica che,

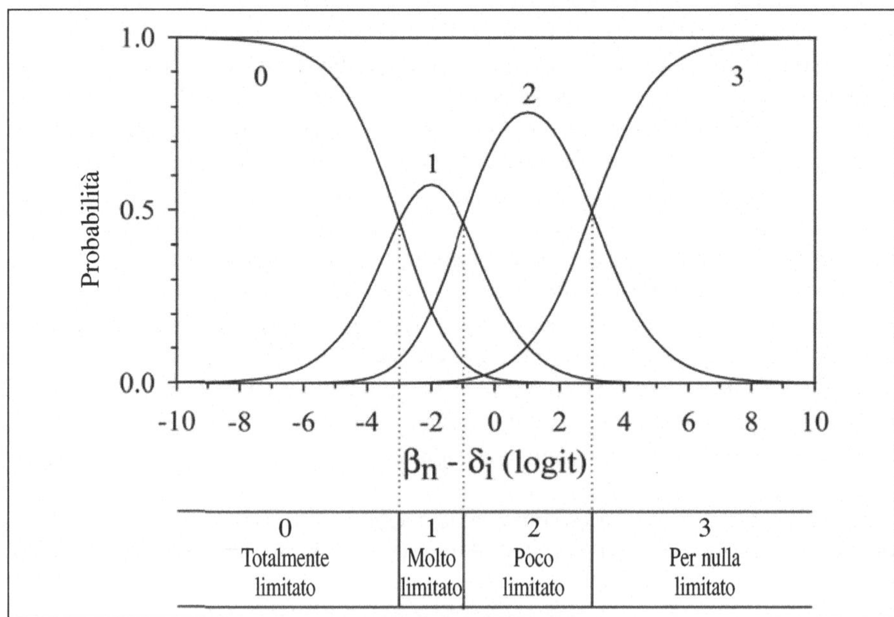

Fig. 5.4 Curve di Probabilità delle Categorie di risposta (CPC) di un item di difficoltà uguale a 0 logit. Le 4 categorie di risposta confermano l'ordine postulato a priori perché le soglie determinanti le 4 categorie (i tratti verticali punteggiati) sono ordinate in sequenza. Ogni punteggio possibile è di volta in volta il più probabile, mano a mano che l'abilità delle persone aumenta.

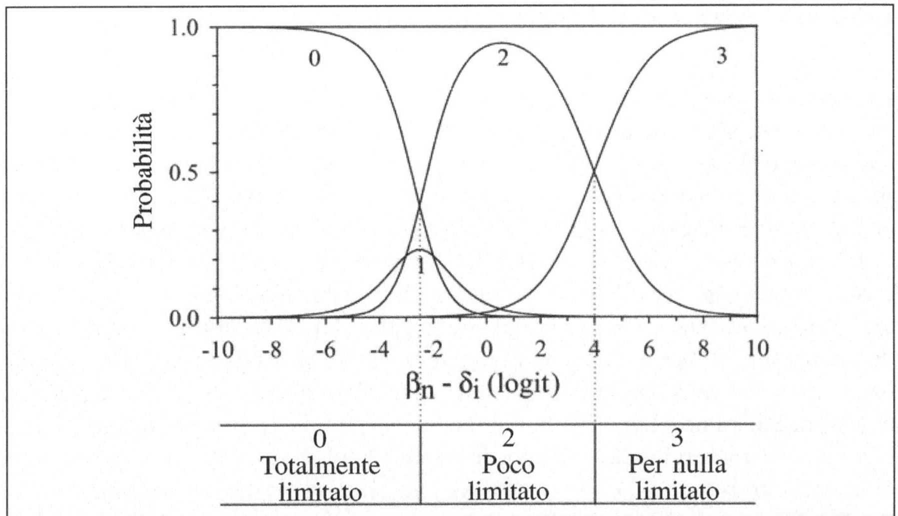

Fig. 5.5 Curve di Probabilità delle Categorie di risposta (CPC) di un item di difficoltà uguale a 0 logit. La categoria non "emerge" perché la probabilità che questa categoria venga rilevata è inferiore alla probabilità di rilevare le altre categorie, quale che sia l'abilità della persona. Le soglie (tratti verticali punteggiati) delimitano le categorie 0 e 1 e le categorie 1 e 2 sono invertite, così che la scala di risposta deve essere interpretata, prudentemente, su tre livelli e non su quattro.

quale che sia la localizzazione delle persone, la probabilità che questi diano la risposta 1 è sempre inferiore alla probabilità che ne scelgano un'altra. In questi casi si dice che la categoria 1 non "emerge". Questa situazione indica che, nel campione di dati, una persona che abbia una capacità prossima ai −2.5 logit ha una probabilità maggiore di scegliere la risposta 0 o 2 piuttosto che la 1. Ne consegue che la soglia tra la risposta 0 e 1 ha una localizzazione più alta (−2 logit) della soglia tra le risposte 1 e 2 (−3 logit). In questo caso l'ordine delle categorie postulato a priori è sovvertito perché è richiesta un abilità maggiore affinché vi sia una probabilità identica di scegliere le risposte 0 invece che 1, rispetto all'abilità richiesta affinché vi sia identica probabilità di scegliere tra le risposte 1 e 2[12].

---

[12] Si guardi la Fig. 5.5: si vede facilmente che in media i valori di abilità sottesi alla curva della categoria 2 sono più elevati di quelli sottesi alla categoria 1. Questo non esclude, tuttavia, che la soglia che separa 1 da 2 corrisponda a valori di abilità inferiori a quella che separa 0 da 1 (basta progredire da sinistra verso destra sull'ascissa e il fenomeno appare evidente), il che è contraddittorio. Quindi le *persone* sono "ordinate", incluse quelle che scelgono "1", ma le *categorie* no. Questo è dovuto al fatto che la categoria 1 viene scelta molto raramente. Per i pochi che la scelgono, essa indica capacità inferiore a quella delle persone che hanno scelto 2: ma dire se in generale "1" vuol dire "meno di 2" è quanto meno opinabile. Per esempio, per una persona media la cui capacità aumenti (si ponga, per miglioramenti in corso di terapia), è prevedibile prima o poi un passaggio diretto da 0 a 2, e non un passaggio attraverso 1. L'ordine delle soglie è un requisito concettuale che sta a monte del modello di Rasch, in quanto è la conferma sperimentale della validità di un assunto (il fatto che in generale 1 voglia dire "meno di 2"). In ogni caso occorre domandarsi perché la categoria "non emergente" sia selezionata

I criteri di verifica dell'ordine delle categorie

Per verificare che l'ordine delle categorie postulato a priori sia ben rispettato dai dati sono necessari due criteri: innanzitutto la localizzazione media delle persone che abbiano risposto all'interno di categorie via via più elevate deve seguire una progressione "monotona"; inoltre anche la localizzazione delle soglie che separano le categorie adiacenti deve seguire una progressione monotona (Andrich, 1996b).

La progressione monotona della localizzazione media delle persone da una categoria di una risposta all'altra è un criterio globale che indica il modo in cui le categorie sono utilizzate. Questa progressione può essere determinata a partire dalla differenza $(\beta_n - \delta_i)$ media calcolata per ogni categoria di risposta. Per ogni risposta osservata viene calcolata la differenza tra la localizzazione delle persona e quella dell'item. Sui valori ottenuti si fa poi una media su tutte le risposte osservate nella stessa categoria (cioè la media viene effettuata attraverso tutti gli item nel caso di un modello *rating scale*, o per ogni item nel caso di un modello *partial credit*). La differenza $(\beta_n - \delta_i)$ media di una data categoria rappresenta quindi la localizzazione media delle persone che rispondono all'interno di quella categoria quale che sia l'item del questionario. Se l'ordine delle categorie postulato a priori è verificato la differenza $(\beta_n - \delta_i)$ media aumenta monotonamente in funzione della quantità rappresentata dalle categorie successive.

La progressione monotona della localizzazione delle soglie che separano le categorie di risposta adiacenti è un criterio più stretto (Andrich, 1996b). Questa progressione può essere determinata con un semplice test. Se l'ordine delle categorie postulato a priori è confermato, le soglie che delimitano due categorie successive aumentano in funzione della quantità rappresentata delle categorie successive.

L'interpretazione dell'ordine delle categorie

I due criteri ora enunciati costituiscono le esigenze minime perché l'ordine delle categorie venga rispettato dai dati. In pratica, una volta messo in evidenza un disordine tra le categorie, le categorie che non emergono vengono accorpate o raggruppate con una delle categorie adiacenti. Per esempio nel caso dell'item illustrato nella Fig. 5.5 le risposte osservate nella categoria 1 possono essere accorpate con la categoria 0 o con la 2 e la scala di risposte viene analizzata come se fossero state proposte soltanto tre categorie di risposta. Viene quindi stimata una nuova serie di soglie per ciascuno dei due raggruppamenti possibili.

---

così raramente: per esempio, essa potrebbe essere formulata in modo ambiguo così da essere intrinsecamente poco distinguibile dalle categorie adiacenti. Oppure la categoria potrebbe rappresentare un fenomeno intrinsecamente raro anche se quando c'è esso indica un preciso livello di gravità (per esempio un tipo di dolore clinicamente infrequente). Quanto il riscontro di soglie "disordinate" vada considerato un difetto inaccettabile nella scala di misura invece che un difetto elasticamente accettabile è tuttora oggetto di acceso dibattito anche se prevale in letteratura un atteggiamento molto ostile al "disordine".

Attualmente non esistono regole comunemente accettate per scegliere un raggruppamento piuttosto che un altro. In generale il raggruppamento deve avere un senso in rapporto alla variabile misurata[13]. Sono state proposte alcune regole di comportamento complementari per analizzare l'ordine delle categorie di risposta (Linacre, 2002b)[14]. Per esempio, si possono utilizzare due indicatori per analizzare la coerenza tra i punteggi attesi e quelli ottenuti. Il primo indicatore ($X_{att} \rightarrow X_{obs}$) è la percentuale di risposte per le quali viene osservata la categoria di risposta più probabile (date le localizzazioni di persone e item). Il secondo indicatore ($X_{obs} \rightarrow X_{att}$) è la percentuale di risposte per le quali la categoria di risposta osservata è la più probabile. Questi indicatori dipendono però da alcune caratteristiche dei dati, quali la centratura (vicinanza fra valore medio di abilità delle persone e valore medio di difficoltà degli item) e l'adattamento dei dati ai criteri del modello. La scelta finale del raggruppamento delle categorie dovrà quindi avere senso in relazione alla variabile misurata, e dovrà tenere conto di indici di validità e di adattamento dei dati ai criteri del modello (Bond & Fox, 2001). Il raggruppamento scelto dovrà essere convalidato empiricamente verificando che a partire dalle risposte osservate sulla nuova scala si ottengano soglie comparabili[15].

---

[13] Il cosiddetto *category collapsing* non deve avere lo scopo di far comparire armoniose "colline emergenti" fra le CPC ma dovrebbe rispondere a criteri non puramente statistico-grafici. Per esempio in una sequenza per cui la gravità di una malattia viene definita *assente/lieve/grave*, accorpare "lieve" con "no" o con "grave" dovrebbe rispondere a senso clinico e non solo a convenienza statistica: si accorperà con "no" se soltanto una certa soglia di gravità determina provvedimenti ulteriori; si accorperà con "grave" se ciò che interessa è rilevare la assenza/presenza del fenomeno, ecc.

[14] Questi indicatori sono molto sintetici ed efficaci. L'idea di fondo è acuta, ma anche relativamente semplice: il punteggio atteso può essere un numero frazionario con quanti decimali si voglia, nel mentre la risposta osservata è un intero. Ci si aspetta di osservare, si ponga, "1", ogni volta che il punteggio atteso varia fra 0.50 e 1.44 (sotto 0.5 ci si aspetta 0, sopra 1.44 ci si aspetta 2). La domanda diviene: quante volte un punteggio atteso compreso fra 0.50 e 1.44 ha generato la risposta osservata 1 (rapporto osservato/atteso), rispetto al totale delle volte in cui l'attesa è fra 0.50 e 1.44? La domanda speculare è: quante volte il punteggio osservato 1 si associa a un punteggio atteso compreso fra 0.50 e 1.44 (rapporto atteso/osservato), rispetto al totale delle volte in cui si osserva 1? I due risultati possono non essere per nulla coincidenti. Per esempio se "1" si osserva quando il punteggio atteso è compreso fra 0.50 e 1.44, ma ancor più spesso quando il punteggio atteso è al di fuori di questa finestra (ovvero: rapporto atteso/osservato basso) ciò vuol dire che le persone con le più varie abilità scelgono 1, forse anche a caso. Questo può non impedire al punteggio atteso di generare spesso, di per sé, osservazioni coerenti e cioè "1" (rapporto osservato/atteso alto). Questa situazione indica incoerenza nelle persone oppure una speciale "attrattiva" esercitata dalla risposta "1" (per come è formulata, per come si associa a una grafica accattivante, o altro). La situazione opposta (il punteggio atteso nella finestra 0.50-1.49 genera le più varie risposte e non soltanto 1: rapporto osservato/atteso basso) indica di solito poca "attrattiva" o scarsa chiarezza nella formulazione della domanda, oppure eccessiva genericità, oppure ancora il fatto che quell'item può risentire delle più varie caratteristiche dei persone e non soltanto della variabile in studio. Non esistono per questi indici "soglie" teoriche indicative di "buono" o "cattivo" funzionamento delle categorie: è consigliato (M. Linacre) un rapporto superiore al 40% per entrambi.

[15] Il "raggruppamento a posteriori" delle categorie presenta un problema poco affrontato dalla letteratura, e cioè il fatto che il questionario sottoposto realmente alle persone era quello con le categorie originali, non quello con le categorie "raggruppate". Come risponderanno le persone al nuovo questionario che propone meno alternative di risposta? La previsione che la scala modificata funzioni meglio di quella originale va dunque verificata sul campo.

5.3 Esercizi

Le risposte osservate a un test comprendente 8 item dicotomici (1-8) per 5 persone (a-e) e la localizzazione di persone e item è presentata nella Tabella 5.5. Le persone e gli item sono ordinati in funzione della localizzazione.

Tabella 5.5   Risposte osservate per 5 persone (a-e) a 8 item dicotomici (1-8)

Persone	1	5	2	6	3	8	4	7	Punteggio Totale (r_n)	β_n (logit)
a	1	1	1	1	1	0	1	1	7	1.97
b	1	1	1	1	0	1	0	0	5	0.53
d	1	0	1	1	0	0	0	0	3	−0.55
c	0	0	0	0	1	1	0	0	2	−1.14
e	1	1	0	0	0	0	0	0	2	−1.14
Punteggio totale (s_i)	4	3	3	3	2	2	1	1		
δ_i (logit)	−1.75	−0.69	−0.69	−0.69	0.31	0.31	1.60	1.60		

a) Sulla base dell'osservazione della matrice delle risposte, determinare quali item e quali persone presentino una sequenza di risposta inattesa.

b) Calcolare il punteggio previsto dal modello e la sua varianza data la capacità di ogni persona (β_n) e la difficoltà di ogni item (δ_i). Quali fra le risposte osservate non corrispondono ai criteri del modello?

c) Calcolare i residui standardizzati per la risposta di ogni persona a ogni item e determinare quali risposte osservate siano significativamente lontane dai punteggi attesi.

d) Calcolare gli indici di adattamento *Infit* e *Outfit* di ogni item e di ogni persona. Identificare l'item e la persona che presentano il maggior *overfit* e quelli che presentano il maggior *underfit*. Giustificare la soluzione in base alla matrice di risposte osservate.

2. La Tabella 5.6 presenta gli indici di adattamento *Infit* e *Outfit* di 11 persone per le risposte presentate nella Tabella 5.2. Identificare le persone le cui risposte si adattano ai criteri del modello, quelle che presentano un adattamento di tipo *underfit* e quelle che presentano un adattamento di tipo *overfit*. Giustificare la soluzione in base alla matrice delle risposte osservate.

3. Sulla base della matrice delle risposte presentata nella Tabella 5.2:

a) Calcolare i residui di ogni classe d'intervallo (CI) per gli item 5, 7 e 8.

b) Rappresentare le curve caratteristiche degli item 5, 7 e 8, cioè i punteggi attesi in funzione della differenza ($\beta_n - \delta_n$). Indicare inoltre le risposte osservate in ogni CI e infine interpretare le curve caratteristiche di questi tre item.

c) Calcolare il Chi Quadro degli item 5, 7 e 8. Che cosa si può concludere a partire da questo indice di adattamento?

Tabella 5.6 Indice di adattamento espresso in forma di media quadratica (MNSQ) e di scarto standardizzato (ZSTD)

Persone	Infit (MNSQ)	Infit (ZSTD)	Outfit (MNSQ)	Outfit (ZSTD)
a	1.06	0.30	0.96	0.00
b	1.04	0.30	0.83	0.00
c	0.98	0.10	0.86	−0.10
d	0.75	−0.90	0.67	−0.90
e	0.75	−1.00	0.68	−0.80
g	0.65	−1.70	0.60	−1.50
h	0.96	0.10	0.87	0.10
i	1.00	0.10	1.00	0.10
j	1.94	3.40	2.23	3.30
k	0.83	−0.20	0.70	−0.20
l	0.98	0.10	0.86	−0.10

4. La Fig. 5.6 presenta le Curve di Probabilità delle Categorie (CPC) per 6 item. Di seguito sono riportate le localizzazioni delle soglie (logit) per i 6 item:
- item 1: $\tau_{11} = -5.34$, $\tau_{12} = 1.39$, $\tau_{13} = 4.17$ logit;
- item 2: $\tau_{21} = -1.23$, $\tau_{22} = -4.15$, $\tau_{23} = 2.97$ logit;
- item 3: $\tau_{31} = -1.89$, $\tau_{32} = 0.00$, $\tau_{33} = -0.77$ logit;
- item 4: $\tau_{41} = -1.38$, $\tau_{42} = 0.00$, $\tau_{43} = -0.62$, $\tau_{44} = 3.76$ logit;
- item 5: $\tau_{51} = -0.43$ logit;
- item 6: $\tau_{61} = -3.85$, $\tau_{62} = -2.01$, $\tau_{63} = -1.44$, $\tau_{64} = 1.62$, $\tau_{65} = 2.05$, $\tau_{66} = 4.11$ logit;

   a) Far corrispondere le localizzazioni delle soglie (item 1-6) alle CPC (riquadri A-F) presentate nella Fig. 5.6.

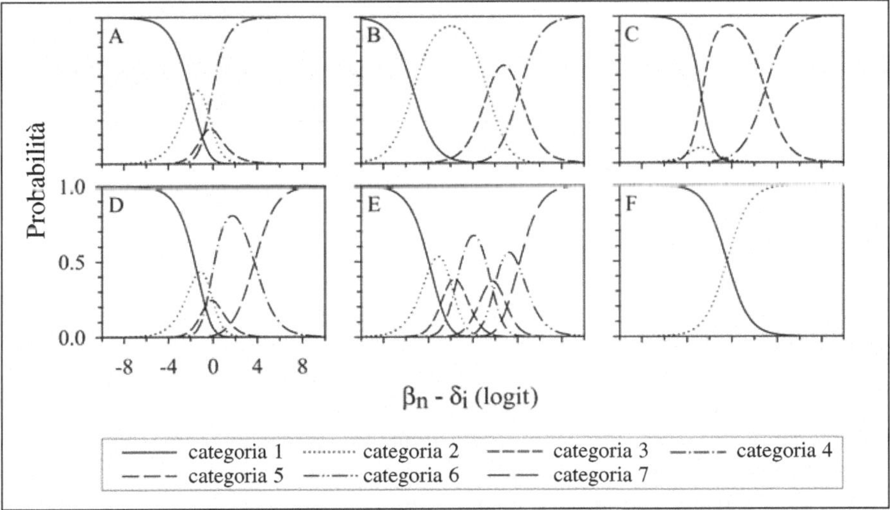

Fig. 5.6 Curve di Probabilità delle Categorie di risposta (CPC) per 6 item (A-F).

b) Identificare gli item con soglie non ordinate e giustificare la risposta.
5. La Tabella 5.7 (riquadro superiore) presenta le caratteristiche delle categorie di risposta di un item: la differenza $(\beta_n - \delta_i)$ media per le risposte osservate in ogni categoria, la localizzazione delle soglie, la percentuale di risposta per quelle in cui la categoria più probabile viene rilevata $(X_{att} \to X_{obs})$ e la percentuale di risposta per quelle in cui la categoria osservata è quella più probabile $(X_{obs} \to X_{att})$.

Tabella 5.7 Caratteristiche di una scala di risposta prima e dopo aver raggruppato due categorie di risposta

Scala a 5 categorie				
Categoria	$(\beta_n - \delta_i)$ media (logit)	Localizzazione delle soglie (logit)	$X_{att} \to X_{obs}$ (%)	$X_{obs} \to X_{att}$ (%)
1	−1.69	/	89	47
2	−0.20	−0.56	25	36
3	0.53	−0.64	25	30
4	1.18	−0.54	56	60
5	3.36	1.74	84	81

Scala a 4 categorie					
Categoria	Categoria originaria	$(\beta_n - \delta_i)$ media (logit)	Localizzazione delle soglie (logit)	$X_{att} \to X_{obs}$ (%)	$X_{obs} \to X_{att}$ (%)
1	1	−2.19	/	90	52
2	2 e 3	0.13	−1.56	36	38
3	4	1.13	−0.34	57	64
4	5	3.76	1.91	85	83

a) Quante categorie di risposta presenta questo item?
b) Le categorie di risposta di questo item rispettano l'ordine postulato a priori? Giustificare la risposta.
c) Esaminando gli indici di coerenza delle risposte osservate in rapporto a quelle attese, identificare le categorie di risposta meno coerenti. Quale soluzione bisogna adottare per ristabilire l'ordine delle categorie di risposta?
d) La Tabella 5.7 (riquadro inferiore) presenta le caratteristiche delle categorie di risposta una volta che siano state raggruppate le categorie 2 e 3. Verificare se l'ordine postulato a priori venga ora rispettato o meno. Giustificare la risposta.
e) Descrivere brevemente i vantaggi e gli svantaggi principali del raggruppamento delle categorie di risposta illustrato in questo esercizio.

5.4 Soluzioni

1. a) Si osserva una sequenza di risposta "diagonale" per l'insieme delle risposte, a eccezione di quelle della persona c agli item 3 e 8. Dunque la risposta di c) è inattesa, in quanto la persona ha sbagliato i quattro item più facili e ha risposto correttamente ai quattro item più difficili.

   b) Il punteggio atteso per un item dicotomico viene determinato sulla base dell'equazione 2.6. La varianza del punteggio atteso è uguale al prodotto della probabilità di successo e della probabilità di insuccesso. I punteggi attesi e la loro varianza sono presentati nella Tabella 5.8. Le risposte inattese sono evidenziate su sfondo grigio.

   c) Il residuo standardizzato è uguale alla differenza tra la risposta osservata e il punteggio atteso, divisa per la deviazione standard del punteggio atteso, ovvero per la radice quadrata della varianza del punteggio atteso. I residui standardizzati sono presentati nella Tabella 5.9. Le risposte di c) agli item 3 e 8 sono significative, ovvero troppo elevate, perché i residui standardizzati sono maggiori di 2. Viceversa la risposta di a all'item 8 è significativamente bassa perché il residuo standardizzato è inferiore a 2.

   d) Gli indici di adattamento espressi in forma di media quadratica sono presentati nella Tabella 5.10. L'item 8 presenta il maggior *underfit* in quanto ha gli indici di (mal)adattamento più elevati. La sua sequenza di risposta è la più disordinata perché l'item è stato superato da una persona su due, in modo praticamente aleatorio. Gli item 4 e 7 presentano il maggior *overfit* (indici di adattamento molto bassi) in quanto hanno le sequenze di risposta più deterministiche. La persona c presenta il maggior *underfit*, in quanto ha risposto correttamente a due item difficili, in modo inatteso, dopo aver sbagliato tut-

Tabella 5.8 Punteggi attesi (varianze) per la matrice di risposta della Tabella 5.5

Persone	1	5	2	6	3	8	4	7	Punteggio totale (r_n)	β_n (logit)
a	0.98 (0.02)	0.93 (0.06)	0.93 (0.06)	0.93 (0.06)	0.84 (0.13)	0.84 (0.13)	0.59 (0.24)	0.59 (0.24)	7	1.97
b	0.91 (0.08)	0.77 (0.18)	0.77 (0.18)	0.77 (0.18)	0.55 (0.25)	0.55 (0.25)	0.26 (0.19)	0.26 (0.19)	5	0.53
d	0.77 (0.18)	0.53 (0.25)	0.53 (0.25)	0.53 (0.25)	0.30 (0.21)	0.30 (0.21)	0.10 (0.09)	0.10 (0.09)	3	−0.55
c	0.65 (0.23)	0.39 (0.24)	0.39 (0.24)	0.39 (0.24)	0.19 (0.15)	0.19 (0.15)	0.06 (0.06)	0.06 (0.06)	2	−1.14
e	0.65 (0.23)	0.39 (0.24)	0.39 (0.24)	0.39 (0.24)	0.19 (0.15)	0.19 (0.15)	0.06 (0.06)	0.06 (0.06)	2	−1.14
Punteggio totale	4	3	3	3	2	2	1	1		
δ_i (logit)	−1.75	−0.69	−0.69	−0.69	0.31	0.31	1.60	1.60		

Tabella 5.9 Residui standardizzati per la matrice di risposta della Tabella 5.5

	Item									
Persone	**1**	**5**	**2**	**6**	**3**	**8**	**4**	**7**	**Punteggio totale (r_n)**	**β_n (logit)**
a	0.14	0.27	0.27	0.27	0.44	–2.29	0.83	0.83	7	1.97
b	0.31	0.55	0.55	0.55	–1.11	0.90	–0.59	–0.59	5	0.53
d	0.55	–1.06	0.94	0.94	–0.65	–0.65	–0.33	–0.33	3	–0.55
c	–1.36	–0.80	–0.80	–0.80	2.06	2.06	–0.25	–0.25	2	–1.14
e	0.73	1.25	–0.80	–0.80	–0.48	–0.48	–0.25	–0.25	2	–1.14
Punteggio totale δ_i (logit)	4 –1.75	3 –0.69	3 –0.69	3 –0.69	2 0.31	2 0.31	1 1.60	1 1.60		

Tabella 5.10 Indici di adattamento *Infit* e *Outfit* per la matrice delle risposte della Tabella 5.5

Item	Infit (MNSQ)	Outfit (MNSQ)
1	0.82	0.56
2	0.61	0.51
3	1.24	1.27
4	0.39	0.26
5	0.90	0.74
6	0.61	0.51
7	0.39	0.26
8	1.88	2.20

Item	Infit (MNSQ)	Outfit (MNSQ)
a	1.13	0.88
b	0.54	0.47
c	1.61	1.55
d	0.64	0.53
e	0.64	0.50

ti gli altri item compresi quelli più facili. La persona b presenta il maggior *overfit* perché le risposte fornite si avvicinano di più ai punteggi attesi.

2. Dati gli indici di adattamento, le risposte della maggioranza delle persone si adattano ai criteri del modello. Di conseguenza, la dimensione del campione è troppo ridotta per mettere in evidenza deviazioni statisticamente significative dal modello. Le persone d, e, g hanno la tendenza a presentare un adattamento di tipo *overfit*. Tuttavia questa tendenza non è significativa perché le medie quadratiche standardizzate sono superiori a –2. Va notato che le sequenze di risposta di queste persone non sono particolarmente deterministiche ma si identificano come i più deterministici in rapporto alla incoerenza di risposta di altre persone.

La persona j presenta un *underfit* significativo perché le medie quadratiche standardizzate sono largamente superiori a 2. La sua sequenza di risposta è l'opposto di quanto ci si aspetta. Si tratta probabilmente di un errore sistematico d'interpretazione della scala di risposta oppure di una persona che per qualche sua peculiarità (da diagnosticare) è capace di realizzare alcune attività difficili, ma è incapace di realizzare alcune attività semplici.

3. a) Il residuo di una certa CI è uguale alla differenza tra la risposta osservata (cioè la media delle risposte delle persone appartenenti a quella CI) e il punteggio atteso (cioè la media dei punteggi attesi delle persone appartenenti a quella CI) della CI considerata. I residui di ogni CI per gli item 5, 7 e 8 sono presentati nella Tabella 5.11.

   b) I punteggi attesi possono essere determinati grazie alla differenza $(\beta_n - \delta_i)$ mediante l'equazione 2.6. Le curve caratteristiche degli item (CCI) rappresentano l'evoluzione del punteggio atteso in funzione della differenza $(\beta_n - \delta_i)$. La Fig. 5.7 rappresenta le curve caratteristiche degli item 5, 7 e 8. La risposta media osservata di una data CI può essere ugualmente rappresentata in funzione della differenza tra la capacità media delle persone appartenenti a quella CI e la difficoltà dell'item preso in considerazione. Le risposte medie osservate di tre CI sono rappresentate nella Fig. 5.7 per gli item 5, 7 e 8. La CCI dell'item 5 mostra che le risposte osservate di ogni CI sono relativamente vicine alle previsioni del modello e si distribuiscono in modo casuale sopra e sotto la CCI.

Tabella 5.11   Calcolo in dettaglio dell'indice di adattamento Chi Quadro degli item 5, 7 e 8

Item 5: −0.99 logit								
CI	β_{CI} (logit)	$X_{obs(CI)}$	$X_{att(CI)}$	Residuo$_{CI}$	SD$_{att(CI)}$	Residuo$_{ZSTD(CI)}$	χ^2	Valore-p
1	1.20	1.00	0.90	0.10	0.30	0.34		
2	0.20	0.60	0.76	0.16	0.43	−0.38	0.47	0.79
3	−1.23	0.67	0.44	0.23	0.50	0.46		

Item 7: −0.52 logit								
CI	β_{CI} (logit)	$X_{obs(CI)}$	$X_{att(CI)}$	Residuo$_{CI}$	SD$_{att(CI)}$	Residuo$_{ZSTD(CI)}$	χ^2	Valore-p
1	1.20	1.00	0.84	0.16	0.36	0.43		
2	0.20	0.80	0.67	0.13	0.47	0.28	0.77	0.68
3	−1.23	0.00	0.34	−0.34	0.47	−0.71		

Item 8: −0.09 logit								
CI	β_{CI} (logit)	$X_{obs(CI)}$	$X_{att(CI)}$	Residuo$_{CI}$	SD$_{att(CI)}$	Residuo$_{ZSTD(CI)}$	χ^2	Valore-p
1	1.20	0.00	0.78	−0.78	0.41	−1.88		
2	0.20	0.60	0.57	0.03	0.50	−0.06	6.50	0.04
3	−1.23	1.00	0.25	0.75	0.43	1.72		

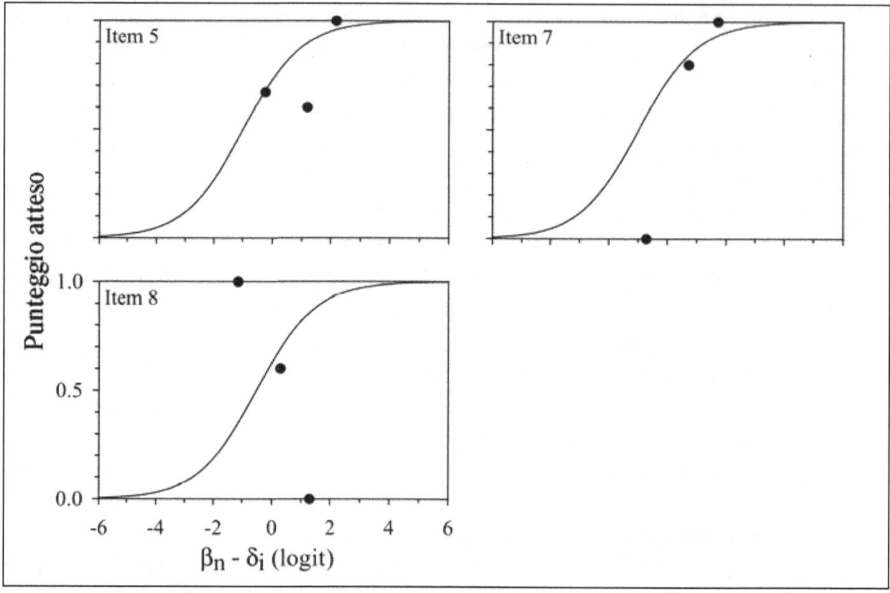

Fig. 5.7 Curve Caratteristiche degli Item (CCI) 5, 7 e 8 la cui risposta è presentata nella Tabella 5.2. Le CCI indicano il punteggio atteso in funzione della localizzazione relativa delle persone in rapporto con l'item. Le risposte osservate medié sono presentate per tre classi d'intervallo (punti).

L'item 5 tende a presentare un buon adattamento dei dati ai criteri del modello (*fit*). La CCI dell'item 7 mostra che le risposte osservate di ogni CI definiscono una curva più ripida della CCI. Le persone meno abili sono meno abili di quanto atteso e le persone più capaci lo sono più di quanto atteso. L'item 7 tende a presentare un adattamento di tipo *overfit*. La CCI dell'item 8 mostra che le risposte osservate di ogni CI sono lontane dalle risposte previste dal modello e definiscono una curva opposta alla CCI. Le persone meno abili hanno risposto correttamente all'item, mentre i più abili hanno sbagliato. L'item 8 presenta quindi un adattamento di tipo *underfit*.

c) L'indice di adattamento Chi Quadro-χ^2 viene ottenuto sommando i quadrati dei residui standardizzati di ogni CI. Il residuo standardizzato di una certa CI è dato dal residuo di quella CI diviso per la deviazione standard del punteggio atteso di quella CI. Infine, il valore-p, che indica la misura del χ^2, viene ottenuto comparando l'indice di adattamento χ^2 con la distribuzione teorica del χ^2 per i gradi di libertà dati dal numero delle CI. In questo caso si hanno quindi 2 gradi di libertà. I residui standardizzati di ogni CI, l'indice di adattamento χ^2 e il valore-p degli item 5, 7 e 8 sono presentati nella Tabella 5.11. I valori-p indicano che, dal punto di vista statistico, i dati degli item 5 e 7 si adattano ai criteri del modello. Al contrario i dati dell'item 8 non si adattano ai criteri del modello. Di conseguenza, probabilmente sarà interessante eliminare questo item e ricominciare l'analisi dei dati senza di lui.

4. a) 1 B; 2 C; 3 A; 4 D; 5 F; 6 E.

   b) Gli item 2 (riquadro C), 3 (riquadro A) e 4 (riquadro D) presentano soglie disordinate. Per esempio, per l'item 2 la prima soglia ha una localizzazione più elevata (−1.23 logit) rispetto alla seconda (−4.15 logit) e di conseguenza la seconda categoria non è mai la più probabile, quale che sia la localizzazione della persona.

5. a) L'item presenta 5 categorie di risposta; 4 soglie separano le categorie adiacenti.

   b) La localizzazione media delle persone presenta una progressione monotona da una categoria di risposta all'altra. Ciò nonostante le soglie di per sé non sono ordinate: la prima ha una localizzazione più elevata (−0.56 logit) rispetto alla seconda (−0.64 logit). Le categorie di risposta non verificano quindi l'ordine postulato a priori.

   c) Le categorie di risposta 2 e 3 sono le meno coerenti perché solo il 25% delle persone con una localizzazione che giustificherebbe queste risposte le hanno effettivamente selezionate. Di conseguenza queste categorie di risposta sono meno utilizzate delle altre tre. In più, soltanto il 36 e il 30% delle persone che hanno scelto rispettivamente le categorie 2 e 3 hanno una localizzazione corrispondente. Bisognerà quindi raggruppare le risposte osservate nelle categorie 2 e 3 come se fossero rappresentate da una sola categoria.

   d) Le 4 categorie di risposta risultanti confermano l'ordine postulato a priori, poiché sia la localizzazione media delle persone sia la localizzazione delle soglie presentano una progressione monotona da una categoria di risposta all'altra. Inoltre, la coerenza delle risposte nella categoria 2 è leggermente migliorata rispetto alla situazione originaria.

   e) Il maggior vantaggio presentato dal raggruppamento è quello di permettere di riprodurre una scala di risposta che rispetti l'ordine postulato a priori, anche se le persone non hanno utilizzato la scala di risposta così come era stata concepita. La limitazione principale è data dal fatto che la nuova scala di risposta (in questo esercizio a 4 categorie) deve essere di nuovo sottoposta a sperimentazione perché non esiste verifica empirica che le 4 categorie di risposta della nuova scala verranno utilizzate in modo ordinato.

Capitolo 6
Le qualità psicometriche della scala

Quando un test soddisfa i criteri di una misura oggettiva, i risultati si prestano a un'interpretazione quantitativa. Le misure rappresentano una quantità unidimensionale espressa su una scala lineare. Queste misure possono anche essere l'oggetto di una trasformazione lineare, in modo che si possano esprimere su una scala che ha senso rispetto alla variabile misurata.

> **Esempio**. È stato condotto uno studio originale (Moulton, 1993) per determinare se la cartografia del campus universitario di Chicago potesse essere riprodotta sulla base del modello di Rasch. L'autore ha percorso a piedi il campus suddividendolo idealmente in riquadri secondo un asse nord-sud e un asse est-ovest. In occasione delle sue numerose fermate, egli ha valutato la posizione di ogni edificio principale nelle due direzioni sulla base di una scala categoriale (per esempio, da "Molto lontano verso sud" a "Molto lontano verso nord"). L'analisi delle risposte sulla base del modello di Rasch ha permesso di localizzare ogni edificio su due scale ortogonali espresse in logit. Una trasformazione lineare delle misure stimate ha permesso di determinare, a partire dalla stima dell'autore, la coordinata geografica di ogni edificio in rapporto a un punto d'origine determinato. I risultati hanno evidenziato che la localizzazione stimata per ogni edificio, tenuto conto dell'errore standard, corrisponde alla sua localizzazione geografica reale.

In base ai risultati dello studio sopra citato le rilevazioni di distanza percepita soddisfano i criteri di una misura oggettiva in quanto le risposte osservate dall'autore sono sovrapponibili alle indicazioni del modello di Rasch. Questo costituisce il primo criterio per stabilire comparazioni quantitative, per esempio per determinare la distanza che separa due edifici (o per misurare la progressione di un soggetto da una misura a un'altra nel caso di un test funzionale). Tuttavia per stabilire l'utilità pratica di un test occorre una serie di verifiche approfondite. Le misure ottenute sono confrontabili con quelle di uno strumento di riferimento? Le misure sono riproducibili da un'osservazione all'altra? La distanza che separa due edifici è percepita allo stesso modo da persone diverse? Qual è la differenza di distanza minima misurabile sulla base di questa percezione di distanza? L'elenco di domande è innumerevole e dipende principalmente dal contesto di utilizzo della scala. Tutte queste domande fanno riferimento a diverse qualità psicometriche della scala. In questo capitolo verranno esposte diverse qualità psicometriche di una scala di misura: validità, affidabilità e minima differenza misurabile. Questi concetti sono stati sviluppati a partire dall'inizio del XX secolo nel quadro della teoria classica dei test e sono esposti nella maggior parte delle opere di riferimento (Streiner & Norman, 1995; Laveault & Grégoire, 2002). Si vedrà in questo capitolo come questi concetti possano essere applcati nel quadro di un'analisi psicometrica moderna sulla base del modello di Rasch. Infine verranno proposte diverse metodologie d'analisi proprie della psicometria moderna, quali l'analisi del funzionamento differenziale degli item e l'analisi in componenti principali dei residui.

6.1 La validità

Uno strumento è valido quando esso misura realmente quello che è chiamato a misurare (Messick, 1989). All'inizio degli anni '50 la validità era considerata in maniera piuttosto parcellizzata e veniva suddivisa in diversi tipi: la validità di contenuto, la validità in rapporto a un criterio esterno, la validità concettuale/teorica e la validità apparente (American Educational Research Association, American Psychological Association & National Council on Measurement in Education, 1985; Laveault & Grégoire, 2002). L'opera di Laveault & Grégoire (2002) presenta i metodi comunemente utilizzati per mettere alla prova questi diversi tipi di validità.

La *validità di contenuto* consiste nel vericare se i diversi elementi di uno strumento sono rappresentativi del concetto considerato. La validazione concerne il contenuto degli item, le istruzioni date ai soggetti, i limiti temporali, le modalità di risposta, i criteri di valutazione, ecc. Generalmente la si stabilisce interrogando degli esperti. Le diverse tappe fondamentali per la validazione di contenuto di uno strumento sono descritte nell'articolo di Haynes e coll. (1995).

Esempio. Si consideri un questionario che misura l'abilità manuale di bambini con menomazione motoria da cerebrolesione. La validità del contenuto può essere valutata domandando a persone esperte (per esempio, medici, fisioterapisti, terapisti occupazionali, educatori) se le attività proposte siano pertinenti e se esse coprano o meno tutti i campi della variabile che si cerca di misurare. L'attività "stappare una bottiglia di birra", per esempio, sarà considerata non pertinente perché di solito non è svolta da bambini. Inoltre se le attività coprono unicamente i campi del nutrirsi e del vestirsi probabilmente sarà consigliabile aggiungere item relativi ai campi dell'igiene, della scolarità e del tempo libero, in modo da coprire una gamma di attività più rappresentativa.

La *validità in rapporto a un criterio esterno* consiste nel valutare il grado di correlazione tra i punteggi ottenuti con lo strumento da convalidare e un'altra misura presa come criterio esterno. Questo criterio esterno può essere di due tipi, cosa che dà luogo a due forme particolari di validità.

La *validità concomitante* consiste nel valutare il grado di correlazione tra i punteggi ottenuti al test e i punteggi ottenuti con uno strumento di riferimento la cui validità sia nota e già valutata. La *validità predittiva* consiste nel valutare la qualità delle previsioni fatte sulla base dei punteggi ottenuti ai test. In questo caso, il criterio esterno è la misura dell'esito che è stato previsto.

> **Esempio.** *Validità concomitante.* Le distanze percepite su una scala categoriale nell'esempio presentato all'inizio di questo capitolo sono confrontate con la localizzazione geografica degli edifici sulla base del sistema metrico.

> **Esempio.** *Validità predittiva.* I risultati ottenuti da alcuni studenti in occasione di un test sono confrontati con quelli ottenuti alla fine di un programma di studi.

La *validità concettuale/teorica*[1] consiste nel verificare che i punteggi ottenuti a un test confortino il modello teorico che sottende lo strumento di misura. A ben vedere qualunque strumento non misura direttamente una variabile ma poggia su un concetto o un modello teorico della variabile che si desidera misurare. Per questo motivo è importante che chi disegna un test definisca con precisione il concetto o il modello teorico che il test è chiamato a misurare. È questo modello che consente di interpretare i dati raccolti e di dar loro un senso. La validità concettuale è pertanto al centro del problema della "operazionalizzazione", ovvero il modo concreto con cui vengono esplicitate le variabili, e poggia su una serie di informazioni che confermano o rifiutano le previsioni e le ipotesi formulate sulla base del modello teorico. Per esempio una semplice correlazione permette di verificare che la variabile misurata dallo strumento in esame sia associata a variabili che le sono teoricamente legate (*validità di convergenza*), oppure che essa non sia associata a variabili remote che non le sono teoricamente legate (*validità di divergenza*).

> **Esempio.** Validità di convergenza. I risultati di pazienti emiplegici a un test che misura l'"abilità manuale" teoricamente devono essere correlati, almeno in parte, con varie funzioni dell'arto superiore (forza di prensione, destrezza, motilità).

> **Esempio.** Validità di divergenza. I risultati ottenuti a un test di matematica non devono essere eccessivamente collegati con quelli di un test di conoscenza della lingua inglese.

La *validità apparente* consiste nel valutare il valore apparente degli item di un test da parte di giudici che non sono esperti del settore (per esempio, i soggetti del campione in esame, le persone che usano il questionario). Essa non deve essere confusa con la validità di contenuto che fa appello a esperti che applicano profes-

---

[1] È detta anche "di costrutto", *construct validity*.

sionalmente un metodo di valutazione rigorosamente controllato. La validità apparente è la procedura di validazione meno rigorosa. Essa si riferisce al valore dello strumento a "prima vista"[2] piuttosto che non al suo valore reale. Pertanto la validità apparente è stata spesso rifiutata dai ricercatori nonostante permetta di creare test meglio accettati dagli utilizzatori e dai soggetti del campione oggetto di studio, perché il loro contenuto appare loro più ragionevole (Anastasi, 1988).

Esempio. Chiedere a pazienti emiplegici se le attività proposte in un questionario destinato a misurare la qualità di vita sembrino loro pertinenti.

Dopo la fine degli anni '80 e in seguito ai lavori di Messick (1988, 1989, 1995) l'approccio alle diverse forme di validazione si mise ad assumere una denominazione comune. La validità concettuale/teorica è attualmente considerata il concetto-chiave sotto il cui nome vengono raggruppati i diversi test di validazione (Andrich, 1999). In effetti i diversi test di validazione sono considerati attualmente come un accumulo di prove che riguardano il senso che si può attribuire ai punteggi, una volta stabilito il modello teorico che sottende lo strumento di misura. D'altronde Messick (1988) sottolinea l'importanza di prendere in considerazione le implicazioni desiderate e indesiderate dell'uso di uno strumento di misura. Egli utilizza l'espressione *validità di conseguenza* per descrivere il processo di validazione che valuta le conseguenze dell'uso dello strumento di misura sulla misura stessa.

Esempio. Un questionario che misura la depressione può considerarsi "valido" se misura realmente ciò che è chiamato a misurare. Tuttavia esso può presentare una cattiva va-

Tabella 6.1   I differenti tipi di validità

Tipo di validità	Descrizione
Contenuto	Valutazione dello strumento in esame da parte di esperti (contenuto degli item, istruzioni, modalità di risposta…).
In riferimento a un criterio concomitante	Valutazione del grado di correlazione tra le misure dello strumento studiato e le misure di un termine di riferimento.
In riferimento a un criterio predittivo	Valutazione della qualità predittiva delle misure dello strumento studiato.
Concettuale o teorica	Valutazione del significato da attribuire ai punteggi del test sulla base del concetto o del modello teorico che lo strumento in esame è chiamato a misurare.
Apparente	Valutazione superficiale della qualità apparente dello strumento in esame.
Di conseguenza	Valutazione delle conseguenze desiderate e indesiderate dell'uso dello strumento in esame.

---

[2] In inglese, *face validity*.

lidità di conseguenza se coinvolge emotivamente i pazienti al punto da farli piangere o rifiutare di rispondere alle domande.

La Tabella 6.1 riassume i diversi tipi di validità. Nel Capitolo 7 verranno esposti alcuni esempi di metodi usati per convalidare un questionario di "abilità manuale".

6.2 L'affidabilità[3]

L'affidabilità è un concetto basato sulla teoria classica dei test, che indica la quantità di errore di misura associato a una matrice particolare di punteggi d'un test (Frisbie, 1988). Idealmente i punteggi osservati in risposta a un test dovrebbero riflettere unicamente la quantità della variabile misurata, ovvero la capacità/abilità delle persone. In pratica i punteggi osservati sono sempre compromessi da un certo grado di errore. La teoria classica dei test postula pertanto che il punteggio osservato di un soggetto sottoposto a test (X) risulti dalla somma tra il punteggio reale (T) e l'errore di misura (E).

$$X = T + E \tag{6.1}$$

Il punteggio "vero" o "reale" è quello che dovrebbe essere osservato se non ci fosse l'errore di misura: esso non è osservabile in sé. L'errore di misura è responsabile delle variazioni osservate nei punteggi quando il test è sottoposto a più riprese agli stessi soggetti il cui punteggio reale non è cambiato. Gli errori di misura possono essere di due tipi: errori casuali ed errori sistematici. Gli errori casuali modificano il punteggio di ogni soggetto in modo diverso: il loro effetto talvolta è positivo, talvolta negativo. Essi cambiano da un soggetto all'altro e da una volta all'altra. Gli errori casuali vengono scoperti valutando l'affidabilità dei punteggi. Gli errori sistematici modificano i punteggi di tutti i soggetti nello stesso modo. Questi errori si mettono in evidenza valutando non l'affidabilità, ma piuttosto la validità dello strumento di misura.

Tre tipi di fattori possono introdurre un errore di misura (Frisbie, 1988; Traub & Rowley, 1991):
1. *le caratteristiche dello strumento di misura*: la lunghezza del test, il suo contenuto, la difficoltà degli item, la loro capacità discriminativa...
2. *le caratteristiche del campione di persone*: l'eterogeneità, le tendenza a mentire, la motivazione...
3. *le condizioni in cui il test è proposto*: il limite di tempo, il rumore, la temperatura, le istruzioni dell'esaminatore......

---

[3] Il termine utilizzato internazionalmente, e che è consigliabile impiegare sempre nella comunicazione scientifica, è quello inglese di *reliability*. Come si vedrà, esso non è perfettamente traducibile in altre lingue (nemmeno nel francese *fiabilité*), poiché il significato è peculiare e va molto oltre i concetti di "fidarsi di" e di "essere ripetibile".

Dunque l'affidabilità concerne una matrice di punteggi che siano osservati grazie a uno strumento di misura quando quest'ultimo sia applicato a una data popolazione in certe condizioni (Streiner & Norman, 1995). Essa non deve essere considerata una proprietà intrinseca dello strumento di misura perché dipende tanto dal campione di persone preso in considerazione e dalle condizioni in cui il test è proposto, quanto dal test in se stesso.

L'equazione 6.1 mostra che il punteggio riportato da una persona in un test è vicino al punteggio reale quando l'errore di misura è piccolo. Il concetto di affidabilità pertanto non si basa sul punteggio osservato da una sola persona ma su quello di un campione di persone. La varianza permette di descrivere le distribuzioni dei punteggi osservati, dei punteggi reali e degli errori di misura del campione di persone.

L'equazione 6.1 diventa:

$$S_x^2 = S_t^2 + S_e^2 \tag{6.2}$$

La varianza dei punteggi osservati (S_x^2) è dunque la risultante della varianza dei punteggi reali (S_t^2) e della varianza degli errori di misura (S_e^2). Una varianza di punteggi osservati uguale a 100 potrebbe significare che la varianza dei punteggi reali è pari a 90 e quella degli errori di misura è uguale a 10, ma potrebbe egualmente significare che la varianza dei punteggi reali è uguale a 30 e la varianza degli errori di misura è pari a 70. Nel primo caso la varianza di punteggi osservati è attribuibile al 90% alla varianza dei punteggi reali; nel secondo caso, la varianza di punteggi osservati è attribuibile al 70% alla varianza degli errori di misura.

Il coefficiente di affidabilità consente di distinguere tra queste situazioni. Esso è uguale a una componente della varianza dei punteggi osservati nel campione ovvero la componente attribuibile alla varianza dei punteggi reali (Traub & Rowley, 1991; Laveault & Grégoire, 2002). Il coefficiente di affidabilità (R) è dunque calcolato come il rapporto tra la varianza dei punteggi reali e la varianza dei punteggi osservati:

$$R = \frac{S_t^2}{S_x^2} = \frac{S_x^2 - S_e^2}{S_x^2} \tag{6.3}$$

Questo coefficiente di affidabilità riflette la quantità di errori casuali associati a una particolare matrice di punteggi (Andrich, 1999). Esso varia tra 0 (affidabilità nulla) e 1 (affidabilità perfetta). Più il test è affidabile più la varianza dei punteggi osservati è attribuibile a quella dei punteggi reali e non a fluttuazioni casuali. Valori prossimi a 1 significano che quasi tutta la varianza dei punteggi osservati è attribuibile a quella dei punteggi reali così che i punteggi osservati rappresentano soprattutto le capacità reali delle persone.

Esempio. Nella prima situazione in cui $S_x^2 = 100$, $S_t^2 = 90$ e $S_e^2 = 10$, $R = 90/100 = 0.90$. Il novanta per cento della varianza dei punteggi osservati è attribuibile alla varianza dei punteggi reali e il 10% alla varianza degli errori di misura. I punteggi osservati sono quindi affidabili.

Valori vicini a 0 significano che quasi tutta la varianza osservata è dovuta a errori di misura. Pertanto i punteggi osservati rappresentano ben poco le capacità reali dei pazienti.

Esempio. Nel secondo caso in cui $S_x^2 = 100$, $S_t^2 = 30$ e $S_e^2 = 70$, R = 30/100 = 0.30. Il 30% della varianza dei punteggi osservati è attribuibile alla varianza dei punteggi reali e il 70% alla varianza degli errori di misura. I punteggi osservati non sono quindi affidabili.

Non ci sono regole standard assolute da utilizzare per stabilire se un coefficiente di affidabilità sia sufficientemente elevato. Si tratta di un giudizio puramente arbitrario che terrà conto del contesto di misura. La maggior parte dei test standardizzati pubblicati ha un'affidabilità compresa tra 0.85 e 0.95. Portney & Watkins (1993) ritengono che il coefficiente di affidabilità debba essere almeno pari a 0.90 per i test clinici.

La base teorica sulla quale sono stati sviluppati diversi test statistici che permettono di quantificare i differenti tipi di affidabilità (Béthoux & Calmels, 2003) è il coefficiente di affidabilità che si presenta e si interpreta come un coefficiente di correlazione[4].

1. L'*affidabilità test-retest e intra-esaminatore* valuta la stabilità dei punteggi ottenuti in un test sottoposto in due (affidabilità test-retest) o più (affidabilità intra-esaminatore) tempi agli stessi soggetti da parte dello stesso esaminatore. L'intervallo di tempo fra le due somministrazioni del test deve essere sufficientemente lungo per evitare gli effetti di affaticamento, di memorizzazione o di apprendimento, ma anche sufficientemente corto per evitare cambiamenti reali nelle capacità delle persone. Di solito vengono utilizzati i test statistici di correlazione di Pearson o di Spearman, così come il coefficiente di correlazione intra-classe (ICC, Shrout & Fleiss, 1979).

2. L'*affidabilità inter-esaminatori* valuta la stabilità dei punteggi ottenuti in un test sottoposto ai medesimi soggetti da parte di numerosi esaminatori. I test statistici di correlazione di Pearson o di Spearman sono utilizzati spesso anche a questo scopo ma possono portare a una sopravvalutazione dell'affidabilità inter-esaminatori quando la dimensione del campione di persone sia modesta (n < 15). Di conseguenza vengono preferiti il coefficiente di correlazione intra-classe (Shrout & Fleiss, 1979) e il coefficiente kappa di concordanza (Cohen, 1960).

---

[4] In generale tutti questi approcci si basano su misure di covariazione o fra punteggi totali e misure esterne o fra punteggi di singoli item e punteggi cumulativi. Rimane aperto il problema della stima di componente "vera" e componente "di errore" dei punteggi sottoposti a questi test: problema che verrà risolto in modo del tutto innovativo dai modelli Rasch, come verrà esposto più avanti.

3. La *coerenza interna* valuta l'omogeneità dello strumento di misura attraverso la correlazione di ogni item con gli altri item e con il punteggio totale. La coerenza interna misura pertanto quanto gli item del test misurino la medesima caratteristica. Il test statistico utilizzato più spesso è il coefficiente alfa di Cronbach (Cronbach, 1951). Per misurare la coerenza interna degli item dicotomici vengono utilizzate anche le formule 20 e 21 di Kuder-Richardson (Kuder & Richardson, 1937).

Si è visto fin qui che l'errore di misura associato a una matrice particolare di punteggi di un test si esprime con il coefficiente di affidabilità che è determinato dal rapporto tra la varianza dei punteggi reali e la varianza dei punteggi osservati (si veda l'equazione 6.3). Nella teoria classica dei test la varianza dei punteggi osservati è calcolata direttamente a partire dai punteggi totali dei soggetti. Per contro la varianza dei punteggi reali è sconosciuta e non può essere dedotta a partire dalla differenza tra la varianza dei punteggi osservati e la varianza degli errori di misura (si veda l'equazione 6.2), dal momento che quest'ultima non è calcolabile direttamente. Il coefficiente di affidabilità è pertanto stimato prima della varianza degli errori di misura. Laveault & Grégoire (2002) presentano nella loro opera i metodi utilizzati più di frequente per valutare il coefficiente di affidabilità.

Nel quadro del modello di Rasch (Wright & Masters, 1982; Fisher, 1992), la varianza dei punteggi osservati è la varianza delle misure delle persone e la varianza dei punteggi reali è dedotta a partire dalla differenza tra la varianza dei punteggi osservati e la varianza degli errori di misura. Contrariamente alla teoria classica dei test la varianza degli errori di misura può essere calcolata perché il modello di Rasch stima non soltanto la misura di ogni persona ma anche l'errore standard associato alla misura di ogni persona (si veda al Capitolo 4). La varianza degli errori di misura si ottiene facendo una media dei quadrati degli errori standard di misura delle persone: in questo modo diviene calcolabile il coefficiente di affidabilità[5].

Nel quadro del modello di Rasch, allo scopo di indicare il numero dei "livelli" di capacità diverse che sono statisticamente individuati all'interno del campione in

---

[5] Questo approccio trova un'affinità, rispetto alla teoria classica, nel coefficiente alfa di Crohnbach e non nei coefficienti di correlazione di Spearman né negli ICC. Infatti esso si basa su un'analisi interna alla scala (rapporto fra item) invece che su covariazioni fra punteggi totali e misure esterne o fra punteggi totali ottenuti da osservatori diversi o fra tempi diversi ecc. Questo approccio è meno intuitivo, poiché non si basa sui semplici concetti di covariazioni fra punteggi totali o di ripetibilità dei punteggi totali. La ripetibilità, di per sé, può conseguire anche dalla ripetizione di uno stesso errore in circostanze diverse. L'approccio Rasch (e Cronbach), invece, si basa sul concetto di coerenza interna dello strumento: se i punteggi nei singoli item sono fortemente legati dall'appartenenza a un unico "costrutto latente" essi si muoveranno "come un sol uomo" e saranno poco soggetti a variazioni casuali nei loro rapporti reciproci: in un righello molto solido e di materiale omogeneo i rapporti fra le distanze delle varie tacche resteranno gli stessi nelle più varie circostanze. Viceversa se alcuni tratti del righello sono di plastica e altri d'acciaio, variazioni di temperatura potranno influire diversamente sui vari tratti, rendendo poco ripetibile il confronto fra oggetti di lunghezza diversa (quale sia più lungo e quale più corto diviene aleatorio). In altre parole la coerenza interna è il fondamento della ripetibilità dei valori "veri", mentre la ripetibilità non esclude che si ripeta anche l'errore.

esame[6] è stato sviluppato anche un altro indice di affidabilità, l'indice di separazione delle persone (G). Questo indice è pari alla radice quadrata del rapporto tra il coefficiente di affidabilità e il suo complemento. In altre parole, l'indice di separazione delle persone corrisponde al rapporto tra la deviazione standard dei punteggi reali (S_t) e la deviazione standard dovuta agli errori di misura (S_e). Wright & Masters (1982) presentano nella loro opera i metodi utilizzati per calcolare l'indice di separazione.

$$G = \sqrt{\frac{R}{1-R}} = \frac{S_x - S_e}{S_e} = \frac{S_t}{S_e} \qquad\qquad (6.4)$$

L'indice di separazione delle persone consente poi di calcolare il numero di "livelli" di capacità che possono essere statisticamente distinti all'interno del campione secondo la formula seguente: (4G+1)/3 (Fisher, 1992).

Esempio. Se G = 4, il campione di misura permette di distinguere 5.67 "livelli" di capacità statisticamente diversi nel campione di persone preso in considerazione. Il coefficiente di affidabilità è uguale a $R = \dfrac{G^2}{1+G^2} = \dfrac{4^2}{1+4^2} = 0.94$. In altre parole, il 94% della varianza dei punteggi osservati è attribuibile ai punteggi reali. Si accetta comunemente che l'affidabilità minima di uno strumento di misura debba permettere di separare il campione di soggetti studiati in almeno due gruppi di capacità significativamente distinte. Un'affidabilità inferiore indicherebbe che l'errore di misura è talmente grande che lo strumento non permette proprio di distinguere statisticamente la capacità delle persone valutate. Se il numero dei livelli è pari a 2 l'indice di separazione è G = 1.25 e il coefficiente di affidabilità è pari a 0.61.

6.3 La minima differenza misurabile

La più piccola differenza misurabile rappresenta la capacità risolutiva dello strumento di misura. Nei questionari che vengono considerati in questo volume ci si aspetta che ogni cambiamento quantitativo reale della grandezza misurata si traduca in un cambiamento del punteggio totale. Il minimo cambiamento osservabile (diverso quindi da quello misurabile) consiste in un cambiamento del punteggio totale pari a 1

---

[6] Si tratta qui di indici che si basano sulla statistica classica. Osservare misure diverse non significa che vi sia certezza che esse rappresentino davvero capacità diverse poiché ogni misura è circondata da un alone di incertezza quantificato dal suo errore standard. Il range di misure osservate in un campione può essere diviso per l'ampiezza dell'alone di incertezza e si ha un'idea di quante "tacche distinguibili con certezza" esistano. Come al solito, dove cominci la "certezza" è puramente arbitrario: tipicamente si ritiene "non casuale" (quindi si accetta come "certo" – virgolette d'obbligo) qualche cosa che può avvenire sì per caso, ma meno del 5% delle volte.

punto. Questa è quella che si chiama la minima differenza osservabile. Ma a quale variazione reale corrisponde questa minima differenza osservabile?

Si è visto che il punteggio totale è una statistica sufficiente per valutare la localizzazione di un soggetto sulla scala di misura della variabile. Pertanto ad ogni valore di punteggio totale corrisponde una e una sola misura sulla scala della variabile (purché il soggetto abbia risposto a tutti gli item, altrimenti il punteggio totale perde significato). La Fig. 6.1 illustra l'andamento del punteggio totale e dell'errore standard in funzione della capacità dei soggetti. Si fa riferimento a un test fittizio formato da 21 item dicotomici. Si nota che una differenza di un punto corrisponde a una differenza di misura che varia in funzione della capacità del soggetto. In questo esempio la minima differenza misurabile è uguale a 0.30 logit quando il punteggio totale passa da 10 a 11 punti ma è uguale a 0.98 logit quando il punteggio totale passa da 19 a 20 punti. La minima differenza misurabile è più di 3 volte maggiore all'estremità che non al centro dell'ambito di misura. In tutti i questionari considerati in questo libro la capacità risolutiva di uno strumento di misura diminuisce quando la capacità del soggetto si allontana dal centro dell'area di misura[7].

L'errore standard associato alla valutazione della capacità aumenta alla stessa maniera quando la capacità della persona si allontana dal centro dell'area di misura. Di conseguenza l'intervallo di confidenza al 95% (linee punteggiate) segue la medesima evoluzione. L'intervallo di confidenza rappresenta la regione, sulla scala di misura, in cui vi è il 95% di probabilità di trovare la "vera" capacità del soggetto. Questo intervallo è di 1.10 logit per un punteggio di 10, e di 2.26 logit per un punteggio di 20. In tutti i questionari considerati in questo volume la precisione della misura diminuisce quando la capacità del soggetto si allontana dal centro dell'ambito di misura.

Combinando la risoluzione e la precisione di una scala di misura è possibile determinare la minima differenza statisticamente significativa. Si immagini che una persona venga avviata a un programma di riabilitazione. All'ingresso ottiene un punteggio di 10 in un test le cui caratteristiche sono illustrate nella Fig. 6.1.

Questo punteggio corrisponde a una capacità stimata di –0.19 logit con un intervallo di confidenza al 95% di 1.10 logit (± 2 errori standard da una parte e dall'altra della capacità stimata). Esiste dunque una probabilità del 95% che la capacità della persona si collochi tra –0.74 e 0.36 logit. Qual è il punteggio che questa persona deve raggiungere alla fine del trattamento perché si possa dire che la sua capacità è aumentata in misura statisticamente significativa, una volta stabilita la capacità risolutiva e la precisione del test? Il minimo aumento statisticamente significativo può essere calcolato sulla base della Fig. 6.1. Perché il miglioramemto della persona sia statisticamente significativo occorre che gli intervalli di confidenza al 95% prima e dopo il trattamento non si sovrappongano. Pertanto, occorre che la persona ottenga almeno un punteggio di 14, corrispondente a una capacità stimata

---

[7] Questo vale sempre per tutti i questionari, ovviamente: ma potrebbe darsi il caso di questionari meno "centrati" sulla abilità del campione, così che i punteggi minimi (o massimi) corrispondano già a capacità intermedie. In questo caso si osserva solo una delle due "code" del fenomeno.

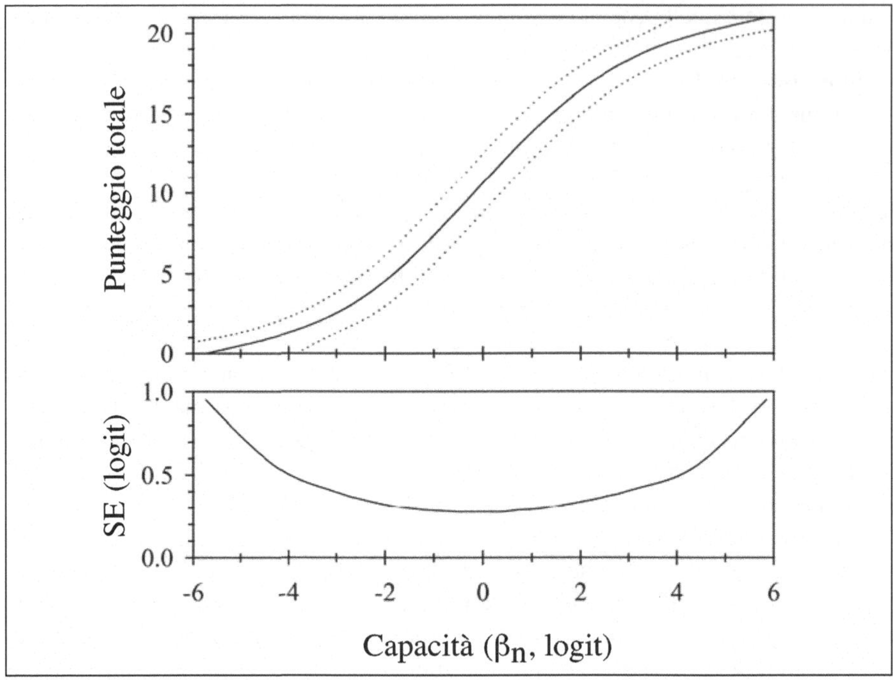

Fig. 6.1 Evoluzione del punteggio totale (riquadro in alto) e dell'errore standard associato alla capacità della persona (SE, riquadro in basso) in funzione della localizzazione della persona, in un test fittizio comprensivo di 21 item dicotomici. Le linee punteggiate rappresentano l'intervallo di confidenza al 95% della relazione tra il punteggio e la capacità della persona

a 1.05 logit con un intervallo di confidenza al 95% di 1.16 logit. Ci sarà dunque una probabilità del 95% che la capacità della persona si collochi tra 0.47 e 1.63 logit, e questo intervallo non si sovrappone con l'intervallo di confidenza all'ingresso. Si osservi tuttavia che questo andamento permette di determinare la progressione minima *statisticamente* significativa. La progressione *clinicamente* significativa deve essere valutata attraverso una decisione clinica sui diversi livelli di capacità: essa non può essere inferita dalla sola misura perché richiede criteri esterni alla scala di misura[8].

---

[8] Una variazione "statisticamente significativa" (ovvero: probabilmente non casuale) non è per ciò stesso clinicamente rilevante: per esempio il paziente può aumentare "significativamente" la propria distanza di cammino autonomo da 5 a 8 metri ma questo fa cambiare ben poco il carico assistenziale perché comunque vi è bisogno di una persona che aiuti il paziente negli spostamenti domiciliari. Questo non esclude che il paziente o i familiari vivano come molto importante questo progresso. In altri termini, un conto è la significatività statistica della misura, un altro conto è il "quanto vale" secondo criteri esterni alla misura stessa. Il tema del rapporto fra misura e decisione è affrontato in: Tesio L., Functional assessment in rehabilitative medicine: principles and methods. Eura Medicophys 2007; 43, 4:515-523.

6.4 Il funzionamento differenziale degli item

Il funzionamento differenziale degli item (FDI) concerne l'invarianza della scala di misura attraverso diversi sottogruppi di persone. Quando i dati osservati si adattano alle prescrizioni del modello il punteggio dipende unicamente dalla capacità della persona e dalla difficoltà dell'item (Rasch, 1960). I punteggi non devono essere influenzati da altri fattori: demografici (per esempio, l'età, il sesso, la condizione socio-economica), clinici (per esempio, l'eziologia della malattia, la sua gravità) o altri (Smith, 1992). D'altro canto, dalle persone che hanno le stesse capacità ci si aspetta che abbiano gli stessi punteggi in un determinato item, indipendentemente da altri fattori. Se questo non accade si dirà che l'item ha un "bias"[9] o, con una terminologia più recente, che l'item presenta un funzionamento differenziale (Holland & Wainer, 1993). Per chi volesse approfondire il tema Smith (1992) propone una revisione delle diverse definizioni del FDI.

Il funzionamento differenziale di un item può essere illustrato esaminando la curva caratteristica di un item. Le curve caratteristiche di due item (Item A: "Stirare", Item B: "Aprire un pacchetto di patatine") e i punteggi intermedi osservati per cinque classi di abilità sono illustrati nella Fig. 6.2 (riquadri A1 e B1).

Si vede che, nell'insieme, i punteggi osservati in risposta ai due item si sovrappongono alle previsioni del modello, visto che i punteggi medi osservati per ogni classe d'intervallo seguono l'evoluzione del punteggio atteso. Se si dividono le risposte delle persone in due o più sottogruppi (per esempio, maschi *vs* femmine, soggetti belgi *vs* canadesi *vs* francesi *vs* svizzeri), si può anche presentare il punteggio medio osservato in ciascun sottogruppo a sua volta suddiviso per differenti classi di abilità (riquadri A2 e B2). Il punteggio medio osservato in ciascuno dei due sottogruppi (uomini *vs.* donne) segue un'evoluzione diversa in funzione della localizzazione della persona, come se i punteggi dei due sottogruppi si adeguassero a due item diversi. Se ne ricava che comunque i punteggi osservati si adeguano alle previsioni del modello. Il FDI è dunque per sua natura condizionale, o relativo, perché manifesta una risposta diversa per persone appartenenti a diversi sottogruppi, fermo restando che le persone hanno la stessa localizzazione sulla scala di misura della variabile (Smith, 1992; Holland & Wainer, 1993)[10].

L'evoluzione dei punteggi medi osservati permette di identificare due tipi di funzionamento differenziale di un item. Nel primo caso il FDI è uniforme perché i punteggi medi osservati evolvono parallelamente nei due sottogruppi (Fig. 6.2, riquadro A2). In questo caso una volta stabilita la capacità di una persona l'item "Stira-

---

[9] Non conviene tentare di tradurre il termine inglese *bias*. Esso indica una "interferenza sistematica", ovvero il fatto che il fenomeno *biased* è influenzato in modo non casuale da fattori esterni.

[10] Il fatto che un sottogruppo abbia un punteggio atteso superiore, rispetto a un altro sottogruppo, in questo particolare item sottintende che darà punteggi inferiori in uno o più altri item. Se questo "compenso" si "spalma" impercettibilmente su molti altri item emergerà come significativa soltanto la differenza osservata in questo particolare item. Ciò non toglie che il punteggio totale nel test sia uguale per i due gruppi, il che è appunto la base perché si possa indagare la presenza di FDI (altrimenti, se è diverso il punteggio totale è del tutto atteso che sia diverso anche il punteggio atteso in ciascun item).

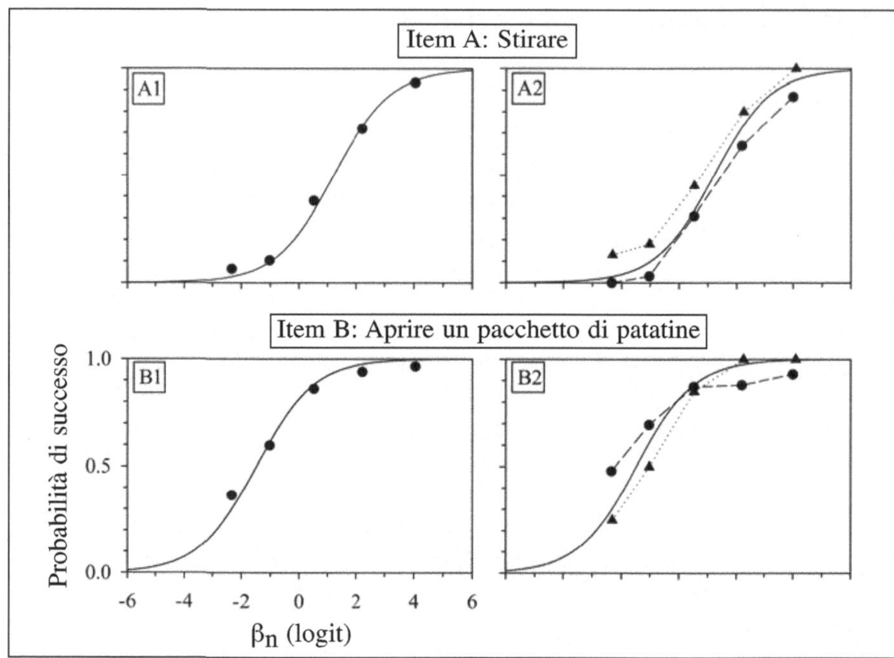

Fig. 6.2 Curve caratteristiche (linee continue) degli item "Stirare" (A) e "Aprire un pacchetto di patatine" (B), e punteggi medi osservati (punti) nel campione completo per 5 classi di abilità (riquadri A1 e B1). I punteggi medi osservati nell'insieme del campione si adattano alle previsioni del modello. Quando i punteggi medi sono presentati separatamente per gli uomini (cerchi, linee discontinue) e per le donne (triangoli, linea punteggiata), si dimostra un "funzionamento differenziale" (riquadri A2 e B2). L'item "Stirare" presenta un FDI "uniforme" perché i punteggi osservati evolvono parallelamente nei due sottogruppi, in funzione dei livelli di capacità (riquadro A2). L'item "Aprire un pacchetto di patatine" presenta un FDI "non uniforme" perché la capacità misurata interagisce con il fattore "sesso" nella risposta a questo item (riquadro B).

re" è sistematicamente più facile se questa persona è una donna piuttosto che un uomo. La difficoltà relativa dell'item (in rapporto all'insieme degli item del test) è dunque maggiore per gli uomini che non per le donne. Nel secondo caso, il FDI è non uniforme perché i punteggi medi osservati non evolvono parallelamente nei due sottogruppi (Fig. 6.2, quadro B2). In questo caso la difficoltà relativa dell'item "Aprire un pacchetto di patatine" per un uomo e per una donna varia in funzione della localizzazione della persona sulla scala di misura. Il fattore "sesso" presenta dunque un'interazione con la capacità misurata e questa interazione riflette la capacità della persona. Va sottolineato che nel caso di un FDI non uniforme la localizzazione dell'item non varia necessariamente tra i sottogruppi[11]. Tuttavia i dati osservati nei diversi sottogruppi presentano un adeguamento diverso alle previsioni del modello e/o soglie differenti nel caso di item politomici (Smith, 1992).

---

[11] Nel senso che la difficoltà di quell'item, relativamente ad altri item, non varia in modo statisticamente significativo.

In pratica, sono due i metodi principalmente utilizzati per valutare statisticamente l'ampiezza del funzionamento differenziale di un item. Il primo metodo consiste nel condurre un'analisi della varianza (ANOVA) a due vie sui residui standardizzati (Andrich e coll., 2004). La prima via è il sottogruppo considerato (per esempio, il sesso). La seconda via è l'indicatore delle diverse classi di abilità. Questa analisi permette di scoprire un FDI uniforme se i residui standardizzati variano significativamente da un sottogruppo all'altro, oppure non uniforme, se i residui standardizzati presentano un'interazione significativa fra i sottogruppi e le classi d'intervallo[12].

Il secondo metodo[13] è basato sulla necessità di verificare i criteri di una misura oggettiva (Wright & Stone, 1979). In effetti, i punteggi osservati devono adattarsi alle previsioni del modello di Rasch prima di poter essere convertiti in misure lineari. Pertanto il funzionamento differenziale di un item è visto semplicemente come una differenza di localizzazione degli item tra i sottogruppi. Il secondo metodo è usato principalmente quando si sospetta un FDI di tipo "uniforme" tra due sottogruppi. Si conduce un'analisi dei dati, e quindi anche una misura di difficoltà e di errore standard degli item, indipendente per ogni sottogruppo. Si calcolano poi i rapporti fra difficoltà item per item e, attraverso classico t-test di Student, i limiti di confidenza di questo rapporto.

Per sua natura il secondo metodo permette di mettere in evidenza unicamente un FDI uniforme tra due sottogruppi soltanto. Tuttavia esso presenta il vantaggio di essere molto semplice e di consentire un'interpretazione grafica molto immediata[14]. Si illustrerà questo metodo facendo ricorso all'esempio seguente. Si consideri un test composto da cinque item che misurano la difficoltà incontrata dalle persone anziane nella realizzazione delle 5 seguenti attività: (1) "Stirare"; (2) "Accendere la TV"; (3) "Piantare un chiodo con un martello"; (4) "Aprire un pacchetto di patatine"; (5) "Tagliare una bistecca". Il campione è formato da 20 donne e 20 uomini. Si vuole verificare se la difficoltà delle attività sia percepita in modo che non varia in funzione del sesso. La localizzazione delle attività percepita dai due sottogruppi è confrontata nella Fig. 6.3.

Gli item più difficili sono situati verso l'angolo superiore destro. Gli item percepiti come più difficili dagli uomini che non dalle donne sono situati sopra la retta di identità (linea punteggiata). Il contrario vale per gli item percepiti come più diffici-

---

[12] Un esempio di applicazione clinica dello studio di FDI, comprensivo di un'appendice didattica, è fornito dall'articolo Tesio L. et al. Level of activity in profound/severe mental retardation (LAPMER): a Rasch-derived scale of disability. J Appl Meas 2002; 3,1:50-84

[13] È preferibile utilizzare il termine "funzionamento differenziale del test-FDT" per questo approccio. Infatti per ciascun item si considera soltanto la difficoltà media e si confrontano difficoltà medie fra diversi sottogruppi. In altri termini si considera il funzionamento dei diversi item rappresentati dalla loro difficoltà media rispetto a sottogruppi, e non il funzionamento di sottogruppi con diversa abilità rispetto a un singolo item. Il primo approccio è più mirato sul comportamento di singoli item, il secondo sul comportamento del test nel suo complesso.

[14] Un'applicazione classica di questo secondo approccio (il FDT, si veda la nota precedente) è dato dal confronto fra risposte fornite da gruppi linguistici diversi. Si veda per esempio l'articolo: Catz A et al. A multicenter international study on the Spinal Cord Independence Measure, version III: Rasch psychometric validation. Spinal Cord 2007; 45:275-291.

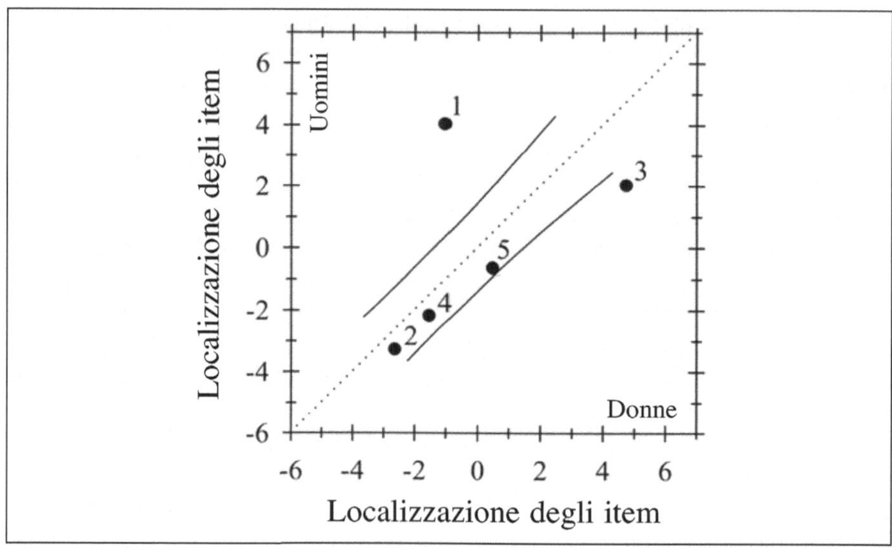

Fig. 6.3 Confronto fra localizzazione degli item stimata per le donne (ascissa) e per gli uomoni (ordinata). Gli item più difficili (punti) sono verso l'angolo superiore destro. Gli item con una localizzazione invariante nei due sottogruppi sono situati in prossimità della retta d'identità (linea punteggiata) all'interno dell'intervallo di confidenza al 95% (linee continue). L'item 1, "Stirare", è significativamente più difficile per gli uomini che per le donne

li dalle donne. La maggior parte degli item presenta una localizzazione statisticamente invariante nei due sottogruppi perché sono situati all'interno dell'intervallo di confidenza al 95%. Si può vedere che l'item 1, "Stirare", è significativamente più difficile per gli uomini che per le donne. Di conseguenza gli altri item sono leggermente più difficili per le donne che per gli uomini, perché lo FDI è relativo per sua natura[15]. In effetti, dato che i punteggi osservati per gli item, nell'insieme, si adattano alle previsioni del modello, se un item è percepito come più difficile per un sottogruppo gli altri item saranno percepiti come relativamente più facili.

Qualunque sia il metodo impiegato l'analisi del FDI richiede una dimensione del campione sufficientemente grande da permettere calcoli statistici affidabili dopo una suddivisione in sottogruppi. Linacre (1994) raccomanda una dimensione minima del campione da 30 a 50 soggetti per far sì che il valore statistico dell'analisi sia accettabile[16]. Infine, nel caso in cui per certi item si scopra un FDI signifi-

---

[15] Si ricordi che per convenzione la difficoltà media degli item assume valore 0 logit. Ogni qual volta si dice "difficile" si intende "più difficile rispetto ad altri item"; ogni qual volta si dice "abile" si intende "più abile rispetto ad altre persone". Identificare uno "zero" (convenzionale, come si è visto) permette di parlare di difficoltà e abilità in termini assoluti ma questo non elimina la natura di "confronto relativo" delle misure stesse.

[16] Il dimensionamento del campione dipenderà da molti altri fattori: per esempio, quanto "centrata" è la difficoltà degli item rispetto alla abilità delle persone esaminate; quante categorie di risposta sono contenute in ciascun item ecc.

cativo è possibile tenerne conto nella conversione dei punteggi in misure lineari. Tennant e coll. (2004) propongono di dividere l'item che presenta un FDI significativo in tanti item quanti sono i sottogruppi[17]. In questo modo i punteggi ordinali possono essere convertiti in misure oggettive espresse su una scala lineare in vista di un'interpretazione più sensata.

6.5 L'analisi in componenti principali dei residui

L'analisi in componenti principali dei residui concerne l'unidimensionalità della scala di misura. Quando i dati si adattano alle previsioni del modello la varianza dei dati (ovvero la varianza dei punteggi osservati) è determinata principalmente dalla capacità delle persone e dalla difficoltà degli item. I residui rappresentano la componente della varianza dei dati osservati che non è determinata dalla capacità delle persone e dalla difficoltà degli item. Nel caso in cui i dati si adattino alle previsioni del modello la varianza residua rappresenta una modesta percentuale della varianza osservata nei dati e i residui si distribuiscono in modo casuale secondo una distribuzione normale (Smith, 2002). Inoltre i residui delle diverse risposte non devono essere molto correlati fra di loro. Una correlazione elevata dei residui fra più item (o persone) indica che essi/e non sono localmente indipendenti perché sono caratterizzati/e da una dimensione diversa dalla variabile d'interesse (Linacre, 1998b e 2004).

L'analisi in componenti principali dei residui (ACPR)[18] valuta le correlazioni dei residui tra gli item (o i soggetti) allo scopo di identificare sottogruppi di item (o di soggetti) i cui residui dipendono da fattori comuni. Essa permette di mettere in evidenza un'eventuale struttura non casuale nei residui. L'ACPR tra gli item permette di identificare la presenza di variabili o di dimensioni secondarie nel contenuto degli item. L'ACPR tra i soggetti permette di identificare la presenza di sottogruppi di persone con "bias" di risposta simili (per esempio, determinati da sesso, lingua materna, livello di istruzione ecc). Poiché i due approcci si equivalgono si affronterà soltanto l'ACPR tra gli item.

Obiettivo dell'ACPR[19] è identificare la componente principale più importante nel determinare la varianza residua, partendo dall'ipotesi che tale componente

---

[17] Si tratta della tecnica (concettualmente semplice, eppure formidabile) di *item-splitting*, letteralmente "spezzare gli item". Nel caso illustrato dalla Fig. 6.3 si può immaginare di considerare come diversi gli item "Stirare se sei una donna" e "Stirare se sei un uomo". Si considerano come "mancanti" le risposte date dagli uomini al primo item e viceversa. Come già accennato, l'analisi di Rasch consente di stimare molto bene i punteggi mancanti e quindi di ricostruire la misura di abilità: in questo caso, tuttavia, non si farà l'errore di attribuire una stessa abilità complessiva a uomini e donne che diano la stessa risposta. Un uomo che dica "trovo difficile stirare" non è necessariamente una persona con scarsa abilità manuale ma soltanto una persona con scarsa dimestichezza con l'attività di stirare. Il tema dei "punteggi mancanti" è affrontato nel Cap. 8.

[18] Si tratta di un approccio che più comunemente viene definito analisi fattoriale anche se i due termini tecnicamente non sono sinonimi.

[19] Questo paragrafo richiede un minimo di conoscenza dei principi generali dell'analisi fattoriale, ottenibile da qualsiasi testo base di statistica. Semplificando si può dire che il concetto base è quello di identificare pochi fattori "latenti" che accomunano diverse variabili: il principio di fondo è studiare la

esista. Se questa componente principale attraversa gli item in maniera significativa, esiste una struttura sistematica all'interno dei dati che non è determinata solo dalla variabile d'interesse. Si prenda in considerazione un test di capacità scolare che comprenda 10 item che riguardano la matematica (da M_1 a M_{10}) e 10 item che riguardano la letteratura francese (da L_1 a L_{10}). La capacità scolare di ogni persona (β_n) e la difficoltà di ogni item (δ_i) possono essere valutate a partire dalla matrice delle risposte. Le differenze ($\beta_n - \delta_i$) permettono in seguito di determinare il punteggio atteso per ogni persona a ogni item e i residui standardizzati. Successivamente basta applicare un'analisi in componenti principali sui residui standardizzati: si utilizzano in questa forma perché permettono una diagnosi più accurata della multidimensionalità rispetto agli altri tipi di residui (Linacre, 1998b). L'analisi permette di identificare una o più com-

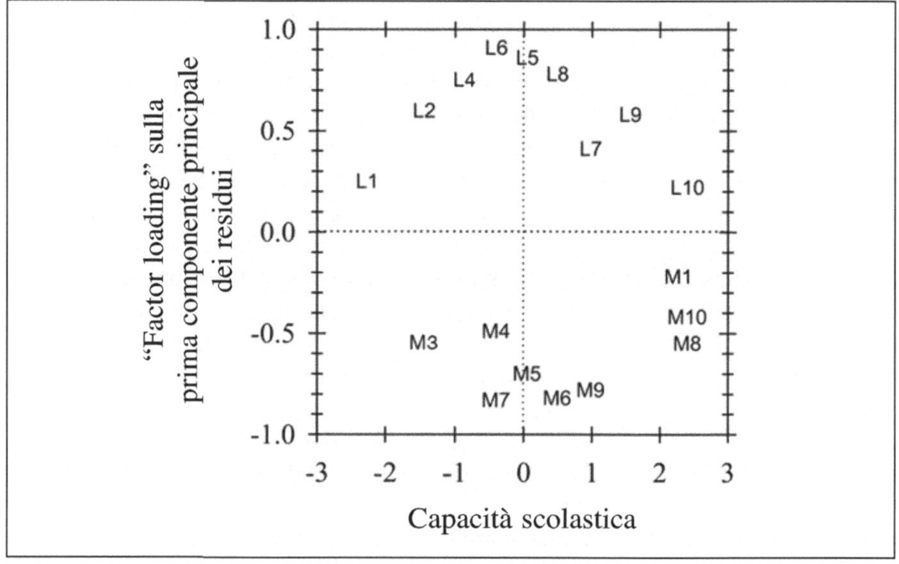

Fig. 6.4 "Loading" fattoriale dei 10 item matematici (M_1-M_{10}) e dei 10 item letterari (L_1-L_{10}) di un test di capacità scolare sulla prima componente principale residua in funzione della localizzazione degli item sulla scala di misura della variabile. Gli item letterari hanno un loading positivo e gli item matematici hanno un loading negativo. Il tipo di item (matematico o letterario) è dunque sotteso alla varianza dei residui e interagisce con la capacità scolare misurata

---

covariazione fra misure. Una volta identificato un "fattore" è utile capire quanto esso determini la varianza globale e quali variabili vi concorrano (il termine francese è *saturation* mentre quello inglese è *loading*, che significa "gravare, caricare"). La soluzione ideale sarebbe quella di trovare che i residui non riflettono affatto alcun "fattore" e che nessun item partecipa quindi ad alcun fattore ulteriore, ma che i residui sono organizzati in modo del tutto casuale: questo significherebbe che le risposte sono determinate soltanto dalla differenza fra abilità e difficoltà (come il modello Rasch prescrive), a parte un errore casuale accettato dalla natura probabilistica del modello.

ponenti principali (ortogonali[20]) maggiormente responsabili della varianza dovuta ai residui. La Fig. 6.4 mostra i risultati dell'ACPR del test di capacità scolare.

La "saturazione" fattoriale o *loading* di ogni item sulla prima componente principale è presentata in funzione della localizzazione dell'item sulla scala di misura della variabile. Il *loading* è diverso per i due tipi di item: gli item letterari presentano *loading* positivi, mentre gli item matematici presentano *loading* negativi. Questo significa che la risposta degli studenti non è determinata soltanto dalla loro capacità scolare, ma dipende anche dal tipo di item, cosa che suggerisce l'esistenza di due dimensioni sottostanti (la capacità matematica e la capacità letteraria).

Si può vedere che la multidimensionalità costituisce un ostacolo ai criteri di una misura oggettiva nel momento in cui a) i dati rappresentano due dimensioni ("fattori") talmente distinte che non è più possibile sapere con certezza quale dimensione latente sia "operazionalizzata" dal modello di Rasch, oppure b) quando le due dimensioni portano a diverse interpretazioni delle misure (Smith, 2002). Di conseguenza, una volta che siano stati identificati gli item che contribuiscono alla multidimensionalità deve essere valutato l'impatto che essa ha sulla misura delle persone. Questa valutazione ha lo scopo di decidere se la multidimensionalità sia sufficientemente importante da giustificare la costruzione di misure separate[21] (Linacre, 1998b e 1998c).

6.6 Esercizi

1. Quale tipo di validità è studiato in ciascuna delle situazioni seguenti?
   a) In un'accademia musicale i risultati ottenuti dagli allievi a un esame di storia della musica non sono correlati con i risultati ottenuti al loro esame di abilità con lo strumento musicale.
   b) Le misure di un questionario che valuta la capacità visiva sono confrontate con i risultati ottenuti lo stesso giorno in un test di conoscenza di optometria.
   c) Gli item di un questionario che misura il quoziente intellettivo dei bambini vengono sottoposti a psicologi per verificare la pertinenza degli item stessi.

---

[20] Sostanzialmente: non legate fra loro dalla presenza di un'ulteriore "componente" sottostante.

[21] Non basta che fattori "distinti" emergano dall'analisi statistica: essi devono anche avere senso. Nel caso della Fig. 6.4 essi hanno senso: in questo test la capacità matematica può andare disgiunta dal quella linguistica e quindi è doveroso chiedersi se ha senso: a) considerare ugualmente competenti due allievi che presentino punteggio cumulativo identico ma generato in modo diverso; b) considerare *misfitting* un allievo che risponda molto bene a domande difficili e molto male ad alcune domande facili, se quelle difficili sono soltanto matematiche e quelle facili sono soltanto linguistiche (o viceversa, evidentemente). In ogni caso la prima considerazione da fare è se la varianza dei residui sia o meno di dimensioni rilevanti. Se i residui sono scarsi, il fatto che vi si nascondano "fattori" diversi può essere comunque irrilevante. I software Rasch contemporanei forniscono esplicitamente tutte queste informazioni.

d) Gli item di un questionario che misura l'igiene di vita sono sottoposti a un centinaio di persone a caso per verificare la pertinenza degli item stessi.

e) Si misura il dolore in pazienti affetti da dolore cronico applicando delle stimolazioni termiche d'intensità crescente per mezzo di un laser CO_2. Al termine della seduta, lo sperimentatore domanda sistematicamente ai pazienti come hanno sopportato le stimolazioni.

f) Vengono confrontati i risultati delle stesse persone in tre scale di misura: una per la depressione, una per l'ansia e una per lo stress.

2. I seguenti fattori possono introdurre errori di misura: la motivazione dei soggetti, le istruzioni dell'esaminatore, le condizioni fisiche in cui il test è proposto (rumore, temperatura, luminosità...), la tendenza dei soggetti a mentire e i limiti di tempo. Tra questi fattori quali sono quelli che possono introdurre errori di misura sistematici (ovvero non casuali)?

3. Qual è l'indice di separazione di un campione di 100 persone se il coefficiente di affidabilità è uguale a 0.96 e quanti "livelli" di capacità statisticamente differenti si distinguono nel campione?

4. La Tabella 6.2 presenta in successione il punteggio totale, la misura associata a ogni punteggio totale e l'errore standard (SE) associato alla valutazione di ogni misura in un test che misura la capacità locomotoria. Questo test è composto da

Tabella 6.2 Punteggi totali e corrispondenti misure in un test di capacità locomotoria.

Punteggio	Misura logit	SE logit	Punteggio	Misura logit	SE logit
0	−6.92	1.88	22	0.18	0.42
1	−5.59	1.09	23	0.36	0.42
2	−4.72	0.81	24	0.53	0.42
3	−4.16	0.69	25	0.71	0.42
4	−3.73	0.62	26	0.90	0.43
5	−3.37	0.58	27	1.08	0.43
6	−3.06	0.54	28	1.27	0.43
7	−2.78	0.51	29	1.46	0.44
8	−2.53	0.49	30	1.65	0.45
9	−2.29	0.48	31	1.86	0.45
10	−2.07	0.47	32	2.07	0.47
11	−1.86	0.46	33	2.29	0.48
12	−1.65	0.45	34	2.53	0.49
13	−1.46	0.44	35	2.78	0.52
14	−1.26	0.44	36	3.06	0.54
15	−1.08	0.43	37	3.37	0.58
16	−0.89	0.43	38	3.73	0.62
17	−0.71	0.42	39	4.16	0.69
18	−0.53	0.42	40	4.72	0.81
19	−0.35	0.42	41	5.58	1.08
20	−0.18	0.42	42	6.90	1.87
21	0.00	0.42			

21 item politomici che prevedono le seguenti categorie: (0) "Impossibile", (1) "Difficile", (3) "Facile".

a) Qual è la minima differenza misurabile quando il punteggio passa da 20 a 21 e quando il punteggio passa da 40 a 41? Si confrontino questi valori.

b) Qual è l'intervallo di confidenza al 95% per un punteggio di 20 punti e un punteggio di 40 punti?

c) Si rappresenti graficamente l'andamento del punteggio totale in funzione della capacità locomotoria delle persone e l'intervallo di confidenza al 95%.

d) Si immagini che una persona sia sottoposta a un programma di riabilitazione. Al momento dell'ingresso essa ottiene un punteggio di 15 punti. Che punteggio deve avere alla fine del trattamento perché la sua capacità sia aumentata in modo statisticamente significativo?

e) La minima differenza misurabile in media è uguale a 0.19 logit nell'area centrale della scala di misura (estensione: da −1.85 logit a 1.65 logit). Qual è la capacità risolutiva della scala nella sua area centrale? Per rispondere a questa domanda, ci si basi sulla probabilità di successo di due soggetti distanti fra loro 0.19 logit (il valore della minima differenza misurabile nell'area centrale della scala) in un item che presenti una difficoltà di 0 logit.

5. Si immagini di sottoporre 5 item che misurano l'abilità manuale a bambini con menomazione motoria da cerebrolesione (46 donne e 67 uomini): Item 1, "Aprire un vasetto di marmellata"; item 2, "Asciugarsi le mani"; item 3, "Allacciarsi le scarpe"; item 4, "Riempire un bicchiere d'acqua"; item 5, "Asciugarsi la parte superiore del corpo". Gli item misurano l'abilità manuale a bambini cerebrolesi motori. L'intenzione è quella di valutare il funzionamento differenziale degli item in funzione del sesso. I risultati di una ANOVA a due vie sui residui standardizzati sono esposti nella Tabella 6.3.

Inoltre, la curva caratteristica degli item (CCI) e i punteggi medi osservati in ogni sottogruppo per 5 classi di abilità sono illustrati dalla Fig. 6.5. Quali sono gli item che presentano un FDI significativo? Si tratta di un FDI uniforme o non uniforme?

6. Si supponga di aver sottoposto 20 item (a-t) per misurare l'abilità manuale di pazienti francesi e giapponesi. Si vuole verificare con il metodo di Wright e Sto-

Tabella 6.3   ANOVA a due vie sui residui standardizzati (test FDI).

Item	CI (valore-p)	Sesso (valore-p)	CI* sesso (valore-p)
1. Aprire un vasetto di marmellata	0.286	0.714	0.882
2. Asciugarsi le mani	0.904	0.779	0.016
3. Allacciarsi le scarpe	0.033	0.012	0.360
4. Riempire un bicchiere d'acqua	0.106	0.009	0.759
5. Asciugarsi la parte superiore del corpo	0.236	0.493	0.935

CI = classe di intervallo

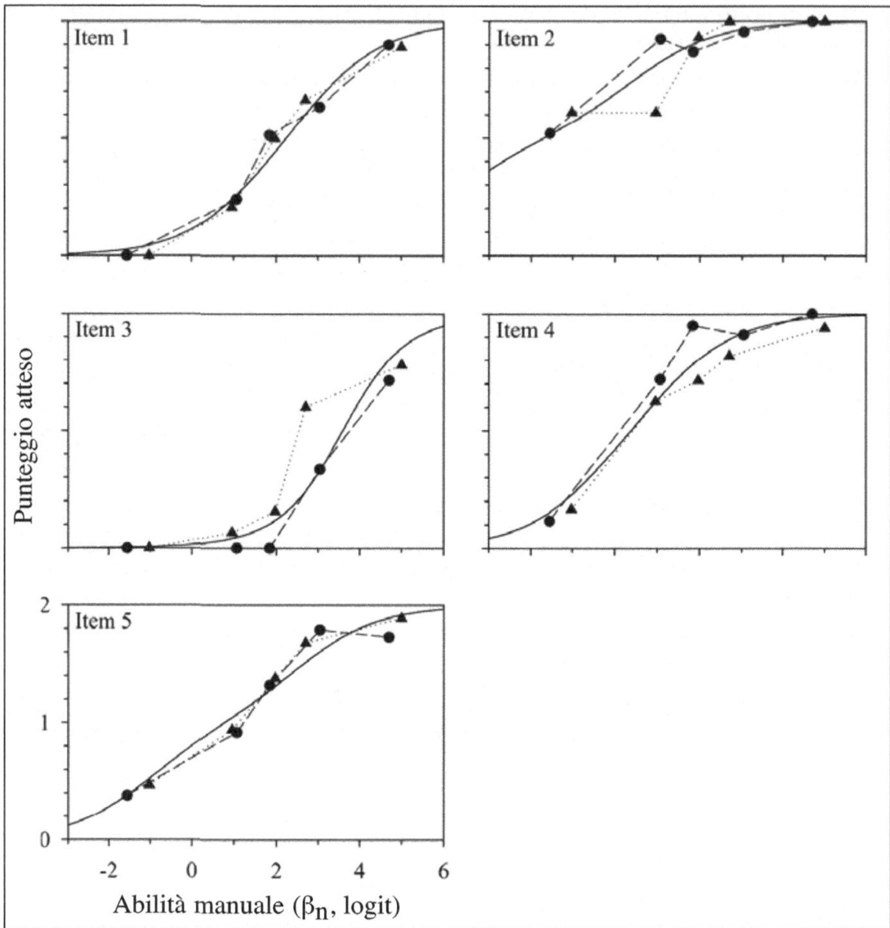

Fig. 6.5 Curve caratteristiche di 5 item (Item 1, "Aprire un vasetto di marmellata"; Item 2, "Asciugarsi le mani"; Item 3, "Allacciarsi le scarpe"; Item 4, "Riempire un bicchiere d'acqua"; Item 5, "Asciugarsi la parte superiore del corpo") (linea continua) e punteggi medi osservati per uomini (cerchi, linea spezzata) e donne (triangoli, linea punteggiata) per 5 classi d'intervallo in funzione dell'abilità manuale

ne che le risposte ai 20 item non presentino un *bias* dovuto a un fattore culturale. La Fig. 6.6 confronta la localizzazione dei 20 item del questionario espressa in ascissa per i pazienti giapponesi e in ordinata per i pazienti francesi. Quali sono gli item che presentano un funzionamento differenziale?

7. Si supponga che un campione di pazienti emiplegici cronici sia valutato sulla base della FIM™, un questionario di 18 item che misura l'autosufficienza nelle attività della vita quotidiana (ADL). Viene realizzata un'ACPR sui residui standardizzati allo scopo di verificare l'unidimensionalità della scala di misura. La localizzazione e il *loading* fattoriale di ciascun item sulla prima componente prin-

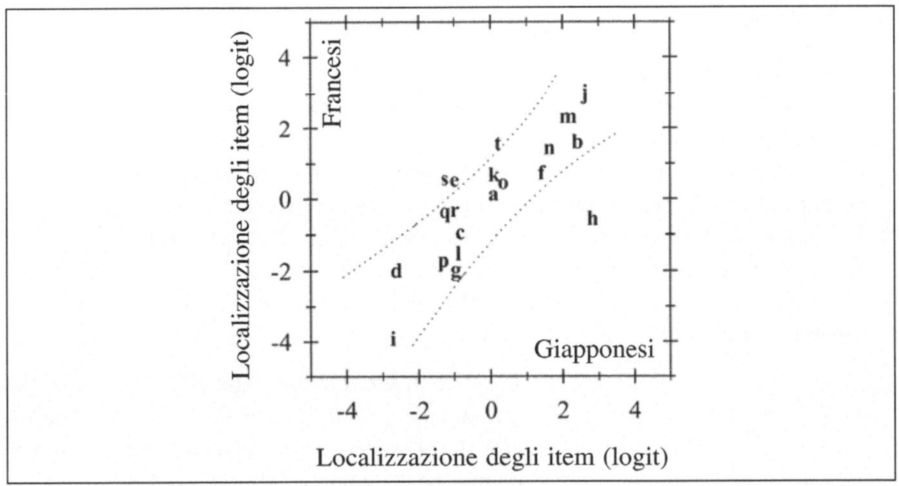

Fig. 6.6 Confronto della localizzazione degli item stimata per i soggetti giapponesi (ascissa) e per i soggetti francesi (ordinata) e intervallo di confidenza al 95% (linee punteggiate). Gli item sono identificati con il loro simbolo (a-t)

cipale sono presentati nella Tabella 6.4. Gli item sono stati classificati in ordine di difficoltà decrescente. Si rappresenti graficamente il *loading* fattoriale degli item in funzione della loro localizzazione. Quali conclusioni si possono trarre dai risultati dell'ACPR per quanto riguarda la dimensionalità dei 18 item del questionario?

Tabella 6.4 *Loading* fattoriale degli item sulla prima componente principale dei residui (test ACPR).

Item	Localizzazione (logit)	*Loading*
Scale	1.48	−0.41
Trasferimento vasca o doccia	1.12	−0.47
Camminare	0.53	−0.33
Lavarsi	0.48	−0.41
Vestirsi, dalla vita in su	0.47	−0.61
Trasferimento WC	0.42	−0.73
Igiene perineale	0.26	−0.53
Trasferimento letto - sedia - carrozzina	0.19	−0.67
Vestirsi, dalla vita in giù	0.04	−0.46
Soluzione di problemi	−0.09	0.89
Vescica	−0.13	−0.09
Memoria	−0.23	0.83
Alvo	−0.27	−0.02
Curare l'aspetto	−0.45	−0.25
Rapporto con gli altri	−0.68	0.60
Nutrirsi	−0.79	−0.17
Espressione	−0.83	0.69
Comprensione	−0.91	0.76

6.7 Soluzioni

1. a) validità di divergenza; b) validità concomitante; c) validità di contenuto; d) validità apparente; e) validità di conseguenza; f) validità di convergenza.

2. Gli errori sistematici interferiscono con i punteggi di tutti i soggetti allo stesso modo così come gli errori casuali interferiscono con i punteggi in modo diverso per ciascun soggetto. Di conseguenza i fattori che possono introdurre errori di misura sistematici sono: le istruzioni dell'esaminatore, le condizioni fisiche in cui il test è proposto (rumore, temperatura, luminosità...) e i limiti di tempo.

3. La relazione tra il coefficiente di affidabilità (*reliability*) e l'indice di separazione è descritta nell'equazione seguente:

$$G = \sqrt{\frac{R}{1-R}} \Leftrightarrow R = \frac{G^2}{1+G^2}$$

L'indice di separazione delle 100 persone è dunque uguale a 4.90. Il numero dei livelli di capacità che possono essere statisticamente distinti nel campione è uguale a $(4G+1)/3 = 6.87$.

4. a) La minima differenza misurabile è uguale a 0.18 logit quando il punteggio passa da 20 a 21 punti e a 0.86 logit quando il punteggio passa da 40 a 41 punti. La minima differenza misurabile è 4.78 volte maggiore all'estremità che non al centro dell'area delle misure.

   b) L'intervallo di confidenza del 95% ricopre 2 errori standard a entrambi gli estremi della capacità stimata. Esso è di 1.68 logit per un punteggio di 20 punti e di 3.24 logit per un punteggio di 40 punti. Esiste dunque una probabilità del 95% che la capacità di una persona con un punteggio di 20 punti si collochi tra −1.02 e +0.66 logit e che la capacità di una persona con un punteggio di 40 punti si collochi tra +3.10 e +6.34 logit.

   c)

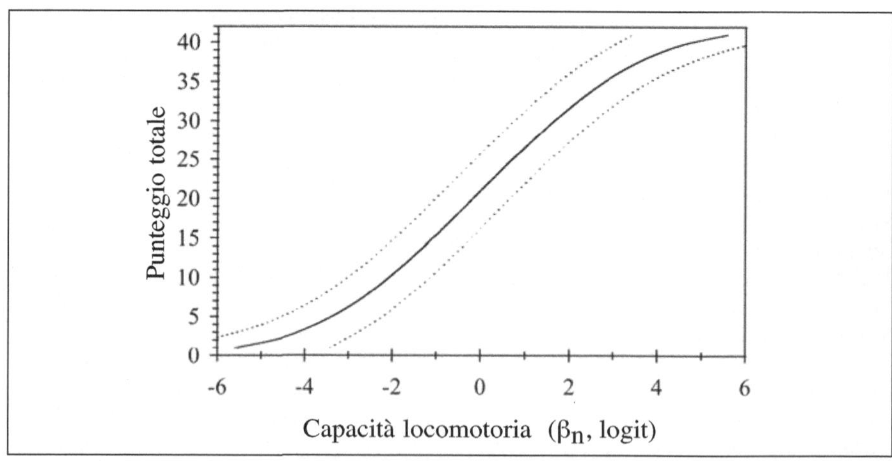

Fig. 6.7 Evoluzione del punteggio totale in funzione della capacità locomotoria delle persone (linea continua) per un test comprensivo di 21 item politomici con le seguenti categorie: (0) "Impossibile", (1) "Difficile" e (2) "Facile". È rappresentato anche l'intervallo di confidenza al 95% della relazione tra il punteggio e la capacità locomotoria (linee punteggiate).

d) Affinché il miglioramento della persona sia statisticamente significativo occorre che gli intervalli di confidenza al 95% prima e dopo il trattamento non si sovrappongano. Pertanto occorre che il paziente ottenga un punteggio di almeno 25 punti, corrispondente a una capacità stimata di 0.71 logit con un intervallo di confidenza del 95% pari a 1.68 logit. Si avrà dunque una probabilità del 95% che la capacità della persona sia situata tra –0.13 e +1.55 logit. Questo intervallo non si sovrappone all'intervallo di confidenza dell'abilità misurata prima della presa in carico (intervallo di 1.72 logit, tra –1.94 e –0.22 logit).

e) Sia $\beta_1 - \beta_2 = 0.19$ logit; $\beta_1 = 0$ logit, $\beta_2 = -0.19$ logit; $\delta_i = 0$ logit

$$P_{1i1} = \frac{\exp(\beta_1 - \delta_i)}{1 + \exp(\beta_1 - \delta_i)} = \frac{\exp(0)}{1 + \exp(0)} = 0.50$$

$$P_{2i1} = \frac{\exp(\beta_2 - \delta_i)}{1 + \exp(\beta_2 - \delta_i)} = \frac{\exp(-0.19)}{1 + \exp(-0.19)} = 0.45$$

dove β_1 è la capacità del primo e β_2 del secondo soggetto, δ_i è la difficoltà dello i-esimo item, P_{1i1} è la probabilità che il primo soggetto riesca nello i-esimo item e P_{2i1} è la probabilità che il secondo soggetto riesca nello i-esimo item.
La capacità risolutiva della scala è sufficiente nell'area centrale di abilità per distinguere la capacità di due soggetti se il primo ha una probabilità del 50% e l'altro del 45% di riuscire in un dato item. Questa capacità risolutiva diminuisce drasticamente mano a mano che ci si allontana dall'area centrale dei punteggi.

5. L'item 1 "Aprire un vasetto di marmellata" e l'item 5 "Asciugarsi la parte superiore del corpo" non presentano un FDI significativo. L'item 3 "Allacciarsi le scarpe" e l'item 4 "Riempire un bicchiere d'acqua" presentano un FDI uniforme. L'item 2 "Asciugarsi le mani" presenta un FDI non uniforme.

6. La maggior parte degli item del questionario presenta una localizzazione invariante nei due sottogruppi (francese *vs.* giapponese) perché il rapporto fra le loro difficoltà ricade all'interno dell'intervallo di confidenza al 95% intorno alla retta d'identità. Tuttavia l'item h è significativamente più difficile per i pazienti giapponesi che per i pazienti francesi. Per quanto riguarda gli item e, s, t, essi sembrano più difficili per i pazienti francesi. Si noti tuttavia che il FDI è relativo per sua stessa natura (la difficoltà media della scala è uguale per entrambi i sottogruppi e convenzionalmente posta a 0 logit). Di conseguenza gli item e, s, t possono essere leggermente ma significativamente più facili per i pazienti giapponesi che non per i pazienti francesi, allo scopo di compensare l'item h che è nettamente più difficile per i pazienti giapponesi.

7. La Fig. 6.8 rappresenta il *loading* fattoriale dei 18 item sulla prima componente principale in funzione della loro localizzazione sulla scala di misura dell'indipendenza funzionale.

L'ACPR mette in risalto il contrasto fra 5 item cognitivi (comprensione, espressione, interazione sociale, soluzione di problemi e memoria) e 13 item motori (alimentarsi, lavarsi e rassettarsi, vestirsi dalla vita in su e dalla vita in giù, control-

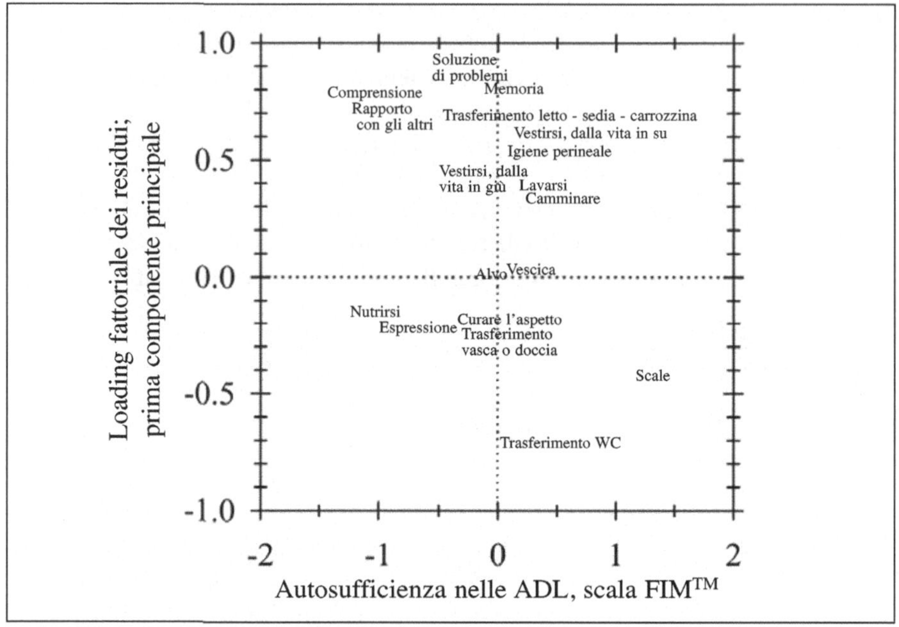

Fig. 6.8 *Loading* fattoriale della prima componente principale dei residui per i 18 item della scala FIM. Si è condotta un'ACPR sui residui standardizzati in funzione della localizzazione degli item sulla scala di misura della variabile. Gli item cognitivi hanno un *loading* positivo e gli item motori hanno un *loading* negativo, cosa che indica che il tipo di item (motorio *vs.* cognitivo) contribuisce a determinare la varianza residua e interagisce dunque con l'indipendenza funzionale misurata.

lare la vescica e l'alvo, trasferimento letto/poltrona/carrozzina, trasferimento WC, trasferimento vasca/doccia, camminare e scale). Gli item cognitivi presentano *loading* positivi, mentre gli item motori presentano *loading* negativi. I risultati dell'ACPR indicano che la risposta agli item è determinata non soltanto dal livello globale di autosufficienza dei pazienti ma anche dal tipo di item, cosa che suggerisce l'esistenza di due dimensioni sottostanti, l'autosufficienza motoria e quella cognitiva.

Capitolo 7
Lo sviluppo di una scala di abilità manuale utilizzando il modello di Rasch

Il Cap. 7 presenta un esempio concreto dello sviluppo di una scala di misura utilizzando il modello di Rasch. Per illustrare i concetti teorici esposti nelle pagine precedenti in questo capitolo ci si serve dell'esempio di ABILHAND, una scala che misura l'abilità manuale nei pazienti emiplegici cronici adulti (Penta e coll., 2001).

7.1 La concezione e lo sviluppo della scala

L'identificazione della variabile e la selezione degli item

Lo sviluppo di una scala di misura comincia con l'identificazione e la definizione della variabile che si vuole misurare: in questo caso si tratta dell'abilità manuale definita come "la capacità di un individuo di svolgere le attività della vita quotidiana usando gli arti superiori qualunque sia la strategia utilizzata" (Penta e coll., 2001). L'abilità manuale è influenzata dalle funzioni sensitivo-motorie degli arti superiori quali la forza di prensione, la dominanza (destra nei destrimani), la sensibilità ecc. In ogni caso l'abilità manuale concerne la realizzazione di attività manuali e comporta anche l'intervento di fattori personali quali la motivazione individuale o la capacità di sviluppare strategie alternative quando le funzioni sensitivo-motorie sono alterate (per esempio dopo una lesione cerebrovascolare). Contribuiscono anche fattori ambientali come l'impiego di protesi (OMS, 2001). L'abilità manuale appartiene dunque al dominio delle variabili latenti perché è nascosta all'interno dell'individuo, esattamente come l'intelligenza, l'ansia o l'altruismo. Pertanto questa variabile non può essere osservata direttamente: essa può soltanto essere dedotta dalle prestazioni di un individuo messo alla prova in diverse attività manuali. Queste attività sono denominate "item" del test. La selezione degli item è una tappa essenziale nello sviluppo di una scala di misura.

Da una revisione della letteratura delle scale esistenti e dai questionari sottoposti ai pazienti affetti da una compromissione degli arti superiori si è ricavato un inventario di 104 item (Carroll, 1965; Jebsen e coll., 1969; Potvin e coll., 1972; De Souza e coll., 1980; Lyle, 1981; Wilson e coll., 1984; Heller e coll., 1987; Lindmark e coll., 1990; Desrosiers e coll., 1995). Questa lista include attività che richiedono l'uso degli arti superiori in mansioni quali l'alimentazione, la cura della persona, l'igiene, la capacità di vestirsi, il controllo sfinterico, la comunicazione, gli spostamenti, la preparazione dei pasti e i lavori domestici.

I 104 item sono stati sottoposti a esperti in materia di valutazione dell'arto superiore e/o in riabilitazione del paziente emiplegico: essi dovevano valutare la pertinenza delle attività rispetto alla condizione dei pazienti emiplegici cronici adulti, sulla base del metodo presentato da Thurstone (1959). Quarantotto item sono stati eliminati in quanto ritenuti non pertinenti dalla maggioranza degli esperti ai fini della valutazione dell'abilità manuale dei pazienti emiplegici cronici adulti.

Esempio. Gli item "entrare nella vasca per fare il bagno" e "uscire dalla vasca dopo un bagno" sono stati eliminati perché mettevano alla prova essenzialmente l'equilibrio su un solo arto inferiore e non richiedevano l'uso degli arti superiori se non in misura accessoria.

Gli esperti hanno conservato 56 item che costituiscono un inventario di attività pertinenti per un adulto emiplegico.

L'osservazione delle persone

Allo scopo di sottoporre questi item ai pazienti si è dovuto scegliere un criterio per la valutazione della prestazione di un paziente in rapporto a ciascuna delle attività considerate. Sono stati messi a fuoco diversi criteri quali la valutazione della qualità della prestazione, dell'aiuto necessario o della difficoltà percepita dal paziente durante la realizzazione di ogni attività (Ziebland e coll., 1993; Tesio, 1997). Ogni criterio di osservazione mette in evidenza un aspetto particolare della capacità manuale e ne ignora altri (Ziebland e coll., 1993).

In questo caso si è scelto di utilizzare la valutazione della difficoltà percepita dal paziente durante la realizzazione delle attività manuali poiché questo metodo di osservazione (1) consente di valutare un numero maggiore di attività in un dato tempo, (2) riguarda il contesto reale di vita del paziente, (3) fornisce una percezione temporale media e pertanto ha maggiori capacità di rappresentare l'impatto complessivo della difficoltà del paziente nella vita quotidiana (Lusardi & Smith, 1997). D'altronde questa modalità di osservazione può essere condizionata dalla motivazione dei pazienti, in particolare quando vi siano disordini cognitivi. Comunque essa permette una valutazione per quanto possibile realistica poiché registra le attività manuali della vita quotidiana così come vengono eseguite nel contesto particolare di ciascun paziente.

La valutazione della variabile

Il questionario sottoposto al campione di pazienti è presentato nella Tabella 7.1.

Tabella 7.1   Il questionario ABILHAND

Quale è la difficoltà delle seguenti attività?	Impossibile	Molto difficile	Difficile	Facile	?[1]
1 Mangiare un panino					
2 Usare un cucchiaio					
3 Raccogliere una lattina					
4 Scartare una tavoletta di cioccolato					
5 Bere un bicchiere d'acqua					
6 Aprire un sacchetto di patatine					
7 Tagliare la carne					
8 Appoggiare un bicchiere d'acqua su un tavolo					
9 Sgusciare una nocciola					
10 Serrare un bullone					
11 Piantare un chiodo					
12 Usare un cacciavite					
13 Comporre un numero su un telefono a tastiera					
14 Maneggiare una penna a 4 colori con una mano					
15 Scrivere a macchina					
16 Inserire un dischetto nel computer					
17 Allacciare un orologio da polso					
18 Prendere una moneta dalla tasca					
19 Prendere una moneta dal tavolo					
20 Usare una cucitrice meccanica					
21 Contare le banconote					
22 Disegnare					
23 Infilare un ago					
24 Sfogliare le pagine di un libro					
25 Temperare una matita					
26 Chiudere un rubinetto					
27 Tagliarsi le unghie					
28 Scrivere una frase					

segue

seguito

Quale è la difficoltà delle seguenti attività?	Impossibile	Molto difficile	Difficile	Facile	?[1]
29 Girare una chiave nella toppa					
30 Chiudere una porta					
31 Impacchettare dei regali					
32 Accendere la radio					
33 Accendere la televisione					
34 Accendere una lampada					
35 Suonare alla porta					
36 Chiudere la cerniera-lampo di un giubbotto					
37 Abbottonare una camicia					
38 Chiudere un bottone automatico (camicia, borsa)					
39 Chiudere la cerniera-lampo dei pantaloni					
40 Abbottonarsi i pantaloni					
41 Lavarsi i denti					
42 Spremere il dentifricio					
43 Spazzolarsi i capelli					
44 Pettinarsi					
45 Lavarsi la faccia					
46 Lavarsi le mani					
47 Limarsi le unghie					
48 Soffiarsi il naso					
49 Spalmare del burro su una fetta di pane					
50 Pelare le cipolle					
51 Sbattere la pastella delle frittelle					
52 Togliere il tappo a una bottiglia					
53 Pelare le patate con un coltello					
54 Aprire un vasetto					
55 Spostare un fiasco					
56 Aprire la posta					

[1] Il simbolo ? ("non so") garantisce, una volta che sia stata barrata la casella corrisponden-te, che l'item corrispondente non sia sfuggito alla considerazione del soggetto ma che sia stata effettivamente scelta l'opzione "non so".

Le valutazioni sono realizzate sotto forma di intervista. I pazienti devono valutare il grado di difficoltà che percepiscono nell'esecuzione di ogni attività e definirlo attraverso una scala politomica a 4 categorie di risposta: "Impossibile" (0), "Molto difficile" (1), "Difficile" (2), "Facile" (3). Le attività devono essere state effettivamente svolte nei tre mesi precedenti l'intervista. Se ciò non è avvenuto le risposte sono codificate come mancanti (simbolo: ?). Tuttavia, se un'attività non è mai stata realizzata perché ritenuta impossibile la risposta è classificata come "Impossibile"[2].

7.2 Il protocollo di valutazione dei pazienti

I criteri di selezione del campione

Spesso è utile stabilire criteri di selezione dei soggetti. In questo caso si vuole mettere a punto una scala di misura della capacità degli adulti emiplegici di svolgere le attività della vita quotidiana usando gli arti superiori quale che sia la strategia utilizzata. Di conseguenza sono stati selezionati soltanto i pazienti che hanno avuto l'occasione di svolgere la maggior parte delle attività del questionario nel proprio contesto domestico. I pazienti dovevano soddisfare i seguenti criteri: (1) avere un'emiplegia/emiparesi causata da una lesione vascolare cerebrale (OMS, 1973) instauratasi da almeno sei mesi, (2) vivere in casa propria e avere un minimo di autosufficienza nel contesto domestico (punteggio maggiore o uguale a ≥ 5/7 negli item "Trasferimento sul WC" e "Camminare" della scala FIM^{TM}).

Inoltre, una volta stabilito il metodo di osservazione che si sarebbe utilizzato sono stati presi in considerazione soltanto i pazienti cognitivamente in grado di riferire la difficoltà percepita nell'esecuzione delle attività del questionario. Pertanto i pazienti non dovevano presentare un grave deficit cognitivo (punteggio superiore o uguale a 24/30 alla Mini-Mental State Examination; Folstein e coll., 1975) e non dovevano mostrare segni di grave afasia (6/6 al test proposto nel Breviario di patologia della comunicazione; Schindler, 1998). Nello studio sono stati inclusi 103 emiplegici cronici adulti che soddisfacevano tutti i criteri di selezione.

---

[2] Si noti che l'ordine di presentazione delle domande non è importante: anzi è preferibile che esso sia casuale e che venga modificato se il questionario è proposto più volte alla stessa persona. Gli item vengono invece disposti secondo una sequenza ordinata (per esempio: difficoltà crescente, infit decrescente, ecc.) in fase di analisi delle risposte. Diverse versioni della scala ABILHAND con ordinamenti casuali degli item sono disponibili sul sito web http://www.abilhand.org.

Le procedure di valutazione

L'abilità manuale è stata misurata con un questionario che comprendeva le 56 attività selezionate sulla base del parere degli esperti. Il questionario è stato sottoposto a 103 emiplegici cronici adulti in Belgio e in Italia. Sono state valutate anche le caratteristiche demografiche e cliniche, come pure i deficit degli arti superiori dei pazienti. La durata complessiva della valutazione, eseguita talvolta in ambiente clinico, talvolta presso il domicilio del paziente, è stata di 60-90 minuti.

La localizzazione della lesione cerebrale è stata determinata sulla base della documentazione clinica dei pazienti e della diagnostica per immagini (nei casi in cui quest'ultima era disponibile) tenendo conto della classificazione di Damasio (1983). Gli infarti dell'arteria cerebrale media sono stati inquadrati seguendo la classificazione di Moulin e coll. (1996). Si è poi considerato il tempo intercorso dalla lesione vascolare cerebrale (AVC) e se i pazienti fossero destrimani o mancini prima dell'AVC (Oldfield, 1971), nonché l'iter riabilitativo. Inoltre il grado di depressione è stato misurato con la Geriatric Depression Scale (GDS; Brink e coll., 1982). La depressione dei pazienti aumenta con il punteggio GDS. Un punteggio pari a 10 al GDS è considerato il limite superiore della norma (Brink e coll., 1982). La Tabella 7.2 presenta le caratteristiche demografiche e cliniche del campione.

Tabella 7.2   Descrizione del campione di pazienti emiplegici cronici adulti

Descrizione del campione (n = 103)	
Nazione	
Belgio	74
Italia	29
Sesso	
Uomini	64
Donne	39
Età* (anni)	63 (24-84)
Lateralità prima dell'ACV**	
Destra	96
Sinistra	7
Intervallo di tempo dall'ACV (mesi)*	38 (6-253)
Territorio della lesione cerebrale	
Arteria cerebrale anteriore	2
Arteria cerebrale media	61
Arteria cerebrale posteriore	5
Tronco cerebrale	12
Misto	5
Lato dell'ACV	
Emisfero destro	48
Emisfero sinistro	55
Depressione*	11 (0-30)
Fisioterapia	
In corso	49
Terminata da (mesi)*	22.4 (1- 180)

* media (minimo-massimo)
** Accidente Cerebro-Vascolare

Allo scopo di verificare la validità concettuale del questionario ABILHAND si è anche condotta una valutazione dei deficit degli arti superiori. La motilità dell'arto superiore leso è stata esaminata secondo la stadiazione di Brunnström (Sultana, 1994).

La forza di prensione di ogni mano è stata misurata con un dinamometro Jamar (Therapeutic Equipment Corporation, Clifton, NJ, USA) secondo la procedura descritta da Mathiowetz e coll. (1984). L'abilità manuale di ogni arto superiore è stata valutata con il test Box and Block (Mathiowetz e coll., 1985a). Infine la sensibilità tattile è stata misurata sul polpastrello dell'indice con monofilamenti di Semmes-Weinstein secondo la procedura descritta da Bell-Krotoski (1990).

La forza di prensione, l'abilità manuale e la sensibilità tattile sono state trasformate in punteggi standardizzati (*z-scores*) usando dati normativi disponibili in letteratura (Mathiowetz e coll., 1985a e 1985b) oppure stabiliti nel laboratorio stesso (per la sensibilità tattile). Questa procedura permette di normalizzare le prestazioni in funzione dell'età, del sesso e della lateralità; consente inoltre di esprimere i risultati dei test su una scala comune. Più elevato è lo z-score, più alta è la prestazione del paziente. Si accetta come normale un valore compreso fra − 2 e +2.

7.3 L'analisi preliminare delle risposte

La scelta di un modello di analisi delle risposte

Le risposte politomiche dei pazienti al questionario ABILHAND possono essere inquadrate in due modi diversi, ovvero seguendo un modello *rating scale* o *partial credit*. L'evoluzione più probabile del punteggio di un paziente con 3 item di abilità manuale è rappresentata nella Fig. 7.1.

Gli item sono allineati, dall'alto in basso, in ordine di difficoltà decrescente. Il punteggio più probabile in ogni item aumenta in funzione dell'abilità manuale del paziente. Tuttavia con il modello *partial credit* la progressione attraverso i tre item non è uniforme. Nello sviluppo del questionario ABILHAND il modello *rating scale* è stato preferito al modello *partial credit* perché esso facilita l'interpretazione clinica dei punteggi. In effetti nel modello *partial credit* le soglie centralizzate che separano i punteggi successivi possono variare da un item all'altro. Di conseguenza l'interpretazione può apparire paradossale. Si prenda in considerazione un soggetto n la cui abilità manuale (β_n) è rappresentata nella Fig. 7.1. Nel modello *partial credit* il primo item (il più difficile) viene stimato come "Facile", mentre il secondo item, in media meno difficile del primo, è valutato "Difficile". Questo paradosso è la conseguenza di una differenza di discriminazione della categoria "Difficile" tra i due item. Allo scopo di evitare questo paradosso[3] si è adot-

---

[3] Il paradosso è più apparente che reale, comunque. Il modello *partial credit* sottolinea che non necessariamente "facile" e "difficile" indicano la stessa differenza di difficoltà quando le due parole vengano applicate a due attività diverse. Sta comunque al ricercatore scegliere il modello più aderente agli scopi della ricerca.

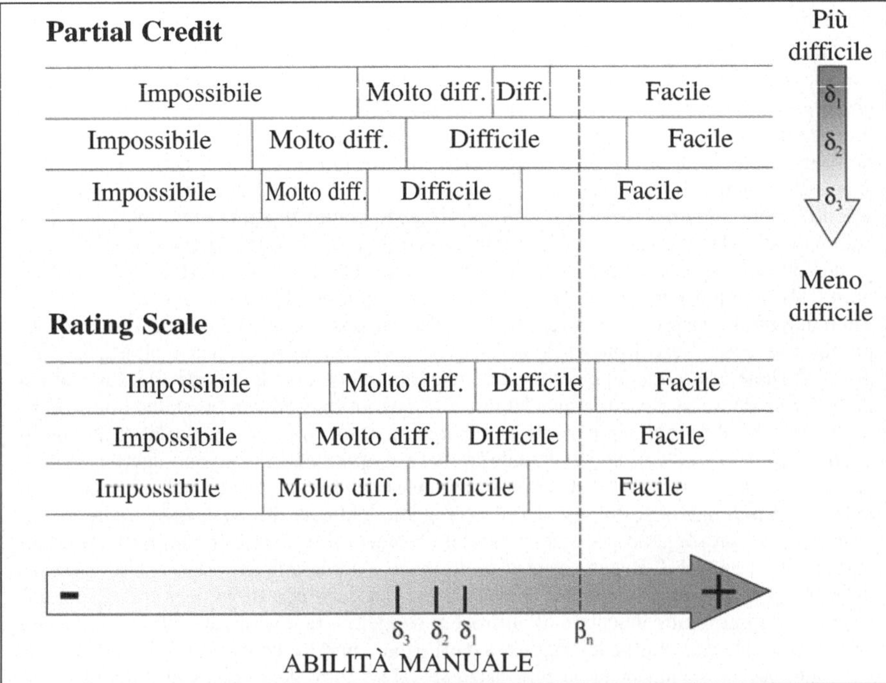

Fig. 7.1 Evoluzione del punteggio atteso in funzione dell'abilità manuale per tre item classificati, dall'alto in basso, in ordine di difficoltà (δ_1, δ_2, δ_3) sulla base dei modelli *partial credit* e *rating scale*. Nel modello *rating scale*, una persona con un'abilità data (β_n, linea tratteggiata) ha un punteggio atteso decrescente in funzione della difficoltà dell'item. Nel modello *partial credit*, un item in media più difficile può ricevere la risposta "Facile" e un item più facile può ricevere la risposta "Difficile" perché la localizzazione delle soglie "centralizzate" può variare da un item all'altro.

tato un modello *rating scale* che obbliga a una discriminazione identica per tutti gli item. Gli articoli di Wright (1999b) e di Linacre (2000b) potranno essere di aiuto nella scelta di un modello di analisi.

L'analisi delle risposte mancanti

I 56 item del questionario sono stati proposti a 103 emiplegici cronici adulti. Si ricorda che le attività sono classificate come valori mancanti quando non sono state svolte nei tre mesi precedenti la valutazione. Una quantità elevata di risposte mancanti a un item significa che esso abitualmente non è stato realizzato dagli emiplegici cronici adulti e pertanto non è adatto al campione considerato. Gli item "Battere a macchina", "Contare delle banconote" e "Sbattere la pasta per le frittelle" presentavano più del 50% di risposte mancanti e pertanto sono stati eliminati (l'inserto 7.1 spiega perché l'analisi di Rasch consenta di stimare abilità e difficoltà anche quando vi siano punteggi mancanti).

Inserto 7.1   La stima dei punteggi mancanti   (L. Tesio)

Il trattamento dei punteggi mancanti è un problema che, prima dell'avvento dell'analisi di Rasch, non aveva mai trovato una soluzione soddisfacente. Si immagini un questionario che prevede 10 item dicotomici e quindi un punteggio variabile fra 0 e 10. Si immagini un soggetto A che supera 7 item e ne fallisce 3 ottenendo punteggio 7. Si immagini ora un soggetto B che si dimentichi di attribuire il punteggio proprio ai 3 item più difficili e superi comunque gli altri 7. È giusto considerare i punteggi dei due soggetti come equivalenti? Viene il sospetto che il soggetto B avrebbe potuto superare uno o più degli item "dimenticati". Tradizionalmente il problema verrebbe risolto trasformando le risposte in percentuali di risposta sul totale degli item non-omessi: di conseguenza il soggetto A riporterebbe un punteggio pari a 70% e il soggetto B riporterebbe un punteggio pari a 100%. Ma non è affatto sicuro che il soggetto B avrebbe risposto a *tutti* i 3 item dimenticati: soprattutto se questi sono i più difficili. Viceversa, se si trattasse di item molto facili l'approssimazione costituita dal calcolo percentuale potrebbe essere ragionevole. La soluzione tradizionale, in pratica, assume che tutti i soggetti e tutti gli item abbiamo abilità e, rispettivamente, difficoltà equivalenti (un'assunzione quanto meno spericolata). Di conseguenza la soluzione "con la percentuale" si basa su *quanti* item vengono omessi *non importa da chi* e non su *quali* item siano stati omessi da *quali soggetti*. Invece è ragionevole far credito di una risposta positiva ad un soggetto abile se egli ha omesso un item facile ma non ad un soggetto poco abile se egli ha omesso un item difficile. È chiaro, dunque, perché l'analisi di Rasch si presti molto bene a stimare la risposta "attesa" nel caso di punteggi mancanti. L'analisi (si veda il Cap. 4) produce una stima dei parametri di difficoltà degli item indipendente dall'abilità dei soggetti e una stima di abilità delle persone indipendente dall'abilità dei soggetti a partire dalla matrice complessiva dei dati. A questo punto la risposta attesa da un certo paziente ad un certo item può essere stimata a partire dalle equazioni-base del modello di Rasch (Eq. 2.4, pag. 25 per il caso dicotomico) che predicono appunto la probabilità di risposta in base alla differenza fra abilità e difficoltà. In una matrice soggetti-item, evidentemente, quanto più numerose sono le risposte mancanti tanto meno precisa sarà la stima dei parametri abilità e difficoltà: ma nella pratica questo non impedisce – il più delle volte – di ottenere buone stime dei parametri di abilità e difficoltà e quindi anche delle singole risposte mancanti.

Questa particolare proprietà dell'analisi di Rasch merita evidenza per tre motivi.

1. In primo luogo si risolve brillantemente il problema di stimare punteggi mancanti che sono molto frequenti soprattutto in questionari auto-somministrati, specialmente in assenza dell'esaminatore (per esempio questionari inviati per posta nei follow-up clinici).

2. In secondo luogo questa proprietà è alla base della tecnica di *item-splitting* (si veda il Cap. 6 a proposito del funzionamento differenziale degli item). Quando un item occupa un posto diverso nella gerarchia di difficoltà in due o più classi di soggetti (uomini-donne, gruppi linguistici, diverse diagnosi cliniche ecc.) si possono creare item "artificiali" classe-specifici che avranno punteggi osservati per una certa classe e punteggi mancanti per le altri classi: cosa che non previene, ed anzi perfeziona, la stima dei parametri di abilità delle varie persone sottoposte al test.

3. Si apre la strada alla costruzione di scale molto versatili e che prevedano *ab initio* item non adatti a tutte le persone cui si applica il questionario come nel caso di ABILHAND (Cap. 7). Si sa già a priori che un item che chieda quanto è stato difficile "pelare le cipolle" tenderà ad essere omesso dagli uomini, meno avvezzi ad attività culinarie: ma questo non impedisce di stimare comunque l'abilità manuale di uomini e donne proprio perché la stima di punteggi mancanti non è un grave problema nel contesto della psicometria Rasch.

Questo trattamento dei punteggi mancanti, ovviamente, presuppone la disponibilità di software Rasch e l'accettazione del concetto che solo parametri Rasch-derivati, e non i punteggi grezzi, siano misure valide (Tesio, 2003).

La verifica dell'ordine delle categorie

È stato chiesto ai pazienti di valutare la difficoltà incontrata nella realizzazione delle attività su una scala a 4 categorie: "Impossibile" (0), "Molto difficile" (1), "Difficile" (2) e "Facile" (3). Questa scala di risposte presenta un ordine postulato a priori. Tuttavia non si ha alcuna garanzia che l'ordine postulato si verifichi nelle risposte dei pazienti. Di conseguenza la prima tappa dell'analisi consiste nel verificare se l'ordine delle categorie postulato a priori si conferma nei dati osservati.

La Tabella 7.3 (riquadro in alto) presenta le caratteristiche della scala originale con risposte su 4 categorie, per come è stata utilizzata dai pazienti.

Per ciascuna categoria di risposta la tabella presenta la differenza media (β_n-δ_i) per la risposta di ogni paziente a ogni item, la localizzazione delle soglie, la percentuale delle risposte per cui la categoria di risposta attesa è osservata ($X_{att} \rightarrow X_{obs}$) e la percentuale delle risposte per cui la risposta osservata è la categoria di risposta attesa ($X_{obs} \rightarrow X_{att}$). La localizzazione media delle persone presenta una progressione monotona da una categoria di risposta all'altra, cosa che indica che l'abilità dei pazienti segue l'ordine postulato per la sequenza di risposte. Tuttavia di per sé le soglie non sono ordinate: la prima ha una localizzazione più elevata (0.10 logit) rispetto alla seconda (–0.65 logit), cosa che indica che un paziente indeciso tra la risposta "Impossibile" e "Molto difficile" presenta un'abilità mediamente superiore rispetto a un paziente indeciso tra "Molto difficile" e "Difficile". Pertanto le 4 categorie di risposta non confermano l'ordine postula-

Tabella 7.3 Caratteristiche della scala con le 4 categorie di risposta originali (in alto) e della scala finale utilizzata, e che ha tre categorie di risposta (in basso).

Scala a 4 categorie				
Categoria	($\beta_n - \delta_i$) media (logit)	Localizzazione delle soglie (logit)	$X_{att} \rightarrow X_{obs}$ (%)	$X_{obs} \rightarrow X_{att}$ (%)
0	–0.58	/	85	26
1	0.10	0.10	24	43
2	1.08	–0.65	40	43
3	2.97	0.55	87	87

Scala a 3 categorie					
Categoria	Categoria originaria	($\beta_n - \delta_i$) media (logit)	Localizzazione delle soglie (logit)	$X_{att} \rightarrow X_{obs}$ (%)	$X_{obs} \rightarrow X_{att}$ (%)
0	0	–0.76	/	74	30
1	1 e 2	0.98	–1.02	52	59
2	3	3.59	1.02	87	89

to a priori. Inoltre gli indici di coerenza delle risposte osservate rispetto alle risposte attese indicano che soltanto il 24% delle persone con una localizzazione che giustifica una risposta "Molto difficile" l'ha scelta effettivamente, e che soltanto il 26% delle persone che hanno scelto la categoria 0 ("Impossibile") hanno una localizzazione corrispondente.

Le Curve di Probabilità delle Categorie (CPC), rappresentate nella Fig. 7.2, confermano questa osservazione.

In effetti, la risposta "Molto difficile" non viene utilizzata come le altre categorie, perché questa risposta non è mai la più probabile, qualunque sia la localizzazione della persona in rapporto all'item. In questo caso si dice che la categoria "Molto difficile" non emerge; pertanto essa deve essere raggruppata in una delle due categorie adiacenti. Questa categoria è stata raggruppata con la categoria "Difficile" perché questo appariva più sensato in relazione alla percezione riferita dal paziente nel corso della valutazione. Dunque un'attività può essere percepita sia come impossibile, sia come difficile (il grado di difficoltà importa poco), sia come facile. Le caratteristiche di questa nuova scala a 3 categorie sono illustrate nella Fig. 7.3 (riquadro in basso).

La localizzazione delle soglie segue una progressione monotona: in tal modo l'ordine postulato a priori risulta confermato.

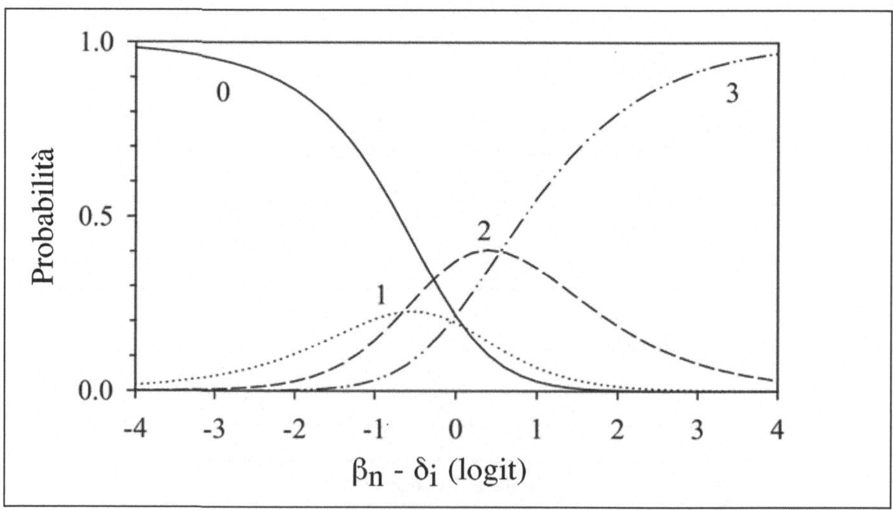

Fig. 7.2 Curve di Probabilità delle Categorie (CPC) per la scala originale con risposte a 4 categorie. La soglia che separa le categorie "Impossibile" (0) e "Molto difficile" (1) precede quella che separa le categorie "Molto difficile" (1) e "Difficile" (2). La probabilità di osservare una risposta nella categoria "Molto difficile" (1) è inferiore alla probabilità di osservare una risposta in qualunque altra categoria, quale che sia la localizzazione del paziente in rapporto all'item: questo indica che l'ordine di difficoltà delle 4 categorie postulato a priori non viene confermato.

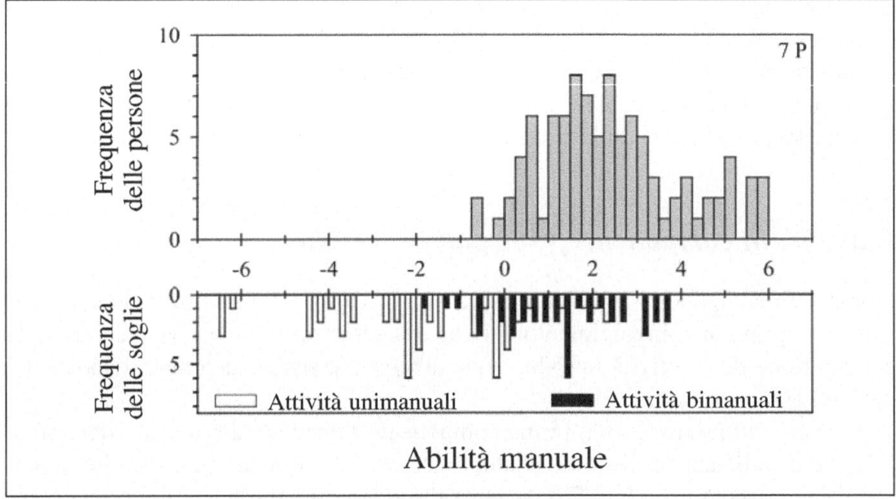

Fig. 7.3 Distribuzione delle misure delle persone (riquadro in alto) e delle soglie degli item (riquadro in basso) unimanuali (in bianco) e bimanuali (in nero) in funzione della loro localizzazione sulla scala di misura dell'abilità manuale. La localizzazione degli item bimanuali è centrata in rapporto alla localizzazione del campione di pazienti, mentre la maggior parte degli item unimanuali è troppo facile per questo campione. Sette persone (7 P) presentano un punteggio estremo (in questo caso, massimo).

La verifica della centratura del test in rapporto ai pazienti

La centratura del test può essere illustrata confrontando la distribuzione della localizzazione dei pazienti con la distribuzione della localizzazione delle soglie degli item sulla scala di misura della variabile (Fig. 7.3). La difficoltà media degli item è fissata per convenzione a 0 logit. Si vede chiaramente che la distribuzione dei pazienti è spostata verso destra in rapporto alla distribuzione delle soglie. Il 97% dei pazienti presenta un'abilità superiore alla difficoltà media degli item: questo significa che il test è globalmente troppo facile rispetto al campione di pazienti considerato. Inoltre 7 pazienti rispondono "Facile" a tutti gli item e presentano un punteggio estremo (in questo caso, massimo).

Si esamini ora più in dettaglio la distribuzione delle soglie degli item. Questi possono essere divisi in due gruppi: le attività eseguite abitualmente con una mano sola (30 item unimanuali) e le attività eseguite abitualmente con due mani (23 item bimanuali). La Fig. 7.3 dimostra che le attività unimanuali presentano generalmente una difficoltà negativa[4], mentre le attività bimanuali presentano generalmente difficoltà positive. Se ne conclude che le attività unimanuali sono più facili da realizzare delle at-

---

[4] La quantità di informazione apportata da item troppo facili è ridotta (in buona parte si sa già la risposta senza che sia necessario osservarla): pur tuttavia le risposte non vanno in direzione contraria a quanto ci si attende, il che sarebbe un forte indizio che gli item in questione non rappresentano la variabile in studio.

tività bimanuali, almeno per questo campione di emiplegici cronici adulti. Esse sono talmente facili che la maggior parte dei pazienti ottiene un punteggio massimo in queste attività, mentre la risposta dei pazienti alle attività bimanuali varia molto in relazione alla loro abilità. Si conclude che, in questo campione, si ha una stima migliore dell'abilità dei pazienti se si utilizzano item "bimanuali" piuttosto che item "unimanuali".

L'analisi in componenti principali dei residui

L'analisi in componenti principali dei residui (ACPR) è stata utilizzata per verificare se il grado di coinvolgimento dei due arti superiori (uni- o bimanualità) nella realizzazione delle attività introduca una distorsione sistematica nella risposta dei pazienti ai diversi item.

Il primo fattore, ovvero la prima componente principale dei residui, determina l'8% della varianza dei residui; i fattori successivi sono meno importanti e quindi sono stati trascurati. La Fig. 7.4 presenta il *loading* di ogni item sulla prima componente principale dei residui in funzione della localizzazione dell'item sulla scala di misura della variabile.

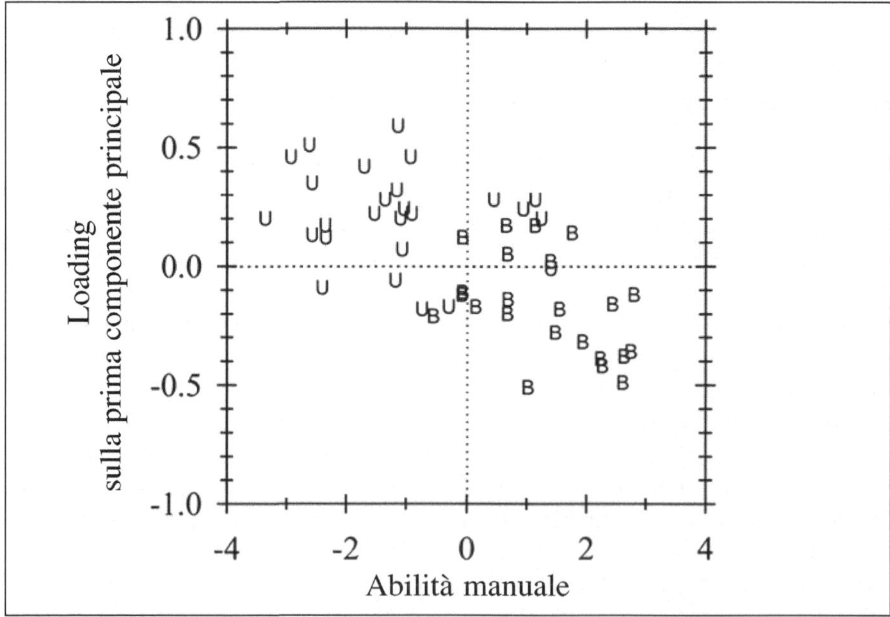

Fig. 7.4 *Loading* sulla prima componente principale degli item unimanuali (U) e bimanuali (B) ottenuta con l'ACPR sui residui standardizzati in funzione della localizzazione degli item sulla scala di misura della variabile. Più la localizzazione dell'item è elevata, più il *loading* sulla prima componente principale è debole. Gli item unimanuali tendono ad avere un loading positivo, mentre gli item bimanuali tendono ad avere un loading negativo.

Quanto più un item è difficile, tanto più la sua localizzazione in ascissa si sposta verso destra. Quanto maggiore è il *loading* di un item sulla prima componente principale residua, tanto più la sua collocazione in ordinata si sposta verso l'alto. La maggior parte delle attività unimanuali (U, item facili) è localizzata nel quadrante superiore sinistro, mentre la maggior parte delle attività bimanuali (B, item più difficili) è localizzata nel quadrante inferiore destro. La maggior parte degli item bimanuali (74%) presenta valori negativi in ascissa, mentre la maggior parte degli item unimanuali (83%) presenta valori positivi. La prima componente principale residua divide gli item in funzione del grado d'implicazione manuale (uni- o bimanualità) necessaria alla realizzazione delle attività. Si osserva una distorsione sistematica nella risposta dei pazienti in funzione della uni- o bimanualità nella realizzazione delle attività. Di conseguenza i 30 item unimanuali sono stati soppressi allo scopo di eliminare la distorsione sistematica e di migliorare la centratura degli item in rapporto ai pazienti, come è stato precedentemente illustrato.

7.4 La scala di abilità manuale per emiplegici cronici adulti

L'analisi preliminare delle risposte ha consentito di affinare le proprietà metriche della scala di misura dell'abilità manuale per il campione di pazienti emiplegici cronici. A partire dalla lista originaria di 56 item, 3 sono stati eliminati perché presentavano più del 50% di risposte mancanti e i 30 item unimanuali sono stati eliminati perché non erano centrati in rapporto al campione di pazienti emiplegici cronici e presentavano una deviazione sistematica nelle risposte. La scala finale è composta da 23 item bimanuali che saranno analizzati secondo il modello *rating scale*.

L'ordine delle categorie di risposta

Le caratteristiche della scala di risposta ai 23 item bimanuali sono presentate nella Tabella 7.4.

Tabella 7.4 Caratteristiche della scala di risposte dei 23 item bimanuali di ABILHAND

Scala a 3 categorie					
Categoria	Categoria originaria	$(\beta_n - \delta_i)$ media (logit)	Localizzazione delle soglie (logit)	$X_{att} \to X_{obs}$ (%)	$X_{obs} \to X_{att}$ (%)
0	0	−1.35	/	77	48
1	1 e 2	0.60	−1.27	57	68
2	3	2.80	1.27	80	78

Per i motivi che sono stati esposti in precedenza dopo aver raggruppato le due categorie di risposte intermedie è parso chiaro che l'ordine delle categorie postulato a priori è ben confermato dalla risposta dei pazienti agli item bimanuali. La localizzazione media dei pazienti in rapporto agli item, così come quella delle soglie, aumenta in maniera monotona da una categoria all'altra. Inoltre la coerenza delle risposte osservate in rapporto alle risposte attese è anch'essa sufficiente secondo i criteri proposti da Linacre (2002b): si osservano indici di coerenza ≥ 48%. Le Curve di Probabilità delle Categorie (CPC) presentate nella Fig. 7.5 mostrano che le tre categorie di risposta emergono e permettono di discriminare i pazienti in funzione della loro abilità manuale.

Quanto più aumenta l'abilità manuale di un paziente tanto più cresce la probabilità di osservare un punteggio elevato. Ogni categoria di risposta è di volta in volta la più probabile: questo significa che la percezione dei pazienti è sufficientemente fine da permettere di distinguere tre livelli di difficoltà e di confermare l'ordine postulato a priori. Le CPC permettono di visualizzare la localizzazione delle soglie centralizzate (ovvero espresse in rapporto alla localizzazione degli item) che delimitano le tre regioni del continuum di abilità ove ogni categoria di risposta è, di volta in volta, la più probabile. Il riquadro inferiore della Fig. 7.5 presenta l'evoluzione del punteggio più probabile in funzione della localizzazione delle persone

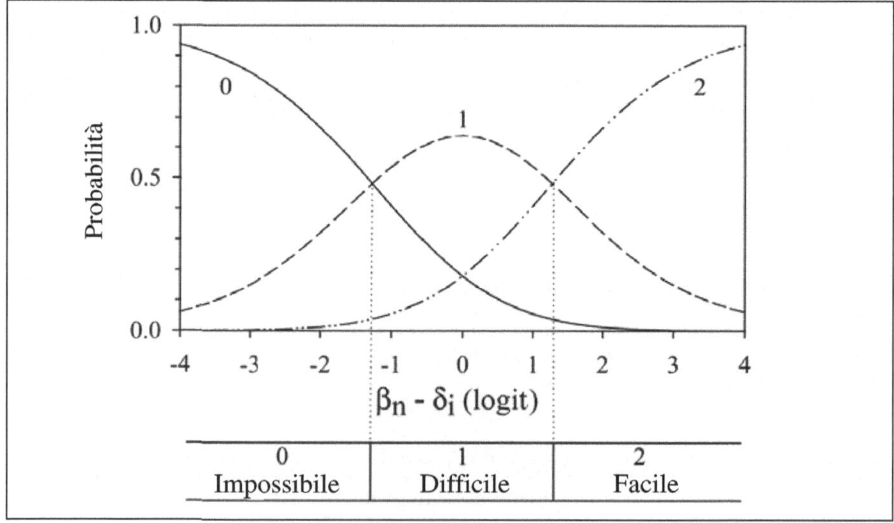

Fig. 7.5 Curve di Probabilità delle Categorie (CPC) per la scala di risposte a 3 categorie applicata ai 23 item bimanuali di ABILHAND (riquadro in alto). Quando la localizzazione del paziente aumenta in rapporto alla localizzazione dell'item, ogni categoria di risposta è di volta in volta la più probabile: questo indica che l'ordine di categorie di risposte postulato a priori viene verificato osservando le risposte dei pazienti. Le soglie (linee punteggiate verticali) delimitano lungo il continuum di abilità diverse regioni nelle quali ognuna delle tre categorie di risposta è la più probabile (riquadro in basso).

(ovvero della differenza fra la loro abilità rispetto al valore medio degli item posto pari a 0). Questa rappresentazione permette di sintetizzare il funzionamento della serie di categorie e sarà utilizzata per illustrare la struttura della variabile.

Le proprietà metriche della scala ABILHAND

L'estensione della misura

Le proprietà metriche dei 23 item bimanuali di ABILHAND sono rappresentate nella Tab. 7.5. Gli item sono classificati dall'alto in basso in ordine di difficoltà decrescente.

La loro difficoltà va da –2.18 a 1.72 logit e copre un'estensione di 3.90 logit centrata su 0 logit (origine fissata per convenzione). Considerando le due soglie fra le categorie comuni a ogni item (–1.27 e 1.27 logit), l'area di misura della scala si estende da –3.45 (–2.18-1.27) a 2.99 (1.72+1.27) logit. L'errore standard in rapporto alla stima della localizzazione degli item varia da 0.20 a 0.28 logit (media di 0.24 logit). Questo errore è mediamente inferiore all'errore standard atteso per la maggior parte delle variabili negli studi psicometrici (Linacre, 1994).

L'adattamento delle risposte alle prescrizioni del modello

L'adattamento delle risposte alle prescrizioni del modello è stato determinato sulla base degli indici *Infit*, *Outfit* e χ^2. I diversi indici sono sensibili a diversi tipi di cattivo adattamento, come descritto nel Cap. 5. Pertanto questi indicatori devono essere interpretati con prudenza e discernimento. I valori accettabili degli indici di aggiustamento *Infit* e *Outfit* sotto forma di media quadratica (MNSQ) per un campione di 103 persone sono compresi fra 0.80 e 1.20 per l'*Infit* ($1 \pm 6/\sqrt{n}$) (Smith e coll., 1998). I valori accettabili degli indici di aggiustamento *Infit* e *Outfit* sotto la forma di media quadratica standardizzata (Z-STD) sono compresi tra –2 e 2. I valori accettabili del χ^2, calcolati su 5 classi d'intervallo, sono indicati dal valore-p. Questo ultimo deve essere superiore alla soglia di significatività statistica, fissata qui a 0.05, per essere considerato accettabile (ovvero, non significativamente diverso rispetto alle attese). Complessivamente gli indici di adattamento dimostrano che la risposta dei pazienti alla maggior parte degli item si adegua alle prescrizioni del modello. Dunque i 23 item bimanuali di ABILHAND definiscono una scala unidimensionale per il campione di pazienti emiplegici cronici. Soltanto 6 item presentano un adattamento leggermente inadeguato sulla base di almeno un indicatore.

Gli item "f. Limarsi le unghie", "g. Tagliare la carne" e "n. Temperare una matita" presentano un aggiustamento di tipo *overfit*: questo significa che le risposte osservate per questi item sono più deterministiche (ovvero più prevedibili) di quanto il modello non si aspetti. Le Curve Caratteristiche di questi 3 item (CCI) sono rappresentate nella Fig. 7.6.

Tabella 7.5 Proprietà metriche della scala ABILHAND

Item	Difficoltà logit	SE (logit)	Inft (MNSQ)	Inft (ZSTD)	Outfit (MNSQ)	Outfit (ZSTD)	χ^2	Valore-p	Implicazione bimanuale*
a Piantare un chiodo	1.72	0.23	0.92	−0.50	0.96	−0.10	2.00	0.736	C
b Infilare un ago	1.68	0.24	1.10	0.60	1.07	0.40	3.65	0.456	C
c Pelare le patate con un coltello	1.53	0.25	1.00	0.10	0.99	0.00	2.61	0.626	C
d Tagliarsi le unghie	1.49	0.21	0.99	0.00	0.96	−0.10	3.12	0.538	C
e Impacchettare dei regali	1.28	0.26	0.86	−0.70	0.78	−1.10	7.66	0.105	C
f Limarsi le unghie	1.12	0.23	1.16	1.00	1.22	1.10	13.69	0.008	C
g Tagliare la carne	1.11	0.20	0.69	−2.40	0.64	−2.40	3.82	0.431	C
h Pelare le cipolle	0.73	0.26	1.12	0.70	1.00	0.10	3.27	0.513	C
i Sgusciare una nocciola	0.47	0.25	1.33	1.80	1.44	1.60	3.10	0.541	C
j Aprire un vasetto	0.28	0.21	0.91	−0.60	1.03	0.20	4.26	0.372	C
k Chiudere la cerniera-lampo di un giubbotto	0.22	0.21	0.98	−0.10	1.09	0.50	4.11	0.392	B
l Aprire un sacchetto di patatine	0.11	0.21	1.22	1.50	1.07	0.40	3.72	0.466	C
m Abbottonare una camicia	−0.18	0.21	1.16	1.10	1.64	2.30	15.31	0.004	A
n Temperare una matita	−0.33	0.28	0.65	−2.00	0.51	−1.50	6.59	0.159	C
o Spalmare del burro su una fetta di pane	−0.71	0.24	0.91	−0.50	0.76	−0.70	6.35	0.174	B
p Chiudere un bottone automatico (camicia, borsa)	−0.72	0.23	1.10	0.60	1.26	0.80	2.69	0.610	B
q Abbottonarsi i pantaloni	−0.72	0.23	0.95	−0.20	0.75	−0.70	4.56	0.335	A
r Togliere il tappo a una bottiglia	−0.75	0.23	1.02	0.20	1.14	0.50	2.08	0.721	B
s Aprire la posta	−1.33	0.25	0.89	−0.60	0.92	−0.10	4.37	0.358	B
t Spremere il dentifricio	−1.58	0.25	0.99	0.00	0.75	−0.40	2.26	0.689	A
u Chiudere la cerniera-lampo dei pantaloni	−1.59	0.25	1.11	0.70	0.91	0.00	1.80	0.772	A
v Scartare una tavoletta di cioccolato	−1.63	0.25	1.04	0.30	0.75	−0.40	2.06	0.726	A
w Lavarsi le mani	−2.18	0.27	0.82	−0.90	0.73	−0.30	8.04	0.090	A
Media	0.00	0.24	1.00	0.00	0.97	0.00			
SD	1.18	0.02	0.16	1.00	0.26	1.00			

* A = Attività bimanuale che può essere scomposta in sequenze unimanuali; B = attività bimanuale che necessita della mano affetta per stabilizzare un oggetto; C = attività bimanuale che necessita di un'attività digitale della mano affetta. Questa classificazione è stata ottenuta con uno studio *ad hoc* basato su interviste a terapisti occupazionali (si veda oltre)

I punteggi medi osservati nelle 5 classi d'intervallo tendono a definire una progressione più ripida rispetto alla curva attesa. Le persone meno abili hanno un punteggio medio inferiore al punteggio atteso e le persone più abili hanno un punteggio medio superiore al medesimo. Tuttavia questo tipo di mal-adattamento non è critico perché anche la risposta dei pazienti a questi item contribuisce alla variabile misurata dal questionario nel suo insieme (Linacre, 2000a).

Gli item "i. Sgusciare una nocciola", "l. Aprire un pacchetto di patatine" e "m. Abbottonarsi una camicia" presentano un adattamento del tipo *underfit*. Le risposte osservate per questi item sono più casuali di quanto il modello tolleri. Le CCI di questi 3 item sono esposte nella Fig. 7.6.

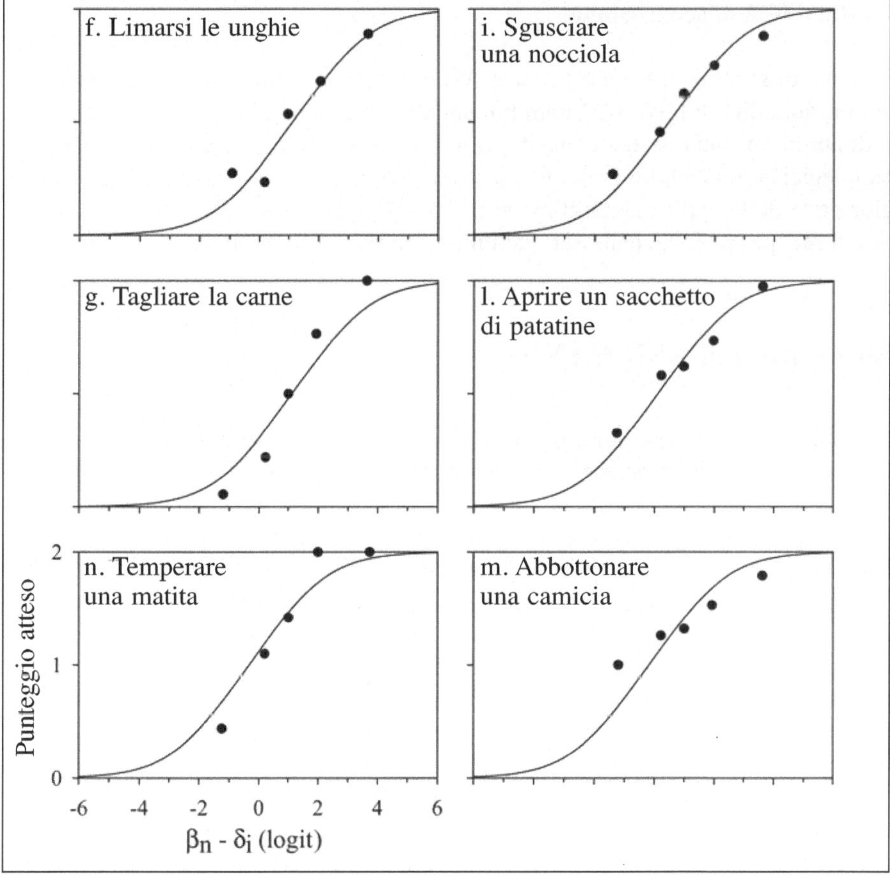

Fig. 7.6 Curve caratteristiche degli item (linea continua) che presentano un *overfit* (riquadro di sinistra) o un *underfit* (riquadro di destra) e punteggi medi osservati per 5 classi d'intervallo (punti). La risposta agli item che presentano un *overfit* è più deterministica di quanto non si aspetti il modello perché i pazienti abili tendono a riuscire ancor più frequentemente del previsto nei vari item, e analogamente i soggetti meno abili tendono a fallire ancor più frequentemente di quanto il modello si aspetti.

I punteggi medi osservati nelle 5 classi d'intervallo tendono a definire una progressione meno ripida rispetto alla curva attesa. Le persone meno abili hanno un punteggio medio superiore al punteggio atteso e le persone più abili hanno un punteggio medio inferiore al punteggio atteso. Questo tipo di mal-adattamento forse è dovuto al fatto che tali attività possono essere realizzate sia con una, sia con due mani. Tuttavia gli item in quanto tali definiscono una gerarchia coerente con il quadro clinico perché quelli che richiedono una maggiore implicazione bimanuale sono anche i più difficili *(si veda* la Tab. 7.5). Questa gerarchia corrisponde al profilo del recupero funzionale in un'emiplegia post-ictale: questo è il motivo per essa è stata presa in considerazione in questa fase della costruzione della scala.

L'affidabilità di separazione

L'indice di separazione delle persone (G) è di 2.96 e corrisponde a un coefficiente di affidabilità di 0.90. I 23 item bimanuali permettono di distinguere 4.28 livelli di abilità manuale statisticamente differenti all'interno del campione di pazienti emiplegici cronici adulti. Pertanto questa affidabilità sembra sufficiente per la maggior parte delle applicazioni cliniche della scala e probabilmente anche per misurare il recupero dei pazienti durante un programma di riabilitazione.

La struttura di ABILHAND

La struttura e l'impiego della scala ABILHAND sono illustrati nella Fig. 7.7.

Il riquadro in alto rappresenta la distribuzione delle misure di abilità manuale dei 103 pazienti emiplegici cronici. Le misure si estendono approssimativamente da –3.5 a 6.0 logit, il che significa che il rapporto di verosimiglianza di riuscita a qualunque item (ovvero il rapporto tra la probabilità di riuscita e di fallimento) è 13360 volte ($e^{9.5/1}$) maggiore per il paziente più abile rispetto al meno abile. Questa estensione illustra chiaramente l'àmbito di misura della scala di abilità manuale.

Le misure di abilità manuale si ottengono trasformando il punteggio totale ottenuto nei 23 item in misure lineari. La relazione "a S italica" o come si suol dire "ogivale"[5] tra il punteggio totale e la misura d'abilità manuale è presentata nel riquadro in basso. Questa relazione è approssimativamente lineare tra i punteggi totali di 10 e 37 punti. Al di fuori di quest'area, una progressione unitaria del punteggio totale corrisponde a una progressione dell'abilità manuale sempre maggiore a mano a mano che ci si allontana dall'area centrale dei punteggi. Nell'area centrale la minima differenza misurabile è pari a 0.13 logit per un punteggio che va

---

[5] Il termine "ogivale" (tecnicamente si parla spesso di "ogiva" per indicare la curva) riflette il fatto che la somma dei valori in funzione della stessa ascissa si distribuisce con una curva "a campana" che ha appunto una forma "ogivale".

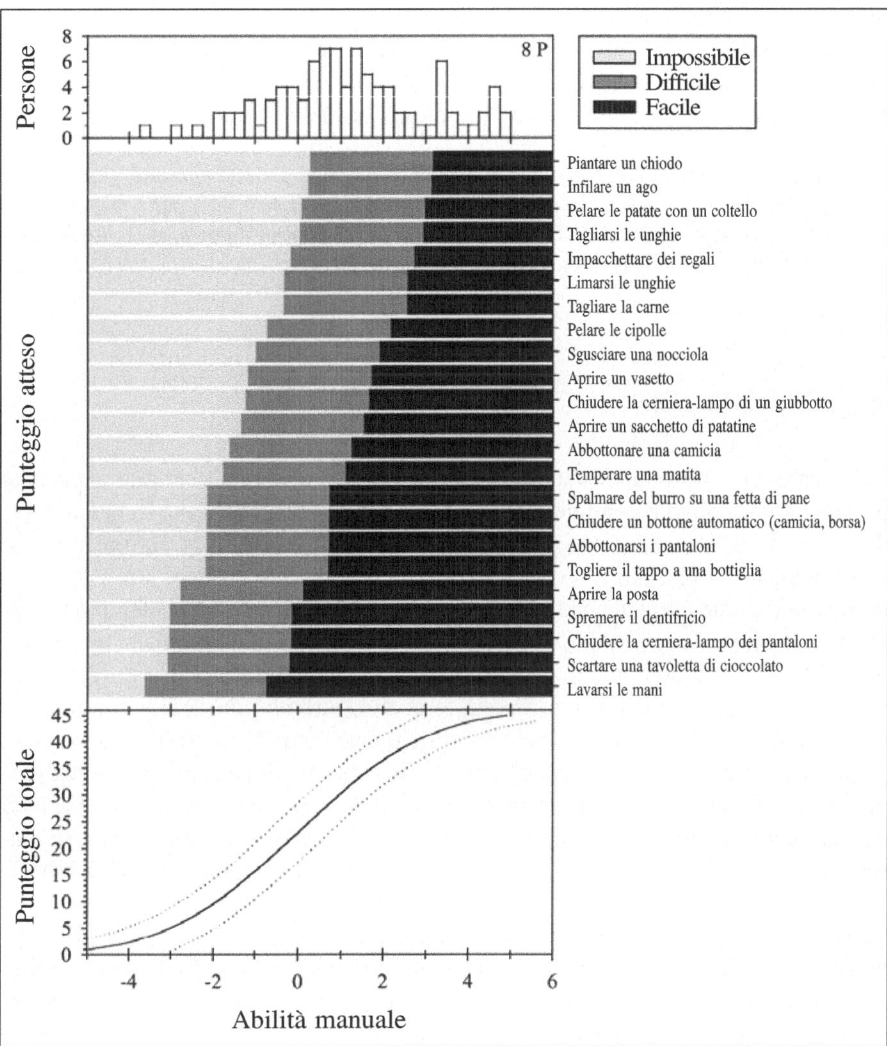

Fig. 7.7 La struttura della scala ABILHAND è descritta sulla base della distribuzione delle misure dei pazienti (riquadro in alto), sulla base a) della relazione (riquadro inferiore) tra il punteggio totale e la misura di abilità manuale (linea continua) e il suo intervallo di confidenza al 95% (linee punteggiate) ; b) sulla base del punteggio atteso in ogni item in funzione dell'abilità manuale (riquadro centrale). Gli item sono ordinati dall'alto in basso in ordine di difficoltà decrescente. Il punteggio atteso per un dato item aumenta in funzione della abilità manuale. Per un'abilità data, diminuisce in funzione della difficoltà dell'item. L'origine ("0") della scala di abilità manuale è fissata per convenzione alla difficoltà media degli item.

da 23 a 24 punti. Pertanto la capacità risolutiva della scala nell'area centrale è sufficiente per differenziare l'abilità manuale di due pazienti se il primo ha una probabilità del 50% di riuscire in un dato item e l'altro del 47%. Al difuori dell'area centrale la minima differenza misurabile aumenta fino a 0.78 logit per il medesimo aumento unitario di punteggio totale (il punteggio passa da 1 a 2 punti), ovvero è sei volte superiore rispetto a quella che caratterizza l'intervallo fra 23 e 24 punti. Questo dimostra chiaramente la non linearità del punteggio totale e per quale motivo sia necessario trasformare i punteggi ordinali in misure lineari.

> **Esempio.** Si immagini che il paziente A ottenga 23 punti e che il paziente B ottenga 24 punti. Le misure di abilità manuali corrispondenti sono $\beta_A = 0$ logit per il paziente A e $\beta_B = 0.13$ logit per il paziente B. La probabilità di riuscita nell'item i, la cui difficoltà è di $\delta_i = 0$ logit, può essere determinata come segue:
>
> $$P_{Ai1} = \frac{\exp(\beta_A - \delta_i)}{1 + \exp(\beta_A - \delta_i)} = \frac{\exp(0)}{1 + \exp(0)} = 0.50$$
>
> $$P_{Bi1} = \frac{\exp(\beta_B - \delta_i)}{1 + \exp(\beta_B - \delta_i)} = \frac{\exp(-0.13)}{1 + \exp(-0.13)} = 0.47$$

Il punteggio atteso in ciascun item in funzione della misura di abilità manuale è presentato nel riquadro centrale. Gli item sono stati disposti dall'alto in basso in ordine di difficoltà decrescente (quelli più difficili in alto, dunque). Confrontando l'abilità manuale di un dato paziente con la difficoltà di ciascun item è possibile determinare il punteggio atteso per quel paziente nei diversi item. Per esempio un paziente con un punteggio totale di 23 presenta una misura di abilità manuale prossima a 0 logit. Tenendo conto della sua abilità manuale questo paziente dovrebbe essere capace di eseguire senza difficoltà le quattro attività più facili e con qualche difficoltà le attività intermedie, nel mentre le quattro attività più difficili dovrebbero riuscirgli impossibili. Complessivamente il campione di pazienti emiplegici cronici adulti presenta un'abilità manuale relativamente elevata. Per il 73% i pazienti del campione con una misura superiore a 0.28 logit dovrebbero essere capaci di realizzare facilmente o con qualche difficoltà tutte le attività bimanuali di ABILHAND (si veda il riquadro superiore). Inoltre per il 25% i pazienti con una misura superiore a 3.17 logit dovrebbero eseguire facilmente tutte le attività di ABILHAND. Nessun paziente del campione in esame presenta una misura sufficientemente bassa (vale a dire inferiore a −3.67 logit) perché tutte le attività gli risultino impossibili. Questo rivela che l'estensione della misura con scala ABILHAND dovrebbe aumentare per arrivare a cogliere la condizione di pazienti anche meno abili di quelli di questo campione: per esempio pazienti con emiplegia post-acuta.

L'invarianza di ABILHAND

Una volta stabilito l'adattamento dei dati alle prescrizioni del modello, bisogna mettere alla prova l'invarianza del questionario. Questa proprietà di una scala di misura concerne la stabilità[6] della risposta dei pazienti, dopo che sia stata attribuita

---

[6] Ancora una volta va ricordato che "stabile" non significa che non debbano cambiare i punteggi ricevuti dalle persone ma che la gerarchia di difficoltà fra i diversi item deve restare costante.

loro una localizzazione sulla scala di misura di abilità manuale, quando essi vengano rivalutati per sottogruppi in funzione dell'età, del sesso, del lato colpito, del tipo di lesione ecc. L'invarianza di ABILHAND è stata determinata con l'aiuto di 12 test di funzionamento differenziale degli item (FDI) attraverso i gruppi demografici e clinici formati sulla base dei criteri seguenti: (1) la nazione (Belgio *vs* Italia), (2) il sesso, (3) l'età (< 60 *vs* > 60 anni), (4) il lato colpito (paresi dal lato, e quindi della mano, dominante –MD– *vs* non dominante-MND), (5) l'intervallo di tempo trascorso dalla lesione vascolare cerebrale (< 2 anni *vs* ≥ 2 anni), (6) il grado di depressione (GDS < 10 *vs* GDS ≥ 10), (7) il livello complessivo di abilità manuale (gruppo "meno abile" *vs* "più abile", sulla base del valore mediano di abilità), (8) la destrezza manuale dell'arto superiore non colpito (Dmnc) (minore *vs* maggiore destrezza in rapporto al punteggio mediano), (9) la forza di prensione dell'arto superiore colpito (Fmc) (forza minore *vs* maggiore, ovvero inferiore o superiore alla mediana), (10) la destrezza manuale dell'arto superiore colpito (Dmc; minore *vs* maggiore destrezza in rapporto alla mediana), (11) la sensibilità tattile della mano colpita (Stmc) (minore *vs* maggiore sensibilità tattile in rapporto alla mediana fra i due arti), (12) la motricità dell'arto superiore colpito (Mmc) (minore *vs* maggiore motricità in rapporto al punteggio mediano).

Il funzionamento differenziale degli item è stato valutato con il metodo proposto da Wright & Stone (1979). I pazienti sono stati divisi in due sottogruppi sulla base dei 12 criteri sopra menzionati. Per ogni criterio la gerarchia degli item è stata valutata separatamente per i due sottogruppi dopo aver verificato innanzitutto che i dati di ogni sottogruppo isolatamente considerato si adattassero alle prescrizioni del modello. La gerarchia degli item ottenuta per ogni sottogruppo è rappresentata graficamente nella Fig. 7.8.

Per ognuno dei 12 gruppi della Fig. 7.8 i punti rappresentano la difficoltà degli item stimata in ascissa per le persone appartenenti a uno dei due sottogruppi (per esempio, il Belgio, secondo il criterio "nazione") e in ordinata per le persone appartenenti all'altro sottogruppo (per esempio, l'Italia, sempre per il criterio "nazione"). Gli item più difficili sono localizzati verso destra in ascissa e verso l'alto in ordinata (quindi, in alto a destra se sono difficili per entrambi i sottogruppi). Le due curve racchiudono l'intervallo di confidenza al 95% rispetto all'invarianza ideale. Gli item situati all'interno dell'intervallo di confidenza al 95% non hanno una difficoltà significativamente diversa tra i due sottogruppi. Gli item situati al di fuori dell'intervallo di confidenza al 95% hanno una difficoltà significativamente diversa tra i due sottogruppi e sono identificati da un simbolo alfabetico.

Complessivamente la maggior parte degli item sono collocati all'interno dell'intervallo di confidenza al 95%: questo significa che la difficoltà degli item è sostanzialmente stabile fra diversi sottogruppi demografici e clinici. Di conseguenza il questionario ABILHAND può essere utilizzato per valutare uomini o donne, pazienti con emiparesi sinistra o destra ecc. Tuttavia è necessaria un'ulteriore indagine per verificare l'invarianza di ABILHAND rispetto al fattore tempo, per esempio quando questo signifchi valutare il paziente fra le fasi acuta e cronica di una emiplegia post-ictale.

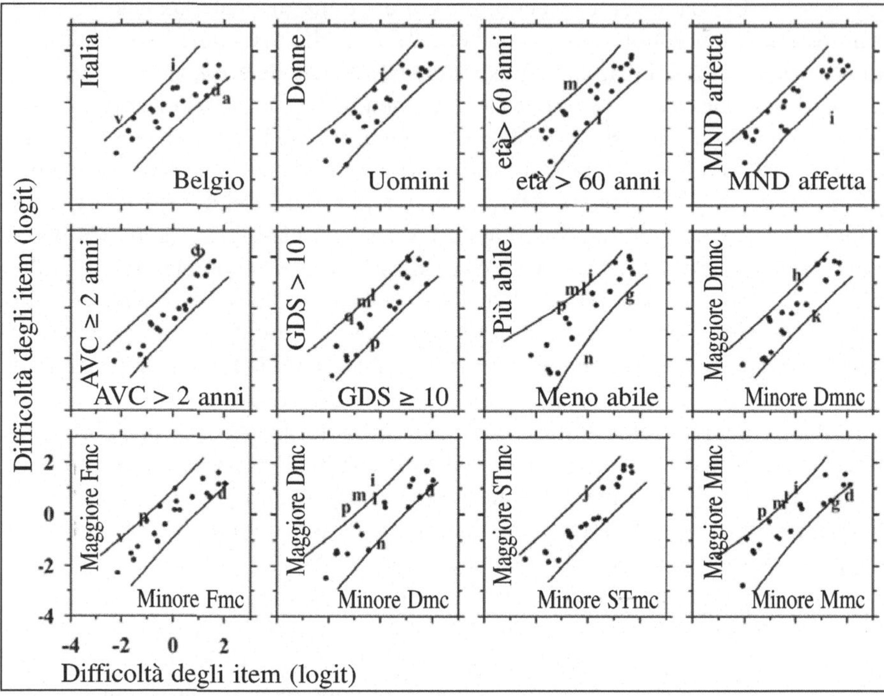

Fig. 7.8 Funzionamento differenziale dei 23 item bimanuali di ABILHAND attraverso 12 criteri di divisione del campione in 2 sottogruppi e intervallo di confidenza al 95% (linee continue) dell'invarianza ideale. In ogni riquadro gli item (punti) più difficili sono situati nella parte superiore destra. Gli item posti all'interno dell'intervallo di confidenza non hanno una difficoltà significativamente diversa nei due sottogruppi. Gli item situati al di fuori dell'intervallo di confidenza sono contrassegnati da una lettera (si veda la Tab. 7.5). Le abbreviazioni che seguono caratterizzano i diversi criteri di raggruppamento: MD: mano dominante; MND: mano non dominante; GDS: Geriatric Depression Scale; Dmnc: destrezza manuale dell'arto colpito; Stmc: sensibilità tattile dell'arto colpito; Mmc: motilità dell'arto colpito. [AVC = accidente cerebrovascolare, distanza dall'esordio]

7.5 La validità di ABILHAND

La validità di contenuto di ABILHAND

La scala ABILHAND è valida se misura realmente l'abilità manuale che essa pretende misurare. Come verificarlo? La validità di contenuto di ABILHAND è stata stimata chiedendo a quattro terapisti occupazionali di classificare ogni item, senza consultarsi fra di loro, in funzione dell'implicazione delle due mani nella realizzazione dell'attività. Gli item bimanuali sono stati classificati come (A) attività bimanuali che possono essere scomposte in attività unimanuali; (B) attività che richiedono l'uso della mano affetta per stabilizzare un oggetto; (C) attività che richiedono un'attività digitale della mano affetta. Le opinioni registrate dai quattro tecnici sono sovrapponibili. La risposta più frequente è presentata per ogni item nell'ultima colonna della Tab. 7.5.

Gli item più difficili sono quelli che richiedono l'implicazione bimanuale più importante (C) mentre le attività più facili possono essere realizzate in più sequenze unimanuali, visto che non richiedono l'uso della mano colpita (A). Di conseguenza la scala ABILHAND appare valida per quanto riguarda il contenuto degli item poiché la difficoltà degli item è coerente con il grado di implicazione bimanuale nella realizzazione delle attività osservate, secondo quanto emerge dalla valutazione di terapisti occupazionali sulla base della loro esperienza clinica.

La validità concettuale di ABILHAND

La validità concettuale di ABILHAND è stata valutata misurando il grado di associazione esistente tra le misure di abilità manuale dei pazienti e le loro caratteristiche demografiche e cliniche, nonché con i loro deficit sensitivo-motori a livello degli arti superiori. Il grado di associazione è stato saggiato con una ANOVA (per le variabili nominali) o un coefficiente di correlazione (per le variabili continue). I risultati sono esposti nella Tab. 7.6.

Tabella 7.6 Relazione fra l'abilità manuale e le variabili demografiche e cliniche, e i deficit degli arti superiori.

Variabile	Indicatori statistici*	Valore p
Variabili demografiche		
Nazione	U = 1069	0.977
Sesso	U = 1213.5	0.815
Età	R = –0.188	0.058
Variabili cliniche		
Lato affetto	U = 1181.5	0350
Territorio della lesione cerebrale	H = 9.744, ddl = 7	0.204
Intervallo temporale dall'AVC	R = –0.049	0626
Intervallo temporale dalla fine del trattamento fisioterapico	R = 0.180	0.074
Depressione	ρ = –0.213	0.030
Deficit della mano non affetta		
Forza	R = 0.242	0.014
Destrezza	R = 0.248	0.012
Sensibilità tattile	R = 0.021	0.836
Deficit della mano affetta		
Forza	R = 0.562	<0.001
Destrezza	R = 0.598	<0.001
Sensibilità tattile	R = 0.127	0.201
Motricità	ρ = 0.730	<0.001

* Gli indicatori statistici rappresentati sono: U, test di Mann-Whitney; H, test di Kruskal-Wallis; ρ per il coefficiente di correlazione di Spearman; R per il coefficiente di correlazione di Pearson.
AVC: accidente vascolare cerebrale

Le misure di abilità manuale ottenute con ABILHAND non sono significativamente associate alle caratteristiche demografiche (nazione, sesso, età) o cliniche eccezion fatta per il grado di depressione. La mancanza di associazione tra le misure di abilità manuale e le caratteristiche demografiche suggerisce che ABILHAND possa essere usata qualunque sia la nazione, il sesso o l'età del paziente emiplegico esaminato. La relazione non significativa osservata tra l'abilità manuale e il lato colpito (mano dominante o non dominante) era già stata dimostrata da studi precedenti (Bernspang & Fisher, 1995; Desrosiers e coll., 1996). La mancanza di associazione tra la sede della lesione cerebrale e le misure di abilità manuale indica che ABILHAND è più centrata sull'apprendimento del nuovo processo motorio attraverso lo sviluppo di strategie compensatorie (per esempio la scomposizione di attività bimanuali in sequenze unimanuali) che non su conseguenze neurologiche riconducibili al tipo di lesione cerebrale (Penta e coll., 2001). Inoltre questa conclusione è supportata anche dal riscontro che non vi è relazione significativa tra le misure di abilità manuale e l'intervallo di tempo trascorso sia dalla lesione vascolare cerebrale, sia dalla fine del trattamento fisioterapico.

Non è stata osservata nessuna relazione significativa tra l'abilità manuale e la sensibilità tattile delle due mani, in accordo con una precedente revisione della letteratura (Dellon, 1981). La depressione, la forza e la destrezza della mano non colpita sono significativamente ma leggermente associate alle misure di ABILHAND. La depressione può ridurre la motivazione del paziente ad apprendere nuove stratagie motorie compensatorie o può condizionare la percezione della difficoltà incontrata nella realizzazione delle attività di ABILHAND. L'influenza della forza e della destrezza della mano non dominante sulle misure di abilità manuale, già suggerita da studi precedenti (Desrosiers e coll., 1996; Yelnik e coll., 1996; Sunderland, 2000), conferma il coinvolgimento delle due mani nella realizzazione delle attività di ABILHAND. Infine le misure di ABILHAND sono significativamente associate alla forza, alla destrezza e alla motilità della mano colpita. Analogamente studi recenti hanno rilevato una relazione significativa tra i deficit sensitivo-motori e le attività manuali della vita quotidiana (Desrosiers e coll., 1996; Kopp e coll., 1997; Sonoda e coll., 1997).

La validità concettuale di ABILHAND è stata indagata anche valutando il grado di associazione tra le misure di ABILHAND e le diverse possibili combinazioni dei deficit della mano colpita. Per questa analisi, un deficit della forza, della destrezza o della sensibilità tattile del lato colpito è stato considerato significativo se il paziente presentava uno z-score inferiore a –1. D'altro canto, un deficit di motilità è stato considerato significativo per i pazienti con punteggio inferiore a 67/90 al bilancio motorio di Brunnström. L'effetto della combinazione dei deficit della mano colpita sull'abilità manuale è illustrato nella Fig. 7.9.

L'ascissa rappresenta l'abilità manuale misurata con il questionario ABILHAND. Le diverse combinazioni dei deficit significativi dell'arto superiore colpito sono rappresentate in ordinata. Si può notare che nel campione di 103 pazienti emiplegici cronici, i due pazienti che non avevano alcun deficit motorio significativo presentavano l'abilità manuale più elevata. I 25 pazienti che avevano soltanto un deficit di destrezza presentavano misure di abilità manuale leggermente inferiori. I 25 pa-

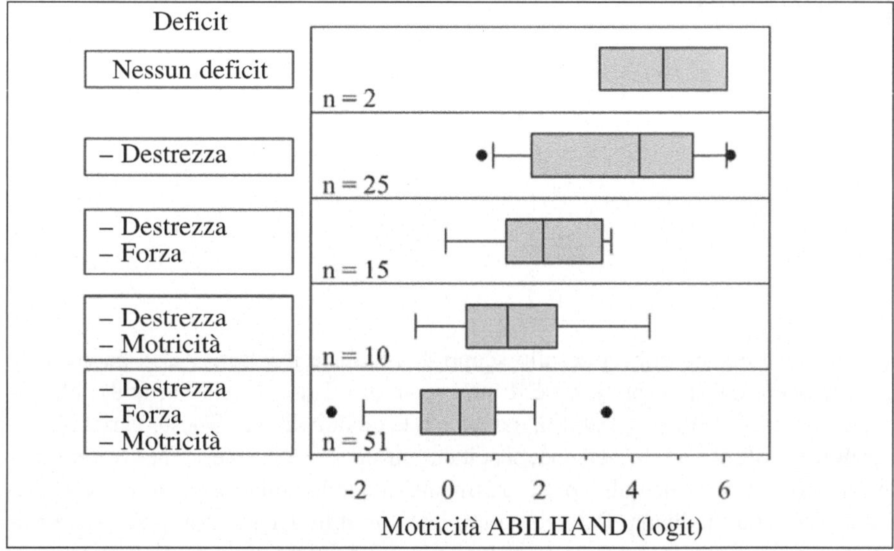

Fig. 7.9 Distribuzione delle misure di abilità manuale per 5 combinazioni differenti di deficit motori della mano affetta (ordinata). Il "box" rettangolare rappresenta l'intervallo interquartile (25°-75° percentile) della distribuzione delle misure di abilità dei 103 pazienti del campione. La linea verticale all'interno del box indica il valore mediano; le due barre verticali esterne al rettangolo indicano il 10° e il 90° percentile; i due punti indicano rispettivamente il quinto e il novantacinquesimo percentile della distribuzione.

zienti che avevano non soltanto un deficit di destrezza, ma anche un deficit di forza o di motilità, presentavano un'abilità manuale ancora inferiore. Infine, i 51 pazienti con deficit di forza, di destrezza e di motilità presentavano l'abilità manuale minima, con una misura mediana vicina a 0 logit (ovvero corrispondente alla difficoltà media del questionario). Dunque la "abilità manuale" appare tanto più colpita quanto più sono complesse le combinazioni dei deficit sensitivo-motori della mano affetta. Infine, un test di Kruskal-Wallis conferma che l'abilità manuale varia significativamente in funzione delle combinazioni dei deficit motori dell'arto colpito (H = 48.221, ddl = 4; p < 0.001). Questi risultati sono in accordo con studi precedenti (Desrosiers e coll., 1996; Kopp e coll., 1997; Sonoda e coll., 1997).

In conclusione ABILHAND rappresenta una valida scala di misura dell'abilità nelle attività manuali della vita quotidiana, per come essa viene percepita della persona. L'invarianza della difficoltà degli item attraverso diversi sottogruppi giustifica future applicazioni cliniche della scala e suggerisce che essa potrebbe restare stabile attraverso il tempo e diversi gradi di recupero. In tal caso ABILHAND potrebbe essere utilizzata come strumento di valutazione nella pratica clinica e potrebbe fornire un bilancio funzionale al momento dell'inizio della terapia, cosa che rappresenterebbe un'indicazione preziosa per la pianificazione del trattamento, senza considerare che essa consentirebbe validi confronti in abilità manuale fra i diversi gruppi di pazienti e durante il recupero funzionale.

Conclusioni

Questo libro è stato concepito allo scopo di condurre il lettore passo passo nella costruzione e nell'interpretazione di una scala di misura di una variabile latente-quale l'ansia, l'altruismo, l'abilità manuale o la qualità di vita. Queste variabili, generalmente riferite a una persona, suscitano un interesse crescente nel campo delle scienze comportamentali e particolarmente in quello della formazione, della psicologia o della medicina. Per sua natura una variabile latente non può essere misurata direttamente ma può essere valutata indirettamente attraverso un questionario. Tuttavia i punteggi ordinali ottenuti a partire da questionari non possono essere utilizzati nelle comparazioni quantitative come se fossero misure oggettive. Una misura oggettiva necessita della definizione di un'unità di misura di grandezza costante, riproducibile per tutta la lunghezza della scala di misura e indipendente dall'oggetto misurato.

Il modello di Rasch permette di costruire una scala di misura di una variabile latente purché i dati osservati soddisfino i criteri di una misura oggettiva. L'analisi consiste nel determinare se i dati osservati si adattano alle previsioni del modello. Se questo non si verifica l'esaminatore si rende conto delle incoerenze tra i punteggi ottenuti dalle persone o dagli item che costituiscono il test. Questa informazione assume importanza fondamentale nello sviluppo di una nuova scala di misura perché rivela la natura della variabile che si sta cercando di misurare. Accade spesso che queste informazioni conducano il ricercatore a definire con maggior precisione la variabile in esame e che lo guidino nella definizione di una variabile unidimensionale che possa permettere delle comparazioni quantitative. Durante la stesura di questo testo ci si è posti come obiettivo principale quello di spiegare in modo pratico e conciso tutte le tappe che è necessario percorrere per lo sviluppo di una scala di misura sulla base del modello di Rasch. Dopo la concettualizzazione della variabile, passando attraverso la definizione di un'unità di misura sulla base del modello di Rasch, il testo accompagna il lettore nel processo di sviluppo di una scala di misura e gli fornisce gli strumenti necessari per interpretarne i risultati.

L'impiego di misure quantitative nel campo delle scienze comportamentali guida il clinico nell'osservazione, nella quantificazione e nell'interpretazione delle condizioni di un paziente, al fine di prendere le decisioni più appropriate. Queste scale di misura aiutano la comunicazione scientifica introducendo un linguaggio co-

M. Penta et al., *Analisi di Rasch e questionari di misura.*
Applicazioni in medicina e scienze sociali. © Springer 2008

mune. In vista di questo scopo, le scale possono essere costruite in modo tale da produrre risultati indipendenti dall'età, dal sesso, dal gruppo etnico, dalla cultura, dalla lingua o dalla nazione, esattamente come un taglio di tessuto da un metro rappresenta una sola e la stessa lunghezza di stoffa ai quattro capi del pianeta.

Bibliografia

Allport FH, Hartman DA (1925) Measurement and motivation of atypical opinion in a certain group. American Political Science Review 19:735-760

American Educational Research Association, American Psychological Association &National Council on Measurement in Education (1985) Standards for educational and psychological testing (5th ed). American Psychological Association, Washington, DC

Anastasi A (1988) Psychological testing. New York, McMillan

Andersen EB (1973) A goodness of fit test for the Rasch model. Psychometrika 38:123-140

Andrich D (1978a) A rating formulation for ordered response categories. Psychometrika 43:561-573

Andrich D (1978b) A binomial latent trait model for the study of Likert-style attitude questionnaires. British Journal of Mathematical and Statistical Psychology 31:84-98

Andrich D (1988) Rasch models for measurement. SAGE publications, Newbury

Andrich D (1989) Distinctions between assumptions and requirements in measurement in the social sciences. In: JA Keats, R Taft, RA Heath, SH Lovibond (eds) Mathematical and theoretical systems. Elsevier Science Publishers, North-Holland, pp 7-16

Andrich D (1996a) Measurement criteria for choosing among models for graded responses. In: A von Eye, CC Clogg (eds) Analysis of categorical variables in developmental research. Academic Press, Orlando, FL, Chapter 1:3-35

Andrich D (1996b) Category ordering and their utility. Rasch Measurement Transactions 9:464-465

Andrich D (1999) E444 Advanced Social and Educational Measurement. Murdoch University, Perth

Andrich D (2002a) F436/636: Modern Test Theory in Psychology and Education II. Murdoch University, Perth

Andrich D (2002b) Understanding resistance to the data-model relationship in Rasch's paradigm: a reflection for the next generation. Journal of Applied Measurement 3(3):325-359

Andrich D, Sheridan B, Luo G (2004) RUMM2020: Rasch Unidimensional Models for Measurement. Perth, Western Australia, RUMM Laboratory, http://www.rummlab.com.au

Bell-Krotoski JA (1990) Light touch-deep pressure testing using Semmes-Weinstein-monofilaments. In: JM Hunter, LH Schneider, EJ Mackin, Callahan AD (eds) Rehabilitation of the Hand: Surgery and Therapy. Mosby Co, St Louis, Mo, pp 585-593

Bernspang B, Fisher AG (1995) Differences between persons with right or left cerebral vascular accident on the assessment of motor and process skills. Archives of Physical Medicine and Rehabilitation 76:1144-1151

Béthoux F, Calmels P (2003) Guide des outils de mesure et d'évaluation en médecine physique et de réadaptation. Editions Frison-Roche, Paris

Bond TG, Fox CM (2001) Applying the Rasch Model: Fundamental Measurement in the Human Sciences. Lawrence Erlbaum Assoc, Mahwah NJ

Brink TL, Yesavage JA, Lum O et al (1982) Screening tests for geriatric depression. Clinical Gerontologist 1:37-43

Carroll D (1965) A quantitative test of upper extremity function. Journal of Chronic Diseases 18:479-491

Choppin BH (1968) An item bank using sample-free calibration. Nature 219:870-872

Choppin BH (1985) Lessons for psychometrics from thermometry. Evaluation in education: an international review series 9:9-12

Cohen J (1960) A coefficient of agreement for nominal scales. Educational and psychological measurement 20:27-46

Cronbach LJ (1951) Coefficient alpha and the internal structure of tests. Psychometrika 16:297-234

Damasio H (1983) A computed tomographic guide to the identification of cerebralvascular territories. Archives of Neurology 40:138-142

Dellon AL (1981) Evaluation of sensibility and re-education of sensation in the hand. Williams and Wilkins, Baltimore

De Souza LH, Hewer RL, Miller S (1980) Assessment of recovery of arm controlin hemiplegic stroke patients: 1. Arm function tests. International Rehabilitation Medicine 2:3-9

Desrosiers J, Bourbonnais D, Bravo G et al (1996) Performance of the «unaffected» upper extremity of elderly stroke patients. Stroke 27:1564-1570

Desrosiers J, Hébert R, Bravo G, Dutil E (1995) Upper extremity performance testfor the elderly (TEMPA): normative data and correlates with sensorimotor parameters. Archives of Physical Medicine and Rehabilitation 76:1125-1129

Douglas G (1982) Issues in the fit of data to psychometric models. Education Research and Perspectives 9(1):32-43

Fisher GH (1921) On the mathematical foundations of theoritical statistics. Proceedings of the Royal Society 222:309-368

Fisher W Jr (1992) Reliability statistics. Rasch Measurement Transactions 6(3):238

Folstein MF, Folstein SE, McHugh PR (1975) Mini-mental state: a practical method for grading the cognitive state of patients for the clinician. Journal of Psychiatric Research 12:189-198

Frisbie DA (1988) Reliability of scores from teacher-made tests. Educational Measurement: Issues and Practical, National Council on Measurement in Education 7(1):25-35

Guide for the Uniform Data Set for Medical Rehabilitation (including the FIM™ instrument), Version 5.1. (1997). Buffalo, NY 14214, University at Buffalo

Guttman L (1944) A basis for scaling qualitative data. American Sociological Review 9:139-150

Guttman L (1950) The basis for scalogram analysis. In: SA Stouffer, L Guttman, EA Suchman, PF Lazarsfield, SA Star, JA Clausen (eds) Measurement and prediction. Princeton University Press, Princeton

Hambleton RK, Swaminathan H, Rogers HJ (1991) Fundamentals of item response theory. Vol 2. SAGE Publications, Newbury Park

Hattie J (1985) Assessing unidimensionality of tests and items. Applied Psychological Measurement 9:139-164

Haynes SN, Richard DCS, Kubany ES (1995) Content validity in psychological assessment: A functional approach to concepts and methods. Psychological Assessment 7:238-247

Heller A, Wade DT, Wook VA et al (1987) Arm function after stroke: measurement and recovery over the first three months. Journal of Neurology, Neurosurgery and Psychiatry 50:714-719

Holland PH, Wainer H (1993) Differential Item Functioning. Lawrence Erlbaum, Hillsdale NJ

Jebsen RH, Taylor N, Trieschmann RB et al (1969) An objective and standardized test of hand function. Archives of Physical Medicine and Rehabilitation 50:311-319

Karabatsos G (2000) A critique of Rasch residual fit statistics. Journal of Applied Measurement 1(2):152-176

Kopp B, Kunkel A, Flor H et al (1997) The arm motor ability test: reliability, validity, and sensitivity to change of an instrument for assessing disabilities in activities of daily living. Archives of Physical Medicine and Rehabilitation 78:615-620

Kuder GF, Richardson MW (1937) The theory of the estimation of test reliability. Psychometrika 2:151-160

Laveault D, Grégoire J (2002) Introduction aux théories des tests en psychologie et sciences de l'éducation. De Boeck Université, Bruxelles

Le Petit Robert (1993) Dictionnaire alphabétique et analogique de la langue française. Dictionnaire Le Robert, Paris

Linacre JM (1989) Many-facet Rasch measurement. MESA Press, Chicago

Linacre JM (1994) Sample size and item calibration stability. Rasch Measurement Transactions 7(4):328

Linacre JM, Heinemann AW, Wright BD et al (1994) The structure and stability of the Functional Independence Measure. Archives of Physical Medicine and Rehabilitation 75:127-132

Linacre JM, Wright BD (1994) Dichotomous mean-square fit statistics. Rasch Measurement Transactions 8(2):360-361

Linacre JM (1998a) Visual analog scales. Rasch Measurement Transactions 12:639

Linacre JM (1998b) Detecting multidimensionality: which residual data-type works best? Journal of Outcome Measurement 2(3):266-283

Linacre JM (1998c) Structure in Rasch residuals: Why principal components analysis? Rasch Measurement Transactions 12(2):636

Linacre JM (1999) Understanding Rasch measurement: estimation methods for Rasch measures. Journal of Outcome Measurement 3(4):382-405

Linacre JM (2000a) Redundant items, overfit and measure bias. Rasch Measurement Transactions 14(3):755

Linacre JM (2000b) Comparing «partial credit» and «rating scale» models. Rasch Measurement Transactions 14(3):768

Linacre JM (2002a) What do infit and outfit, mean-square and standardized mean? Rasch Measurement Transactions 16(2):878

Linacre JM (2002b) Optimizing rating scale effectiveness. Journal of Applied Measurement 3(1):85-106

Linacre JM (2004) A user's guide and manual to WINSTEPS, MINISTEPS Rasch-model computer programs. http://www.winsteps.com, Chicago

Lindmark B, Hamrin E, Törnquist K (1990) Testing daily functions post-stroke with standardized practical equipment. Scandinavian Journal of Rehabilitation Medicine 22:9-14

Lusardi MM, Smith EV (1997) Development of a scale to assess concern about falling and applications to treatment programs. Journal of Outcome Measurement 1(1):34-55

Lyle RC (1981) A performance test for assessment of upper limb function in physical rehabilitation treatment and research. International Journal of Rehabilitation Research 4:483-492

Marquet L, Lebouch A, Roussel Y (1997) Le système métrique, hier et aujourd'hui. Association pour le développement de la culture scientifique (ADCS), Amiens

Mathiowetz V, Weber K, Volland G, Kashman N (1984) Reliability and validity of pinch and grip strength evaluations. Journal of Hand Surgery 9A:222-226

Mathiowetz V, Volland G, Kashman N (1985a) Adult norms for the Box and Block-Test of manual dexterity. American Journal of Occupational Therapy 39:386-391

Mathiowez V, Kashman N, Volland G et al (1985b) Grip and pinch strength: normative data for adults. Archives of Physical Medicine and Rehabilitation 66:69-74

Merbitz C, Morris J, Grip JC (1989) Ordinal scales and foundations of misinference. Archives of Physical Medicine and Rehabilitation 70:308-312

Messick S (1988) The once and the future issues of validity. Assessing the meaning and consequences of measurement. In: H Wainer, HI Braun, Test validity. Lauwrence Erlbaum, Hillsdale, NJ

Messick S (1989) Meaning and values in test validation: The science and ethics of assessment. Educational Researcher 18(2):5-11

Messick S (1995) Validity of psychological assessment. American Psychologist 50:741-749

Miller GA (1956) The magical number seven, plus or minus two: some limits to our capacity for processing information. Psychological Review 63:81-97

Ministère de l'Industrie et de l'Aménagement du Territoire (1989) L'épopée du mètre, histoire du système métrique décimal. Collection Etudes, Paris

Moulin T, Cattin F, Crépin-Leblond T et al (1996) Early CT signs in acute middle cerebral artery infarction: predictive value for subsequent infarct locations and outcome. Neurology 47:366-375

Moulton MH (1993) Probabilistic mapping. Rasch Measurement Transactions 7(1):268

Objective Measurement (2000) Definition of objective measurement. http://www.rasch.org, Chicago

Oldfield RC (1971) The assessment and analysis of handedness: the Edinburgh Inventory. Neuropsychologia 9:97-113

Patel JK, Read CB (1996) Handbook of the normal distribution. Marcel Dekker, New York

Penta M, Tesio L, Arnould C et al (2001) The ABILHAND-questionnaire as a measure of manual ability in chronic stroke patients: Rasch-based validation and relationship to upper limb impairment. Stroke 32:1627-1634

Portney LG, Watkins MP (1993) Foundations of clinical research: Applications to practice. Appleton & Lange, Norwalk, Connecticut

Potvin AR, Tortelotte WW, Dailey JS et al (1972) Simulated activities of daily living examination. Archives of Physical Medicine and Rehabilitation 53:476-486

Rasch G (1972) Objektivitet i samfundsvidenskaberne et metodeproblem. Paper presented at the University of Copenhagen (mimeo)

Rasch G (1977) Specific objectivity: An attempt at formalizing the request for generality and validity of scientific statements. Danish Yearbook of Philosophy 14:58-93

Rasch G (1960) Probabilistic models for some intelligence and attainment tests. MESA Press, Chicago

Roberts J (1994) Rating scale functioning. Rasch Measurement Transactions 8:386

Schulz M (2002) The standardization of mean-squares. Rasch Measurement Transactions 16(2):879

Schindler O (1998) Breviario di patologia della comunicazione (Handbook of Communication Disorders). Omega Edizioni, Turin

Shrout PE, Fleiss JL (1979) Intraclass correlations: Uses in assessing rater reliability. Psychological Bulletin 86:420-428

Smith EV (2002) Detecting and evaluating the impact of multidimensionality using item fit statistics and principal component analysis of residuals. Journal of Applied Measurement 3(2):205-231

Smith RM (1988) The distributional properties of Rasch standardized residuals. Educational and Psychological Measurement 48:657-667

Smith RM (1990) Theory and practice of fit. Rasch Measurement Transactions 3(4):78

Smith RM (1991) The distributional properties of Rasch item fit statistics. Educational and Psychological Measurement 51:541-565

Smith RM (1992) Applications of Rasch measurement. Chicago, MESA Press

Smith RM, Schumacker RE, Bush MJ (1998) Using item mean squares to evaluate fit to the Rasch model. Journal of Outcome Measurement 2(1):66-78

Smith RM (2000) Fit analysis in latent trait measurement models. Journal of Applied Measurement 1(2):199-218

Sonoda N, Chino N, Domen K, Saitoh E (1997) Changes in impairment and disability from the third to the sixth month after stroke and its relationship evaluated by anartificial neural network. American Journal of Physical Medicine and Rehabilitation 76:395-400

Stevens SS (1946) On the theory of scales of measurement. Science 103(2684):677-680

Stone MH (2003) Substantive scale construction. Journal of Applied Measurement 4(3):282-297

Streiner DL, Norman GR (1995) Health Measurement Scales. A practical guide to their development and use. Oxford University Press, New York

Sultana R (1994) La méthode de Brunnström: Bilan et techniques dans la rééducation des hémiplégiques et des traumatisés crâniens. Masson, Paris

Sunderland A (2000) Recovery of ipsilateral dexterity after stroke. Stroke 31:430-433

Tennant A, Penta M, Tesio L et al (2004) Assessing and adjusting for cross-cultural validity of impairment and activity limitation scales through differential item functioning within the framework of the Rasch model: the PRO-ESOR project. Medical Care 42(1 suppl):I37-I48

Tesio L (1997) Disability, dependence and performance: which is which? Europa Medicophysica 33:55-57

Tesio L (2003) Measuring person's beaviours and perceptions: Rasch analysis as a tool for rehabilitation research. Journal of Rehabilitation Medicine 35:1-11

Traub RE, Rowley GL (1991) Understanding reliability. Educational Measurement: Issues and Practical, National Council on Measurement in Education 10(1):37-45

Thurstone LL (1928a) Attitudes can be measured. American Journal of Sociology 33:529-554

Thurstone LL (1928b) The measurement of opinion. Journal of Abnormal and Social Psychology 22:415-430

Thurstone LL (1959) The measurement of values. The University of Chicago Press, Chicago

Wilson DJ, Baker LL, Craddock JA (1984) Functional test for the hemiparetic upper extremity. American Journal of Occupational Therapy 38:159-164

World Health Organization (1973) Control of stroke in the community: methodological considerations and protocol of WHO stroke register. World Health Organization, Geneva

World Health Organization (2001) International Classification of Functioning, Disability and Health. World Health Organization, Geneva

Wright BD, Panchapakesan N (1969) A procedure for sample-free item analysis. Educational and Psychological Measurement 29:23-48

Wright BD, Douglas GA (1977a) Best procedures for sample-free item analysis. Applied Psychological Measurement 1(2):281-295

Wright BD, Douglas GA (1977b) Conditional versus unconditional procedures for sample-free item analysis. Educational and Psychological Measurement 37:573-586

Wright BD, Stone MH (1979) Best Test Design. MESA Press, Chicago

Wright BD, Masters GN (1982) Rating Scale Analysis. MESA Press, Chicago

Wright BD (1991) Diagnosing misfit. Rasch Measurement Transactions 5(2):156

Wright BD, Linacre JM, Gustafson J-E, Martin-Löf P (1994) Reasonable mean-square fit values. Rasch Measurement Transactions 8(3):370

Wright BD (1998) Estimating measures for extreme scores. Rasch Measurement Transactions 12(2):632

Wright BD (1999a) Fundamental Measurement for Psychology. In: SE Embretson, SL Hershberger (eds) The new rules of measurement. Lawrence Erlbaum Associates, Mahwah, Chapter 4:65-104

Wright BD (1999b) Model selection: rating scale or partial credit? Rasch Measurement Transactions 12(3):641-642

Yelnik A, Bonan I, Debray M et al (1996) Changes in the execution of a complex manual task after ipsilateral ischemic cerebral hemispheric stroke. Archives of Physical and Medicine Rehabilitation 77:806-810

Ziebland S, Fitzpatrick R, Jenkinson C (1993) Tacit models of disability underlying health status instruments. Social Science & Medicine 37:69-75

Glossario dei simboli principali

Simboli	Significato
β_{CI}	Capacità media delle persone per ogni classe d'intervallo
B_n	Parametro che caratterizza la persona n
β_n	Localizzazione della persona n
$(\beta_n - \delta_i)$	Differenza tra le localizzazioni della persona n e dell'item i
D_i	Parametro che caratterizza l'item i
δ_i	Localizzazione dell'item
E	Errore di misura
e, oppure exp	Funzione esponenziale (e=2.718…., base dei logaritmi naturali o neperiani)
f_{ij}	Numero delle persone che sono riuscite nell'item i e non nell'item j, partendo dal presupposto che siano riuscite in uno solo dei due
F_{ij}	Numero delle persone che sono riuscire in uno solo dei due item della coppia i e j
G	Indice di separazione delle persone
L	Numero di item del test
ln	Logaritmo neperiano
m_i	Numero delle categorie di risposta dell'item i
N	Numero delle persone
P	Probabilità
P_{ni0}	Probabilità che la persona n ottenga un punteggio 0 nell'item i — Probabilità di insuccesso per gli item dicotomici
P_{ni1}	Probabilità che la persona n ottenga un punteggio 1 nell'item i — Probabilità di successo per gli item dicotomici
P_{nik}	Probabilità che la persona n ottenga un punteggio k nell'item i
r_n	Punteggio totale per la persona n
R	Coefficiente di affidabilità/correlazione
$Residuo_{CI}$	Residuo di ogni classe d'intervallo
$Residuo_{ZSTD(CI)}$	Residuo standardizzato di ogni classe d'intervallo
s_i	Punteggio totale (score) per l'item i

S_e	Deviazione standard degli errori di misura
S_t	Deviazione standard dei punteggi reali
S_x	Deviazione standard dei punteggi osservati
SE	Errore standard
SD	Deviazione standard
$SD_{att(CI)}$	Deviazione standard del punteggio atteso per ogni classe d'intervallo
T	Punteggio reale
τ_{ik}	Soglia centralizzata tra le categorie k-1 e k dell'item i (modello *partial credit*)
τ_k	Soglia centralizzata tra le categorie k-1 e k comune a tutti gli item (modello *rating scale*)
x_{ni}	Risposta della persona n all'item i
X_{att}	Punteggio atteso
$X_{att(CI)}$	Punteggio atteso medio per ogni classe d'intervallo
$X_{att} \rightarrow X_{obs}$	Percentuale di risposte per cui la risposta attesa è anche osservata
X_{obs}	Punteggio osservato
$X_{obs(CI)}$	Punteggio osservato medio per ogni classe d'intervallo
$X_{obs} \rightarrow X_{att}$	Percentuale delle risposte per cui la risposta osservata è anche la categoria di risposta attesa statisticamente

Finito di stampare nel mese di febbraio 2008